现代社区护理技术与实践

XIANDAI SHEQU HULI JISHU YU SHIJIAN

蔡先莲 主编

汕頭大學出版社

图书在版编目（CIP）数据

现代社区护理技术与实践 / 蔡先莲主编. – 汕头：汕头大学出版社，2019.1

ISBN 978-7-5658-3825-5

Ⅰ. ①现… Ⅱ. ①蔡… Ⅲ. ①社区 – 护理学 Ⅳ. ①R473.2

中国版本图书馆CIP数据核字（2019）第029502号

现代社区护理技术与实践

XIANDAI SHEQU HULI JISHU YU SHIJIAN

主　　编：蔡先莲
责任编辑：宋倩倩
责任技编：黄东生
封面设计：蒲文琪
出版发行：汕头大学出版社
　　　　　广东省汕头市大学路243号汕头大学校园内　　邮政编码：515063
电　　话：0754-82904613
印　　刷：北京市天河印刷厂
开　　本：880 mm×1230 mm　1/32
印　　张：10.5
字　　数：262千字
版　　次：2019年1月第1版
印　　次：2019年1月第1次印刷
定　　价：68.00元
ISBN 978-7-5658-3825-5

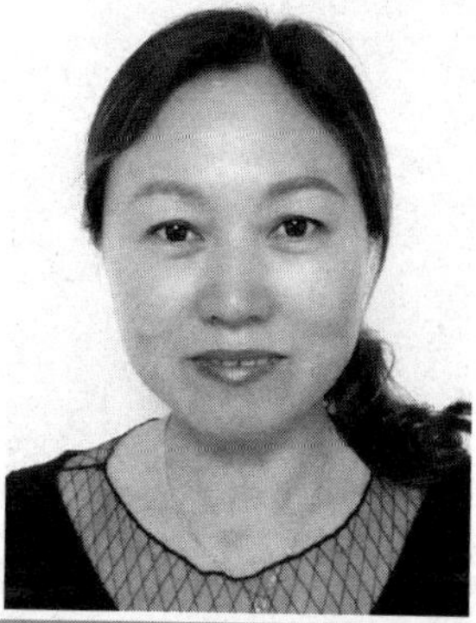

蔡先莲

女，1975年5月出生，2010年毕业于滨州医学院护理专业，本科学历，主管护师，现任诸城市精神卫生中心综合病科护士长。具有丰富的临床经验，曾于2014年度、2016年度两次被评为“诸城市优秀护士”，2013年度被评为“心理咨询技术能手”。2017年度在《临床医药文献杂志》发表论文一篇。倡导“人尽其才，物有所用”的管理理念，努力践行“在工作中快乐，在快乐中工作”的人生价值观。

前言 PREFACE

随着社会的发展、科学技术的进步和人民生活水平的不断提高，以及医学模式和健康观的变化，人们对医疗保健的需求日益增长。人均寿命的延长和生活方式的改变导致慢性非传染性疾病、与生活方式有关的疾病呈明显上升趋势，也带来了许多相应的社会保健需求。现有的医院医疗服务已不能满足人们对健康的需要，人们普遍迫切希望能得到方便、经济、快捷的社区卫生服务。社区卫生服务越来越受到世界各国人民的广泛重视，成为世界各国卫生体系的重要组成部分。

我国政府也把社区卫生服务当做医疗保健体制改革的突破口。社区护理是社区卫生服务的重要组成部分，是 21 世纪护理学发展的主要方向和新的热点，未来的护理人才将由在医院工作的临床护士和在社区卫生服务中心工作的社区护士组成。作为社区卫生服务团队重要成员的社区护士，在现阶段和今后都要承担起越来越多的责任与义务。社区护士的素质、知识和技能直接影响到社区卫生服务的质量，培养高素质的社区护理人员已迫在眉睫。《现代社区护理技术与实践》正是针对这一目标而编写的。

本书的内容设置集社区护理学理论、技术和临床实践为一体，参考国外社区护理相关内容，同时结合我国国情，以护理程序为构架，在编写过程中严格把握以下原则：①保证内容的科学性、启发性、逻辑性、先进性和适用性，做到概念清楚、定义准确、理论有据、名词术语规范；②着重于社区护理基础理论、基本知识和基本技能的叙述，体现护理专业特色，凸显“以预防为导向”“以社区为范围”“以家庭为单位”“以人为本”的社区护理工作理念；③恰当处理与预防医学、基础护理学、临床护理学等相关学科内容上的交叉与衔接，以避免不必要重复；④内容侧重于社区人群的健康护理，将重点集中在社区妇女儿童的保健与护理、社区老年人的保健与护理、社区精神障碍患者的护理及社区慢性病患者的护理。

本书内容由浅入深、知识全面、结构合理、系统完整，具有突出的思想性、启发性和实用性，是执业护士提高技能、开展工作的重要学习资料，适用于社区临床护理人员和护理学生参阅。由于编写时间仓促，学识水平有限，书中难免有不足之处，敬请各位读者批评指正。

蔡先莲
诸城市精神卫生中心
2018年11月

目 录

CONTENTS

第一章　社区卫生服务概论

社区卫生服务是城市卫生工作的重要组成部分，也是实现人人享有初级卫生保健目标的基础环节。近期，根据国务院的部署，卫生部、财政部、国家发展和改革委员会、人事部、民政部、劳动保障部、国家中医药管理局等七部门制定并印发了一系列社区卫生服务配套文件，进一步明确了有关政策，有助于指导、落实发展城市卫生服务管理工作，同时，将加强社区卫生人才队伍建设、提高社区卫生人才队伍的整体素质列为工作重点之一。为了更好地理解相关政策，完善卫生服务机制，从业人员需要深刻领会社区卫生服务的有关政策，学习相关理论，规范专业操作技能，以保证社区卫生服务质量。

第一节　社区卫生服务概述

一、社区

（一）社区的定义

“社区”（community）来源于拉丁语，其含义是团体、共同、公社、家庭等意思。德国社会学家裴迪南先生最早将“社区”的概念引入到社会学领域，并将其定义为：“以家庭为基础的、传统的、富有人情味的、有着共同价值观念、关系亲密的社会生活共同体。”1978 年世界卫生组织在阿拉木图公共卫生大会上将“社区”定义为“以某种形式的社会组织或团体结合在一起的人群”。

国内目前多采用我国著名的社会学家费孝通先生于1933年根据我国具体情况提出的社区的概念，即："社区是若干社会群体（家族、氏族）或社会组织（机关、团体）聚集在某一地域内所形成的一个生活上相互关联的大集体。"总之，社区是具体的，是在一个地区上形成的群体，所以，社区研究的对象就是生活在一个地区的一群人的社会关系。

（二）构成社区的基本要素

有关"社区"的定义很多，社区的规模也有大小，世界卫生组织曾经在结合各国的情况后指出：一个有代表性的社区，人口数量大约为10万～30万，面积在500～5000平方公里。并指出，任何一个具有一定数量人群的社会团体、机构只要符合下列基本的要素就能构成一个社区。

1. 人口数量

人是社会生活的主体，具有一定素质、数量、密度的人口是社会生活的必要前提，所以人口数量是构成社区的第一要素。一定数量的人口不是孤立、没有任何联系的个体，而是必须建立有一定社会关系、组织起来共同从事社会活动的群体，并且逐渐形成具有某些共同的特征，只有这样才能形成一个地区性的社会生活共同体，构成了社区。

社区人口的密度可以影响社区的发展进程。如果社区人口数量太少，密度太低，或者人口太多，往往不能为完成社区目标实现正常分工与协作，这将延缓社区的发展进程。社区人口的性别、年龄、种族、职业、教育背景、宗教信仰等都代表着社区人口的特征，人口特征间的差异将影响社区生活共同体的特点。因为，生活在社区中人们的社会心理状态和生活方式不同，表现出的精神面貌也不相同；出现文化习俗不同的情况时，社区工作者要加以关注，妥善处理，才能获得稳定协调的社区局面。

2. 生活空间

具有一定范围的生活空间是社区存在的基本的自然环境条件，

这样的空间为一个相对独立的地区社会提供了活动的地域和生存的资源，同时也制约着生活在这个地域内的人们的社会生活和生产。人们也总是在一个特定的地域环境中与大自然进行着物质和能量的交换，并实现人与自然的统一。

生活空间环境包括人们生活的地势、气候、资源、动植物等生态体系。社区的生态体系，往往决定了社区的性质和发展前途。例如：地处要冲、交通方便的社区会发展成为城市；物资丰富、工业发达的社区可能发展为专业化城市。人们可以开发并利用社区内的自然资源，但是，人们对自然的索取和影响不能超过自然界自我调节的能力，否则会发生生态平衡失调，将给人类健康带来威胁。

3. 生产关系

社区内具有一定的生产关系活动和基本生活。人们之所以能构成一定的社会生活共同体，是因为人们在生产活动与生活方式上具有内在的同质性，这种同质性又往往与一定的地域条件相关联。因为地域环境影响人们的生产方式，从而影响人们的生活方式。人们生活在不同的生产关系中，正是某种共同类型的生产活动、生活方式及社会活动在一定地域中相对独立存在着，才构成了一个个地区性的活生生的生活共同体，这就是社区。

4. 生活设施

设施是社区成员的生产关系与生活所必需的物质条件，也是人们长期从事社区建设所取得的物质和精神成果。生活设施内容涉及到住房、供水、供电、供暖、交通、邮电、学校、娱乐场所、卫生服务网点及服务体制等。人们在购买房屋、搬迁住所前，在考虑房价的同时，往往会全面评价社区的生活设施。因此，社区设施及其运行制度的完善程度已是当今人们选择入住社区的重要标准。

5. 地域文化

地域文化涉及到社区生活的各个方面，不仅体现在人们的物质生活中，而且更深入地反映在人们的精神生活中，也是社区得以生存和发展的内在要素。一个社区的风土人情、生活习俗、管理方式，社区成员的心理特质、行为模式、价值观等均体现于社区文化之中，这也是社区内在凝聚力和认同感的基础。例如：在不同的社区设有各自的行为规范，需要社区成员共同遵守的规则，这些均构成了社区的文化特点。

6. 管理机构

社区内设有相关的管理机构，如村委会、居委会、乡政府、街道办事处等，管理机构的正常运行机制是社区工作正常开展的保证。

（三）社区的功能

目前将社区分为城市社区、农村社区及集镇社区。前两者是最常见的分类，集镇社区则介于城市社区与农村社区之间，是随着国民经济的发展而产生的并具有一定特点的区域，需要引起人们的高度重视。社区的主要功能如下。

1. 生产与发展功能

社区作为人们生活、工作或学习的环境，首先为人们提供了生存和发展的空间。生产与发展的功能包括人口的生育和社会物质财富的生产两个方面，这是社区发展的两个基本因素。

2. 贯彻政策功能

社区是国家最基层的政权单位，社区要贯彻政府的各项方针政策，同时又与群众建立守望相助的密切关系，反映群众的需求和意愿，动员并组织社区的成员参与各项活动。众所周知，只有每个社区的成员认真执行国家的政策、遵纪守法才会有稳定的安宁社区，国家也才能长治久安。

3. 人际互动功能

社区不仅为人们提供了生存的空间，而且将生活在空间中不同种族、不同年龄、不同文化背景、不同身份的人聚集在一起，并以各种方式将个人、家庭、商业、企业和事业机构联系在一起，形成了相关的小社会。人们在这里通过互助互爱和一系列的相互作用，使自己的许多日常需要得到满足，从中可以获得归属感和认同意识，这种感受并非单凭血缘关系就能建立的，而是建立在居民群体之间互助互爱的社会关系之上的。

4. 控制功能

社区通过各种管理体制、行为规范约束、控制、管理社区居民的行为，从而有效地维持社区秩序，保障社区居民的安全，维护社区的稳定。

5. 社会化功能

社区居民通过沟通、交流，不断学习，相互影响，形成了特有的风土人情、人生观、世界观和价值观，并造就了社区的特色。

6. 援助功能

社区对妇女、儿童、老年人等特殊群体及处于疾病或经济困难状况的弱势群体，提供力所能及的帮助。例如：社区中的孤寡老人、空巢家庭得到社区的帮助；社区成员中的某些专业特长或技能通常用于帮助解决社区其他成员生活中的困难等。

纵观人类社区的发展历史，可以发现：社区发展的基本趋势，在某种意义上说就是一个社区功能及其效率不断提高的过程，就是一个在一定的社会生产力水平的基础上，以一定的社会历史文化为背景，努力增强社区功能并提高其实行程度的过程。

二、社区卫生服务

（一）社区卫生服务的定义

社区卫生服务是1996年12月在我国卫生工作会议上讨论通过的《中共中央、国务院关于卫生改革与发展的决定》中明确提出的，即“改革城市卫生服务体系，积极发展社区卫生服务，逐步形成功能合理、方便群众的卫生服务网络”。1999年1月16日，国务院十部委在联合下发的《关于发展城市社区卫生服务的若干意见》中，将社区卫生服务定义为：“社区内的卫生机构及相关部门根据社区内存在的主要卫生问题，合理使用社区的资源和适宜的技术，主动为社区居民提供的基本卫生服务。”同时指出：“社区卫生服务是以人的健康为中心、家庭为单位、社区为范围、需求为导向，以妇女、儿童、老人、残障人、慢性患者等为重点，以解决社区主要的卫生问题、满足基本卫生需求为目的，融预防、医疗、保健、康复、健康教育、计划生育技术服务等为一体的，有效、经济、方便、综合、连续性的基层卫生服务。”

社区卫生服务与医院服务相比具有不同点，社区卫生服务更强调以下几点：①服务对象以群体为中心：社区的服务对象包括个人、家庭、群体、社区，服务重点倾向于群体；②以促进健康和预防疾病为主要任务：因此需要随时评估、分析社区卫生状况，识别社区卫生服务中主要的问题及影响因素；③需要良好的组织管理体系：社区卫生服务是社区建设的重要组成部分，是在政府领导下，社区参与以及在上级卫生机构指导下，以基层卫生机构为主体的基层卫生服务。在社区中有许多独立的卫生机构分担着不同的任务，需要共同协调才能更好地为社区健康服务，同时要注意组织社区力量充分利用现有资源，共同参与，促进社区的健康。所以，需要拥有健全完善的组织管理体系，才能保证社区卫生服务工作的正常运行。

（二）社区卫生服务的特点

1. 可及性

社区卫生服务必须从各个方面满足服务对象的各种需要，包括能为居民提供及时、方便、经济而周到的服务。实际上是指社区所提供的医疗服务项目，包括时间安排、服务内容、收费标准等都能符合居民的要求，让居民们亲自感受到可及的实惠。

2. 持续性

社区居民相对固定，社区卫生保健人员对其所管辖社区居民的健康负有相对固定的长期责任。社区的居民因为病情需要进入医院接受治疗，病情好转允许出院时，患者与医院的关系就暂时结束了，出院后将继续与所在社区的卫生保健机构联系。由此可见，社区卫生保健服务是医院治疗服务后的补充和延续。应该说社区卫生保健人员从第一次接触患者时，就开始承担了为个人、家庭提供连续性卫生服务的责任，这种责任不会因为单一疾病的治愈或某个患者的转诊而中止，也不受时间、空间的限制。

3. 综合性

社区人群包括有健康的、亚健康的以及处于疾病不同时期的人群，服务内容不仅涉及疾病的治疗、康复，还会涉及预防和促进健康的相关内容。实际上在社区工作的卫生保健人员很难遇见单一的学科问题，通常会涉及到内、外、妇、儿各专科及老年病学、康复医学、精神病学、社区慢性疾病的预防与管理、社区传染病预防与控制、社区营养卫生指导、居民计划生育指导、生殖健康指导等多学科或跨学科的内容，居民需要卫生保健人员能为其提供综合性的卫生保健服务。

4. 协调性

社区卫生保健人员涉及多学科知识和处理健康问题的能力，需要社区内外资源的整合、协调和利用。同样，在社区卫生保健人员中涉及到多学科的医师、护士、营养师、社区工作者以及上级医疗机构的工作人员，为促进社区人群健康，就需要很好地协调部门间的联络和关系。

5. 基础性

社区卫生服务为社区居民提供的是第一线、最基本的、又是最广泛的预防及医疗保健服务。以基层卫生保健为主要内容，社区保健人员在充分评估社区人群健康状态基础上，确定社区居民的健康问题，并针对存在的问题，提供最基本的预防、医疗、保健、康复服务。社区卫生服务中心是城市医疗服务网中的一级医疗机构，又是农村医疗服务网中的二级转诊机构。

（三）社区卫生服务的工作范围

社区卫生服务机构担负着社区人群的预防、医疗、保健、康复、健康教育和计划生育技术指导“六位一体”的基本卫生服务任务，具体如下。

1. 社区预防

社区预防是从个人、家庭和社区三个层次，并根据个体、家庭和群体的不同需要，提供全方位、有针对性的三级预防服务。其内容包括：①传染病和多发病的预防；②卫生监督和管理；③慢性病控制。为积极预防各种疾病的发生、发展和流行，需要积极采取措施，除了做好计划免疫外，要抓好卫生基本建设。例如：粪便污水处理、饮用水和食品管理等；执行传染病报告、消毒隔离检疫等制度，以便消灭传染病。社区常见的慢性病包括糖尿病、溃疡病、风湿病、慢性支气管炎、肾炎、肝炎等，不管防治何种慢性病，均应按病种建立防治档案，按制度规定执行防治措施，以便评价防治效果。

2. 社区医疗

社区医疗是目前社区卫生服务中工作量最大的部分，但不是社区卫生服务的工作重点内容。社区卫生服务人员以门诊和出诊为主要形式，为社区居民提供高质量便捷的服务，达到社区医疗服务的要求。与传统的医疗服务相比，其特点是以社区为范围，以家庭为单位进行连续性、个体化的医疗卫生服务。服务内容包括：为居民诊治常见病、多发病、慢性病；提供出诊、巡诊、转诊及家庭病床服务；建立居民健康档案、掌握社区居民和家庭的健康背景资料；开展姑息疗法，为临终患者及其家庭成员提供心理支持。同时在社区治疗中特别强调使用适宜技术、中医中药等，并充分利用家庭资源，因地制宜开展医疗服务，以减轻群众负担和控制医疗费用上涨的问题。

3. 社区保健

社区保健是以优生优育、提高人口素质和生活质量为目标，对社区内重点保健人群提供综合性、连续性的保健服务，主要是对婴幼儿、妇女、老年人进行保健服务，包括提供社区妇女保健、围生期保健、社区儿童保健、社区精神卫生等保健指导服务。

4. 社区康复

社区康复是指患者或残疾者经过临床治疗后，为促进其身心进一步康复，由社区继续为其提供医疗保健服务。社区康复不同于医疗康复，它体现了医疗与预防保健一体、身心全面兼顾，连续性、协调性的全科性卫生服务的基本原则，是社区卫生保健的重要组成部分。

社区康复的宗旨是充分利用社区资源，使患者或残疾者在社区或家庭通过设立家庭病床或社区康复点，采用医学和社会人文科学等综合措施，尽量使患者的疾病好转或痊愈，生理功能得以恢复，心理障碍得到解除；使残疾者能更好地获得生活和劳动能力，重新为社会作贡献，平等地享受社会的权利和义务。

社区康复的目标是：通过训练和提供辅助用品使残疾人生活自理、恢复正常人际交往，平等地享受生活和就业机会；使他们融入社会，真正成为社会平等一员。社区康复内容包括以社区卫生服务为中心，结合初级卫生保健进行预防工作。在社区进行残疾人普查、康复训练，由康复人员或医务人员在家中或康复中心进行指导生活自理、步行、家务、语言、心理训练等；还可以进行教育康复、职业康复等。

5. 健康教育

社区健康教育是社区卫生服务的核心，是初级卫生保健的重要任务之一。健康教育是通过有组织、有计划、有系统的社会和教育活动，促进人们自觉采纳有益于健康的行为和生活方式，消除和减轻影响健康的危险因素，预防疾病，促进健康，提高生活质量。

在选择健康教育的方法和内容时，防止单纯说教式、填鸭式教育，避免长时间训话式的健康教育。

6. 计划生育

计划生育是我国的一项基本国策，社区是开展计划生育的前哨阵地。落实计划生育措施包括为晚婚晚育、优生优育、计划生育者提供方便、有效的技术指导和宣传教育。例如：社区卫生保健人员对育龄妇女进行系统管理，提供服用避孕药、上环及节育手术的咨询指导服务等。

（四）发展社区卫生服务的基本原则

根据《国务院关于发展城市社区卫生服务的指导意见》，发展社区卫生服务的基本原则如下：①坚持社区卫生服务的公益性质，注重卫生服务的公平、效率和可及性。②坚持政府主导，鼓励社会参与，多渠道发展社区卫生服务。③坚持实行区域卫生规划，立足于调整现有卫生资源、辅以改扩建和新建，健全社区卫生服务网络。④坚持公共卫生和基本医疗并重，中西医并重，防治结合。⑤坚持以地方为主，因地制宜，探索创新，积极推进。

《国务院关于发展城市社区卫生服务的指导意见》强调：推进社区卫生服务体系建设要坚持政府主导、鼓励社会参与，建立健全社区卫生服务网络。地方政府要制订发展规划，有计划、有步骤地建立健全以社区卫生服务中心和社区卫生服务站为主体，以诊所、医务所（室）、护理院等其他基层医疗机构为补充的社区卫生服务网络。在大中城市，政府原则上按照 3 万～10 万居民或按照街道办事处所管辖的范围规划设置一所社区卫生服务中心，根据需要可设若干社区卫生服务站。社区卫生服务机构主要通过调整现有卫生资源，对政府举办的一级、部分二级医院和国有企事业单位所属医疗机构等基层医疗机构进行转型或改造改制设立。按照平等、竞争、择优的原则，统筹社区卫生服务机构发展，鼓励社会力量参与发展社区卫生服务，充分发挥社会力量参与建立的社区卫生服务机构的作用。

（五）社区卫生服务组织机构及其主要功能

根据《城市社区卫生服务机构设置和编制标准指导意见》（以下简称《指导意见》）的精神：社区卫生服务组织机构的设置要有利于方便群众就医；人员编制的核定要符合精干、高效的要求，保证社区卫生服务组织机构最基本的工作需要。

社区卫生服务组织机构由社区卫生服务中心和社区卫生服务站组成。政府原则上按照街道办事处范围或 3 万～10 万居民规划设置社区卫生服务中心，根据需要可设置若干社区卫生服务站。新建社区，可由所在街道办事处范围的社区卫生服务中心就近增设社区卫生服务站。

社区卫生服务组织机构以社区、家庭和居民为服务对象，主要承担疾病预防等公共卫生服务和一般常见病、多发病的基本医疗服务。对危急重病、疑难病症治疗等，应交由综合性医院或专科医院承担。

1. 社区卫生服务中心

主要通过对现有一级、部分二级医院和国有企事业单位所属医疗机构等进行转型或改造设立，也可由综合性医院举办。街道办事处范围内的一级医院和街道卫生院，可按照《指导意见》的标准，直接改造为社区卫生服务中心。社会力量举办的卫生医疗机构，符合资质条件和区域卫生规划的，也可以认定为社区卫生服务中心。街道办事处范围内没有上述医疗单位的，在做好规划的基础上，政府应当建设社区卫生服务中心，或引进卫生资源举办社区卫生服务中心。

社区卫生服务中心业务用房的建筑面积不应少于1000 m^2，具备开展社区预防、医疗、保健、健康教育、康复和计划生育技术指导的基本设备。社区卫生服务中心原则上不设住院病床，根据需要可设立一定数量以护理康复为主要功能的病床，但不超过50张。中心至少有6名全科医师、9名注册护士。设有病床的中心，每5张病床至少配备1名执业医师和1名注册护士。

2. 社区卫生服务站

可由社区卫生服务中心举办，或由综合性医院、专科医院举办，也可按照平等、竞争、择优的原则，根据国家有关标准，通过招标选择社会力量举办。社区卫生服务站是以社区居民需求为导向，作为对社区卫生服务中心因各种原因无法覆盖区域的补充。

社区卫生服务站业务用房的建筑面积不应少于150 m^2，具备开展卫生服务的相应设备及条件。社区卫生服务站应按国家有关的规定提供基本卫生服务和社区基本医疗服务；社区卫生服务站不设病床，但至少设日间观察床1张。至少配备2名全科医师，每名执业医师至少配备1名注册护士。

（六）我国社区卫生服务的发展现状

自1996年的《中共中央、国务院关于卫生改革与发展的决定》（以下简称《决定》）颁布后，为了保证社区卫生服务的顺利发展，国家和政府又相继出台了一系列社区卫生服务发展的支持政策，其中包括：《关于建立城镇职工基本医疗保险制度的决定》《关于发展城市社区卫生服务的若干意见》《关于城镇医药卫生体制改革的指导意见》《关于在全国城市推进社区建设的意见》《城市社区卫生服务中心（站）的设置原则和指导标准》《城市社区卫生服务基本工作内容》《关于2005年城市社区卫生服务发展目标的意见》《关于加快发展城市社区卫生服务的意见》《城市社区卫生服务机构管理办法（试行）》及《国务院关于发展城市社区卫生服务的指导意见》等重要内容。

1999年1月16日，国务院十部委在联合下发的《关于发展城市社区卫生服务的若干意见》中对我国社区卫生服务近阶段的发展目标给予了具体明确的说明：①到2000年，基本完成社区卫生服务的试点和扩大试点工作，部分城市基本建成社区卫生服务体系的框架；②到2005年，各地基本建成社区卫生服务的框架，部分城市建成较为完善的社区卫生服务体系；③到2010年，在全国范围内，建成较为完善的社区卫生服务体系，使其成为卫生服务体系的重要组成部分，即以街道为单位，社区卫生服务中心覆盖面应达95%以上；90%以上居民步行10～15分钟可到达社区卫生服务中心或社区卫生服务站。

1997年《决定》出台后，北京、上海、天津等一批已经步入老龄化的城市，按照《决定》的精神积极开展社区卫生服务的试点工作，为满足广大社区人群卫生需求做了大量有益的探索性工作。据统计，1999年底，全国有152个城市开展了社区卫生服务试点工作，占全国668个城市的22%；到2005年，全国95%的地级以上城市、88%的市辖区和一些县级市开展了城市社区卫生服务，目前全国已设置社区卫生服务中心3400多个，社区卫生服务站12 000个，初步形成了一支从事社区卫生服务的医疗卫生队伍。各地区在促进社区卫生服务发展，规范医疗服务行为，控制医药费用增长等方面也积累了许多有益的经验。但是全国各地的社区卫生服务的发展形势极不平衡，总的来说，东部地区要好一些，中西部地区发展相对滞后。卫生部在 2005 年 8 月命名第一批全国社区卫生服务示范区，全国有 45 个市辖区和 1 个县级市被命名为“全国社区卫生服务示范区”。

目前我国社区卫生服务发展存在的主要问题是：①社区卫生服务中仍然存在一定的“重医轻防”的倾向，服务工作中“防病功能”落实不够。②还没有实现“小病”医疗在社区的目标，大量一般常见病、多发病患者还主要选择去大的综合性医院就医，造成大医院过分拥挤，居民医疗支出增加。③一些社区卫生服务机构运行上存在的问题：对社区卫生服务模式及特点认识不足，重视不够；投入不足，运行机制错位；缺乏高素质人才，难以取得社区居民的信任等。这些问题导致社区卫生资源短缺、发展滞后，群众在社区不能得到有效的防病保健服务，患常见病、多发病者仍要到大医院进行专科医疗，从而加剧了看病难和看病贵的问题。

为了进一步推进城市社区卫生服务工作，2006 年 2 月，国务院又印发了《关于发展城市社区卫生服务的指导意见》，进一步明确了发展城市社区卫生服务的指导思想、基本原则和工作目标，强调完善社区卫生服务功能、建立健全社区卫生服务网络、构建两级城市卫生服务体系、加强人才队伍建设、完善运行机制、加强监督管理、发挥中医药优势与作用、纳入城市经济社会发展规划、加大财政投入、发挥社区卫生服务在医疗保障中的作用、落实部门职责、加强政府领导等方面提出政策措施。具体政策措施主要包括几点。

1. 完善社区卫生服务机构管理规则

明确了社区卫生服务机构承担的各项公共卫生、基本医疗服务职责及服务模式，提出加强社区中医药服务的要求，鼓励公立医院支援社区卫生服务；明确了社区卫生服务中心和社区卫生服务站的基本标准，社区卫生服务中心建筑面积不低于 1000 m^2，社区卫生服务站不低于 150 m^2。

2. 完善社区卫生服务财政补助政策

加大政府投入力度，政府财政要对社区卫生服务机构基本建设、房屋修缮、基本设备配置、人员培训、公共卫生服务及离退休人员费用等提供补助。明确投入责任，市辖区和社区的市级政府承担主要投入责任，省级政府安排专项转移支付支持省内困难地区，中央财政从2007年起对中部和西部地区分别按社区服务人口人均3元、4元，并结合各地社区公共卫生服务绩效考核情况给予补助；中央对中西部地区社区卫生服务基础设施建设、基本设备配备和人员培训给予必要支持。完善投入方式，实行政府购买公共卫生服务，尚不具备条件的地区按人员基本工资和公共卫生所需经费核定补助经费；对社会力量参与提供社区卫生服务按规定可予以适当补助。探索完善社区卫生服务机构运行机制，有条件的地区可以开展收支两条线管理试点。

3. 加强社区卫生服务人才队伍建设

加强对医学院校临床医学、护理学专业在校生的全科医学、社区护理素质教育，加大对社区全科医师、护士的在职培训力度，完善任职资格和聘用制度，在晋升职称、工资福利等方面实行适当倾斜政策，吸引医学人才进社区为居民服务。

4. 促进医疗保险参保人员充分利用社区卫生服务资源

积极扩大社区卫生服务机构定点范围，符合条件的社区卫生服务机构都可以申请医疗保险定点服务，符合规定的社区卫生服务项目纳入支付范围，适当拉开医疗保险基金对社区卫生服务机构和大中型医院的支付比例档次。在有条件的地区，劳动保障部门要积极配合有关部门探索建立双向转诊制度和开展社区首诊制试点。

5. 加强对社区卫生服务机构的医疗服务和药品价格管理

对社区卫生服务机构实行政府指导价，可按服务项目收费，也可按病种收费、合同收费及同医疗保险经办机构协商收费，降低药品加价率，逐步弱化药品收益对社区卫生服务机构的补偿作用，鼓励药品生产经营企业在保证药品质量的前提下，通过简化包装、定点生产、统一配送等方式降低社区用药的成本和价格。

我国发展社区卫生服务，始终要坚持公益性质，不断完善社区服务功能；坚持政府主导，鼓励社会参与，多渠道发展；坚持以调整和充分利用现有卫生资源为主，努力健全社区卫生服务网络；坚持公共卫生和基本医疗服务、中西医并重，防治结合；坚持以地方为主，因地制宜，稳步推进。到2010年，全国地级以上城市和有条件的县级市，基本建立起机构设置合理，服务功能健全，人员素质较高，运行机制科学，监督管理规范的城市社区卫生服务体系，居民在社区可以享受疾病预防控制等公共卫生服务和一般常见病、多发病的基本医疗服务。

三、全科医学的基本概念

（一）概述

全科医学是一门整合临床医学、预防医学、康复医学以及人文社会科学于一体的综合性医学学科。就其内容而言，全科医学强调以人为中心，以维护和促进健康为目标，向个人、家庭与社区提供连续、综合、便捷的基本卫生服务。全科医学的研究对象包括个人、社区和家庭，患者、亚健康人和健康人，就医者和未就医者。全科医学主要研究社区中常见的健康问题，并形成一定的知识、技能与态度，通过全科医师的实践活动为社区中的个人和家庭提供连续性、综合性、协调性、个体化和人性化的医疗保健服务。因此，从全科医学的功能来看，其仍然是一门临床学科，包括临床基础（如以患者为中心的临床思维等）和临床实践（处理健康问题的技能等）。

社区是全科医学与社区护理进行社会实践的共同场所，他们拥有相同的服务对象、工作范围和目标。因此，在社区卫生服务工作中二者相互协作、互相补充，任何一方的工作都有助于弥补或协助解决另一方工作中的问题。在服务内容上，两者既有分工，也有重叠。全科医疗与社区护理是社区卫生服务工作中的两大支柱，同属于应用医学范畴。

（二）全科医学的特点

各国有关专家经过几十年的努力，共同认识到：作为全科医疗服务基础的全科医学，其研究和讨论的重点集中在与健康和疾患相关的整体性的个人与家庭问题方面，从而区别于其他任何临床专科，形成了以下特点。

1. 人性化服务

临床的专科医师习惯于将注意力集中于疾病的诊断和治疗，针对特异性疾病寻找特异性的治疗方法，很容易忽视患者的其他需要，特别是作为一个整体人的需要。全科医学则强调人是有个性有感情的，而不是疾病的载体，重视人胜于重视病。患者具有主观能动性，他们不仅被动接受治疗，还会因为配合的程度而直接影响治疗的效果。对全科医师而言，每一个患者的问题都是不同的，因为每一个患者及其所处的环境都不一样，同一种疾病在不同患者身上就会有不同的反应和意义。同一种治疗方法对不同的患者也会产生截然不同的效果，因此，实践中必须注重个人，认识到患者是具有个体特性的。

2. 综合性服务

综合性是指就服务对象而言，不分性别、年龄、疾病类型和性质；就服务内容而言，包括预防、医疗、康复保健、健康教育和健康促进等方面；就服务范围而言，包括了个人、家庭和社区，患者和健康人；就服务层面而言，涉及生理、心理和社会等方面。所以，综合性服务体现了全科医学的“全方位”特点。

3. 连续性服务

全科医疗是对服务对象提供“从生到死”的全程服务。全科医师对服务对象的一生各个阶段进行从健康危险因素的监测，到机体出现功能失调、疾病发生、发展、演变、康复等负有不间断的责任，几乎人的一生都处在全科医师的照顾下。有时，因为诊疗的需要，全科医师会把照顾患者的一些特定责任暂时转给专科医师，即转诊，但其对患者健康的持续性责任不会因此而中断。

4. 协调性服务

全科医师掌握着各级各类医疗机构和专家的信息，以及家庭和社区支持服务系统的信息，一旦服务对象有需要，他将调动医疗保健体系和社会力量，为居民提供医疗、护理、精神卫生等多方面的援助。全科医师的协调作用表现为：通过会诊、转诊和会晤等协调措施，与外科、精神科、康复科等专科医生和患者家庭等方面合作，共同解决患者的问题，以确保其所提供的医疗服务的正确、有效和高质量。

5. 可及性服务

可及性和方便是全科医疗的又一特点。全科医师作为社区的一员生活在自己的服务社区中，非常了解并熟悉社区的情况。居民也同样对自己的医师十分熟悉和亲切。这意味着全科医师永远向居民敞开大门，并对居民的任何医疗需求都能作出恰当的应答。同样，居民在任何需要医疗照顾之时都能及时得到全科医师的服务，使居民能感受到实实在在的好处。

（三）全科医疗的特点

全科医疗是全科医师根据全科医学的基本原则在社区开展的医疗实践活动。其属于初级卫生保健领域中第一线的最基本又是最广泛的医疗保健服务，是社区居民最容易得到的，最亲切、最及时、最经济、最周到而且是高质量的初级卫生保健服务。全科医疗有以下特点。

1. 以社区居民为对象的初级医疗保健服务

全科医疗是社区大多数居民首先接触和最常接触的医疗保健服务，是整个医疗保健体系的门户和基础，也是全民健康保险体系的基础。全科医师从第一次接触患者开始，就主动担负起把患者及其家属引入方便、有效的医疗保健系统的责任，同时还要通过家访和社区调查，关心尚未就医的患者以及健康人。所以，全科医疗是为居民提供第一线的、最基本的初级医疗保健服务。

2. 以门诊服务为主体的初级卫生保健服务

全科医疗立足于家庭和社区，以开展有规律的门诊服务为基础，而且不分地点与场合，不受时间限制地为全体居民提供方便、及时的服务。全科医师必须有能力用简单、便宜的检查与治疗方法，处理初级卫生保健面临的常见病以及早期、未分化和功能性健康问题。

3. 体现以人为中心，以健康为目标的全科医疗服务

在服务实践活动中体现提供综合性、持续性、协调性、可及性、人性化和个体化的医疗服务原则。

4. 以家庭为单位

这是全科医疗区别于其他专科医疗和一般基层医疗服务的重要基础。医学和社会学研究表明，家庭与个人健康之间存在着密切关系，健康的个人应该生活在一个健康的家庭之中。为了维护家庭及其成员的健康，全科医师进入家庭已经成为必然趋势。

5. 以社区为服务范围

以社区为服务范围则要求全科医师生活在社区中，与居民打成一片，才能充分了解社区，才有可能提供可及性和可用性的有效卫生服务。只有为社区居民提供方便、及时、周到、亲切、便宜的卫生服务，才能体现预防、治疗、保健、康复、健康教育及计划生育技术指导六位一体的全科医疗服务特点。

6. 以生物－心理－社会医学模式为基础

全科医学强调从身体、心理、社会和文化等整体去观察、认识和处理问题。处理任何患者时，不仅要看他得什么病，还要看到患者是一个有家庭、职业、社会责任以及可能存在各种情绪困扰，持有自己特定健康信念的人；所以处理中不仅要给予适当的药物，还要考虑患者家庭、工作和生活环境对康复可能造成的影响。这些特点都要求全科医师能熟练运用生物－心理－社会医学模式所提供的各种有效方法，评价和处理患者的心理社会问题，充分利用家庭和社会各方面可支持的力量，给就医者以整体的医疗与照顾。

7. 采用以预防为导向的服务模式

全科医疗对个人、家庭和社区的健康负有整体和全程的责任，

必然采取预防为导向的服务模式。

8. 采取团队合作的方式

全科医学发展的实践证明，全科医生必须走合作的道路，合作的具体方式包括全科医师间发挥各自不同专科特长的合作，与其他专科间的会诊与转诊，首诊与双向转诊制度的关系，组织和利用社区内其他医疗和非医疗资源，以提高服务质量与整体服务水平。同时，保证社区中防、治、保、康、健康教育和计划生育等六位一体的协调实施。

9. 强调医患关系的重要性

医疗实践是医患互动的过程，在全科医疗过程中，医师除了施展自己的专业技能外，还要充分发挥自身的非技术因素。因为，医师良好的行为、态度以及积极的医患关系是促进患者康复的重要因素。

10. 做服务对象利益的代言人和维护者

全科医师在为家庭与个人提供连续性的服务过程中形成了朋友式的医患关系，与患者完全平等站在一起。面对自己信赖的医师，患者可以毫无顾虑地敞开心扉，全科医师自由地进入患者的世界并严格为其保守秘密。所以，全科医师与患者及其家庭之间变成了相互依赖的朋友，全科医师也就自然成为他们利益的代言人和维护者。

第二节 预防医学与社区卫生服务

一、三级预防

（一）基本概念

社区卫生服务的开展使护士的工作对象从个体发展到群体、社区，既包括患者群，也包括亚健康人群和健康人群。目前影响人类健康的因素不再是生物因素占主导，而是生物、心理、社会因素综合作用的结果。许多慢性疾病一旦发生，就很难恢复到正常，所以其真正的治疗在于预防。

“预防为主”是我国的卫生工作方针之一。预防医学是以人群为主要研究对象，以环境－人群－健康为模式，以预防为主的观念为主导思想，运用生物医学、环境医学和社会医学的理论和方法，探讨疾病在人群中发生、发展和转归的特点，以及自然因素和社会因素对人群疾病和健康的影响规律，从而制定预防控制对策和公共卫生措施，以达到预防疾病、促进健康和提高生活质量的目的的学科。由于现代医学的发展以及预防医学与临床医学的相互渗透和促进，现代预防的概念已扩大、渗透到疾病发生发展和转归的全过程，三级预防原则成为预防医学的核心策略。三级预防指以全民为对象，从不同层次、全方位地针对疾病的自然史中的各个环节制定预防措施，把防病为中心的预防服务做好。医务人员是贯彻三级预防的主体，社区护理工作者应明确三级预防的内容和意义，在实践中自觉运用此原则来管理社区人群。

（二）主要策略

1. 第一级预防

第一级预防又称病因预防，是在疾病尚未发生时针对致病因素采取综合性预防措施，改善生产、生活环境，消除致病因素，防止各种致病因素对人体的有害作用。也是预防医学的最终奋斗目标。

2. 第二级预防

第二级预防又称临床前期预防或“三早”预防，即在疾病尚处于临床前期时做好早期发现、早期诊断和早期治疗的预防工作，以控制疾病的发展和恶化，防止疾病复发或转为慢性。

3. 第三级预防

第三级预防又称临床预防，是为了减少疾病的危害而采取的措施，主要包括对症治疗和康复治疗，可以防止伤残和促进功能恢复，提高生活质量，延长寿命，降低病死率。

（三）三级预防在社区卫生服务中的意义

社区护理人员在工作中可根据不同疾病发生发展的过程和规律，采取适当的预防模式和策略。

1. 一级预防

对于绝大多数疾病来说，不论其病因是否已经完全明确，都应强调一级预防的重要性。例如：大骨节病病因虽尚未肯定，但通过补硒等综合性措施来降低某些地区大骨节病的发病率，效果还是显著的。某些病因或致病因素比较明确的疾病，如某些职业病、医源性疾病、传染病等均应以一级预防为重点。

在社区护理工作中，主要从以下两个方面针对整体人群实施预防措施。

（1）开展健康教育，帮助社区人群提高卫生知识水平和自我保健能力，注意合理营养和体育锻炼，培养良好的行为与生活方式。

健康教育通过信息传播和行为干预，促使人们自愿采取有益于健康的行为和生活方式，避免影响健康的危险因素，以达到促进健康的目的。事实证明，健康教育的投入少、效率高。例如，美国某地区大学生在接受防治感冒的健康教育后，两年内节省医疗费 4.6 万美元。

适当的体育锻炼与合理膳食可以提高机体素质，增强抵抗力。进食不宜太快，食物不宜太硬，以减少对食管的刺激；老年肥胖者应控制体重，不宜进食高脂肪食物；酗酒可促进肝部病变的恶化，吸烟更是多种慢性疾病的诱因。20 世纪 60 年代，美国医护人员针对吸烟、酗酒、食用高脂饮食等不良嗜好和生活方式开展了健康教育和社会干预措施，实施干预后的十年间，居民的吸烟率和白酒、动物油的消费量显著下降，参加体育锻炼的人数增加，与之相对应的同期患者心脑血管的发病率和死亡率均明显降低。

（2）做好健康维护，尽可能使机体避免与致病因素接触，从根本上起到防病作用。例如：做好计划免疫，组织进行预防接种，提高人群免疫水平，广泛开展新生儿乙肝疫苗接种，就是预防乙型肝炎的一级预防；预防遗传性疾病，做好婚前检查和禁止近亲结婚；做好妊娠期妇女和儿童的卫生保健工作。

2. 二级预防

对于病因是多因素的疾病，要完全做到一级预防是不可能的，除针对危险因素尽量进行一级预防外，还应做到早发现、早诊断和早治疗。很多慢性疾病如高血压、冠心病等多是致病因素经过长期的作用而引起的，疾病发展过程较长，对病变的发现和治疗越早，预后就越好。例如宫颈癌从癌前病变发展到浸润癌可经过长达5～8年的时间，如果能早期发现，早期治疗，就能有效降低其发病率和死亡率。

达到“三早”的最根本办法是广泛开展健康教育，宣传防病知识和有病早治的好处，提高医务人员诊断水平，建立社会性的高灵敏而可靠的疾病监测系统。癌症的先兆症状包括身体任何部位的肿块，尤其是短期内迅速增大的；身体任何部位没有外伤而发生的溃疡，特别是经久不愈的；进行性加重的吞咽困难；长期消化不良、进行性消瘦而又没有明确原因的；无痛性血尿等。除早期认识恶性肿瘤的危险信号外，还要加强早期诊断，如应用甲胎蛋白检测以早期发现原发性肝癌；又如河南林县是食管癌的高发地区，在当地居民中用食管拉网法发现早期食管癌，手术根治后5年存活率达到90％以上。

对于传染病，除了做好“三早”，还要做到对社区内传染病患者早隔离、疫情早报告，以及早控制传染源，切断传播途径，防止流行蔓延。

二级预防的具体措施包括普查、筛检、定期健康检查、高危人群重点监护以及设立专科门诊等。普查是早期全面发现疾病的方法，但由于需要在短期内集中大量人力、物力，不宜广泛应用。筛检是早期发现疾病的主要方法。例如对于高龄孕妇，产前检查若早期发现染色体异常的胎儿，早期诊断，进而终止妊娠，可避免有遗传病的患儿出生。某些疾病还可通过居民的自我检查达到早期发现的目的，例如通过乳房自检可早期发现乳腺癌。

对于不良的生活环境，特别是空气、土壤、水和食物的污染，还有职业环境中存在的有害因素，需要通过环境监测掌握其对人群健康的影响规律，从而采取改善环境的卫生措施。

3. 三级预防

对病因不明、难以预料的疾病，以三级预防为主，通过专科治疗、建立家庭病床，开展社区康复、职业训练，加强心理咨询和指导等措施，尽量恢复或保留其机体功能。

对已经患了某些疾病的人，采取及时、有效的治疗和护理措施，防止病情恶化，预防并发症、后遗症和伤残，力求减轻疾病的不良后果；对已经丧失了劳动能力者或残疾者，进行家庭护理指导，主要促使患者的机体功能和心理康复，帮助其参加正常的社会活动，尽量恢复生活和劳动能力，争取做到病而不残或残而不废。康复分为身体上的功能康复、调整性康复和心理康复，前者如用理疗恢复关节活动功能，后者如对心脏病、糖尿病患者安排力所能及的工作，还要教育其他人不歧视残疾人，尊重照顾老年人。随着社会现代化和医学技术的进步，人口老龄化日益显著，疾病构成也发生变化，病残比例增加，从某种程度上是医学进步的反映。因此，在社区护理中搞好三级预防，开展社区康复服务，可以减轻医院的压力，节省卫生资源，避免老弱病残者的过早死亡，提高其生活质量。

三级预防中的每一级都有其特定的应用角度和阶段，在社区护理工作中，应注意三级预防的同步进行和有机结合，只有这样，才能科学、有效地进行全方位、全过程的疾病预防控制，为社区人口提供连续的预防、保健、康复、治疗、护理、健康教育等综合性服务。

二、流行病学在社区卫生服务中的应用

（一）流行病学概述

流行病学是研究疾病与健康状态在人群中的分布及其影响因素，以及制定和评价预防、控制和消灭疾病及促进健康的策略与

措施的科学。它是人类在与多种流行性疾病，特别是传染病作斗争的实践中逐渐形成和发展起来的，是一门发展十分迅速的学科。早期的流行病学重点是研究人类疾病的分布和频率，以后扩展到研究疾病的分布及频率的影响因素。近年来，流行病学的作用已逐渐受到广泛关注，它既是一门实用、独立的学科，又被作为方法学而广泛应用于许多医学领域，在社区护理中也起着重要的作用。

社区护士在对社区人群进行健康评估时，需要了解社区人群的整体健康状况、健康危险因素和发现高危人群，了解疾病的危险因素、流行情况及其变化规律，以及可利用的卫生资源，为制定各种健康促进和疾病预防控制措施提供依据，而这些都必须应用流行病学的基本概念以及生命统计的基本方法。例如，社区护士根据收集到的数据计算出本社区人群糖尿病的患病率为7%，而其中50%的患者未注意控制饮食，进一步了解原因，是与不了解控制饮食的具体方法有关。根据这些明确的数据，就能够有的放矢地提出解决办法。如果只是凭主观感觉得出结论，有可能会作出错误的判断，导致选择干预方法时缺乏依据，难以达到理想的效果。

（二）流行病学研究的基本步骤

1. 设计

在深入了解实际情况、广泛查阅文献的基础上，对资料收集、整理和分析全过程作出总的设想和安排。例如：研究目的是什么？观察对象和观察单位是什么？需要搜集哪些原始资料？从哪里获得这些资料？怎样控制误差？如何对资料进行整理汇总和计算统计指标？预期结果是什么？需要多少人力、物力和经费等。

2. 搜集资料

（1）卫生工作中的资料来源主要有：①统计报表，如职业病报表、法定传染病报表等；②工作记录，如卫生监测记录、健康检查记录等；③专题调查或实验。

（2）统计资料的要求：①资料有足够的数量，具有代表性；

②调查项目和填写记录完整，无重复或遗漏；③资料真实可靠，准确无误；④在规定时间内完成调查登记或填报工作，不能任意拖延时间。

3. 整理资料

首先是对原始资料的检查与核对，在修正错误、去伪存真后再开始按分析要求，分组汇总资料。

4. 分析资料

目的是计算有关指标，反映数据的综合特征，发现事物的内在联系和规律，包括统计描述和统计推断。

（三）社区卫生服务常用的统计指标

1. 出生统计指标

出生率：表示某地某年平均每千人口中的出生（活产）人数，其计算公式为：

$$出生率=\frac{某地某年活产总数}{该地同年平均人口数}\times 1000‰$$

平均人口数＝（年初人口数＋年末人口数）/2

世界卫生组织对“活产”的定义是：妊娠的产物全部从母体排出时，具有呼吸、心跳、脐带动脉搏动、明确的随意肌运动四种生命现象之一的即为活产，而不管这种生命现象持续多长时间。在实际工作中，有些接生人员常把出生后很短时间即死亡的活产误判为死产。

出生率是反映一个国家或地区人口生育水平的基本指标，常用于计算人口自然增长率。其优点是计算简单，例如某10万人的社区某年出生了1800个孩子，则该社区该年的出生率是1800/10万＝18‰。但出生率受人口的年龄、性别构成的影响大，若人口中育龄妇女较多，则出生率就高，反之，在人口老龄化或女性人口少的地区，出生率就低。因此，出生率只能粗略地反映生育水平，又叫粗出生率。在比较两个地区的出生率之前，需要先进行标准化。

2. 疾病统计指标

疾病统计的单位可以用患者，也可以用病例。以患者为疾病统计单位时，在观察期内一个人患有某种疾病就算做一个患者，而不管患病次数的多少；以病例为疾病统计单位时，一个人每发生一次疾病就算一个病例，例如某人在观察期内重复患了 4 次感冒，则应计算为 4 个感冒新病例。

(1) 发病率：指在一定期间内，某特定人群中某病新病例出现的频率。

$$\text{发病率}=\frac{\text{一定期间内某病新发生病例数}}{\text{同期暴露人口数}}\times k$$

k 可为 100%，1000‰，10000/万或 10 万/10 万，视具体情况和习惯而定，通常以结果保留 1～2 位整数为宜。

计算发病率时，式中的“期间”指观察所包括的时间范围，可以年、月、旬或周为观察单位。

“暴露人口数”指在观察期间内观察地区的人群中有可能发生所要观察的疾病的人数。那些由于正在患病或接受过预防接种等原因，在观察期间肯定不会患该病的人不能计算在内。例如：计算麻疹发病率时，分母不应包括已患过麻疹的人口数，因为这部分人群已具有了终身免疫力，不再具有发病危险。又如计算宫颈癌的发病率时，分母就不应包括男性和已切除子宫的妇女。

分子中的新发病例数是指新发生某种疾病，以第一次就诊为准。若该病未治愈继续就诊者不再算做新病例，但如果某人第一次患了流感，痊愈后又患了第二次流感，就要计为 2 个新病例。

发病率是衡量疾病发生频率的一个重要和常用指标，常用于描述疾病的分布，探讨发病因素，提出病因假设和评价预防或干预的效果。但发病率的准确度受很多因素的影响，如报告制度不健全、漏报、诊断水平不高等，在比较不同地区人群的发病率时，应考虑年龄、性别构成不同，进行发病率的标化。例如甲社区的高血压发病率低于乙社区，但根据年龄标化后，二者发病率相等，原因可能是由于乙社区内老年人所占比例较高。

(2) 患病率：指在特定时间，一定人群中某病病例数（包括新、老病例）所占比例，又称现患率、流行率。

患病率往往是通过对某人群的一次检查或调查得到的，是一个时点指标。“时点”在理论上是没有长度的，但在实际调查中常常难以做到，但要尽可能缩短观察时间，一般不超过1个月。

根据观察时间的不同，患病率又分为时点患病率和期间患病率，其计算公式分别为：

$$\text{时点患病率}=\frac{\text{某时点新旧病例数}}{\text{该时点平均人口数}}\times k$$

$$\text{期间患病率}=\frac{\text{某期间新旧病例数}}{\text{同期平均人口数}}\times k$$

患病率升高和降低的意义应根据各种疾病的实际情况而定，例如，某社区冠心病的患病率增高，既可能是发病率真的增高，也可能是由于治疗、护理的改进使患者寿命延长，导致患病率增高，还要结合发病率、存活率、治愈率等指标综合分析，才能得出科学的结论。

患病率通常用于描述病程较长的慢性病存在情况或流行的频率，可反映某病对社区居民健康的危害程度，研究疾病流行因素和控制效果，为社区护理人员安排卫生保健服务规划提供依据。

患病率和发病率的区别：①患病率的分子为特定时间被调查人群中某病新旧病例数，而不管这些病例的发病时间；发病率的分子为一定时期暴露人群中新发生的病例数。②患病率是由一个时间断面进行现况调查获得的疾病频率，衡量疾病的存在或流行情况；而发病率是一个时期内由发病报告或随访研究获得的疾病频率，衡量疾病的出现情况。

例如：某社区人口为26 140人，2005年进行周期性健康检查时诊断社区内高血压患者211人，其中86人是这次检查新发现的患者。

该社区高血压的患病率为：211/26 140×10 000/万=80.72/万。

该社区高血压的发病率为：86/26 140×10 000/万=32.90/万。

计算患病率时分子包括该社区所有患高血压的人数 211 人，不管其是以前的老患者还是此次检查出的新患者；而计算发病率时，分子只包括这次调查新发现的病例数 86 人。

（3）罹患率：表示在某一局限范围、短时间内发生新病例的频率。

$$罹患率=\frac{某一短时间内某病的新发生病例数}{同期暴露人口数}\times k$$

罹患率与发病率的相同之处是分子均是新发病例数，不同之处是罹患率用于衡量小范围、短时间新发病例的频率，可以根据暴露程度精确地测量发病几率，常用于食物中毒、传染病暴发和流行的描述中。观察的时间可以月、周、日或一个流行期为单位。

例如：2004 年 9 月某小学发生一起食物中毒事件，该校共有 108 人，9 月 4 日发现 8 人发病，9 月 5 日又有 25 人发病，那么 9 月 5 日该校食物中毒的罹患率为 25/（108－8）×100%＝25.0%。

（4）感染率：指在调查时受检查的人群中某病现有感染人数所占的比例。

$$感染率=\frac{受检者某病的感染人数}{受检总人数}\times 100\%$$

感染率的性质与患病率相似，患病率的分子是指病例，而感染率的分子是指感染者。某些传染病感染后不一定发病，可以通过病原学、血清学及皮肤试验等方法检测是否感染。感染率多用于隐性感染的传染病和寄生虫病的调查中，例如病毒性乙型肝炎、流行性乙脑、结核病、蛔虫病等。常用来研究疾病的感染状况和防治工作的效果，估计某病的流行态势，也可为制定防制措施提供依据。

例如：某单位体检时检查了 2580 人的乙肝表面抗原，结果发现 118 人为阳性，则感染率为 118/2580×100%＝4.6%。

（5）疾病谱：虽然疾病从发生、发展到结局是一个连续的过程，但这个过程中有很多表现形式。疾病从亚临床表现或先兆表现到临床表现和结局所呈现的所有表现形式称为疾病谱。对于个体来说，每一个患者在不同的疾病阶段表现为疾病谱中的一种形式；对于群体来说，所有个体的疾病表现形式就构成了这种疾病的群体现象。例如：在某些传染病的防治中，出现典型临床症状的患者仅占患该患者数的很少一部分，就如同冰山一角，而大量的隐性感染者、病原携带者对于疾病的流行同样具有重要意义，如果忽视了他们，没有积极采取预防控制措施，后果将十分严重。

3. 死亡统计指标

（1）死亡率：表示在一定期间（一般指 1 年）内，在一定人群中死于所有病因的总人数在该人群中所占的比例。

$$死亡率=\frac{某人群某年总死亡人数}{该人群同年平均人口数}\times k$$

死亡率是测量人群死亡危险最常用的指标。死于所有原因的死亡率是一种未经过调整的死亡率，称为粗死亡率。

粗死亡率反映了一个人群的总死亡水平，是衡量人群因病、伤死亡危险大小的指标，粗死亡率和粗出生率一样，具有资料容易获得、计算简单的优点，但其水平受人口年龄、性别的影响大，因此只能粗略反映人口的死亡水平，不能直接用来衡量和评价一个国家的文化、卫生水平。一般情况下，婴幼儿和老年人的死亡率高于青壮年，男性死亡率高于女性。例如根据 2000 年的统计资料，中国的粗死亡率低于瑞典，这是由于瑞典的老龄人口所占比重较大所致，而不能说明中国的文化、卫生水平比瑞典高。因此，做国家或地区间的比较时，应按年龄标准化死亡率。

按年龄、性别、职业、种族、疾病的种类等分类计算的死亡率称为死亡专率。常用的死亡专率有年龄死亡专率、死因死亡专率等。计算死亡专率时，分母必须是与分子对应的人口数，例如计算某地 50 岁以上女性肺癌的死亡专率，分母应是该地 50 岁以上的女性人口数，而不能用全人口数。

死亡专率中婴儿死亡率非常重要，它是指年内不满 1 岁的婴儿死亡人数与全年活产数的比值。由于婴儿对外界环境的抵抗力差，容易患病而导致死亡，因此婴儿死亡率是衡量一个国家卫生文化水平的敏感指标，其影响因素较多，例如先天畸形、产伤、营养不良、医疗条件等。降低婴儿死亡率是社区妇幼保健的主要目标之一。

死亡率的计算见下例：

某社区共有12万人，2002年因各种原因死亡者共850人，该年共发现冠心病新旧病例1200人，同年有80例冠心病患者死亡。

该社区2002年的粗死亡率为850/12万＝70.83/万

冠心病的患病率为1200/12万＝1％

冠心病的死亡专率为80/12万＝6.7/万

在这个例子中，计算粗死亡率时，分子包括该年度社区内死亡的所有人，包括死于冠心病或其他疾病、意外的人数，得到的结果只是粗略地反映了这个社区内人口的死亡水平；计算冠心病的死亡专率时，分子只包括2002年这个社区内死于冠心病的人数。

（2）病死率：表示一定时期内，患某病的全部患者中因该病而死亡的比例。

$$病死率=\frac{一定时期内因某病死亡人数}{同期确诊的某病病例数}\times 100\%$$

病死率通常用于急性病，如各种急性传染病、脑卒中、心肌梗死等，以衡量疾病对人们生命威胁的程度。病死率受疾病严重程度和医疗水平的影响，同时也与能否被早期诊断、诊断水平及病原体的毒力有关。因此，用病死率评价不同医院的医疗水平时，应注意不同医院入院患者的病情严重程度及医院的医疗设备条件等因素的影响。

例如：某单位有职工18 000人，2001年筛查发现肺结核患者42人，经过治疗后，29人治愈，8人未愈，5人死亡，则2001年该人群肺结核的死亡率和病死率分别是：

死亡率＝5/18 000×10000/万＝2.8/万。

病死率＝5/42×100％＝11.9％。

计算该单位职工肺结核的死亡率时，分母是整个单位的全部人口数 18 000 人；而在计算肺结核的病死率时，分母只是该单位患肺结核的人数 42 人，要注意区别。

（3）死因顺位：死因顺位是指各种死因死亡数按其占总死亡人数的比重由高到低排出的位次。它反映了某人群中的主要死亡原因。通过分析死因顺位，可以确定一个地区的主要卫生问题，从而明确卫生保健工作的重点方向，有针对性地采取控制措施。例如，根据卫生部 2001 年统计信息，我国城市地区前 5 位死因顺位为恶性肿瘤、脑血管病、心脏病、呼吸系病、损伤和中毒；农村地区前 5 位死因顺位为：呼吸系病、脑血管病、恶性肿瘤、心脏病、损伤和中毒。

第二章　生命体征的观察与护理

第一节　体　温

体温由三大营养物质氧化分解而产生。分解所产生的能量，50％以上迅速转化为热能，50％贮存于ATP内，供机体利用，最终仍转化为热能散发到体外。正常人体的温度是由大脑皮质和丘脑下部体温调节中枢所调节（下丘脑前区为散热中枢，下丘脑后区为产热中枢），并通过神经、体液因素调节产热和散热过程，保持产热与散热的动态平衡，所以正常人有相对恒定的体温。

一、正常体温及生理性变化

（一）正常体温

通常说的体温是指机体内部的温度，即胸腔、腹腔、中枢神经的温度，又称体核温度，较高且稳定。皮肤温度称体壳温度。临床上通常用口温、肛温、腋温来代替体温。在这三个部位测得的温度接近身体内部的温度，且测量较为方便。三个部位测得的温度略有不同，口腔温度居中，直肠温度较高，腋下温度较低。同时在三个部位进行测量，其温度差一般不超过1℃。这是由于血液在不断地流动，将热量很快地由温度较高处带往温度较低处，因而机体各部的温度一般差异不大。

体温的正常值不是一个具体的点，而是一个范围。机体各部位由于代谢率的不同，温度略有差异，常以口腔、直肠、腋下的平均温度为标准，个体体温可以较正常的平均温度增减0.3～0.6℃，健康成人的平均温度波动范围见表 2-1。

表 2-1　健康成人不同部位温度的波动范围

部位	波动范围
口腔	36.2～37.0 ℃
直肠	36.5～37.5 ℃
腋窝	36.0～36.7 ℃

（二）生理性变化

人的体温在一些因素的影响下，会出现生理性的变化，但这种体温的变化，往往是在正常范围内或是一闪而过的。

1. 时间

人的体温 24 h 内的变动在 0.5～1.5 ℃，一般清晨 2～6 时体温最低，下午 2～8 时体温最高。这种昼夜的节律波动，可能与人体活动代谢的相应周期性变化有关。如长期从事夜间工作的人员，可出现夜间体温上升，日间体温下降的现象。

2. 年龄

新生儿因体温调节中枢尚未发育完全，调节体温的能力差，体温易受环境温度影响而变化；儿童由于代谢率高，体温可略高于成人；老年人代谢率较低，血液循环变慢，加上活动量减少，因此体温偏低。

3. 性别

一般来说，女性比男性有较厚的皮下脂肪层，维持体热能力强，故女性体温较男性高约0.3 ℃。并且女性的基础体温随月经周期出现规律变化，即月经来潮后逐渐下降，至排卵后，体温又逐渐上升。这种体温的规律性变化与血中孕激素及其代谢产物的变化相吻合。

4. 环境温度

在寒冷或炎热的环境下，机体的散热受到明显的抑制或加强，体温可暂时性的降低或升高。另外，气流、个体暴露的范围大小亦影响个体的体温。

5. 活动

任何需要耗力的活动，都使肌肉代谢增强，产热增加，可以使体温暂时性上升 1～2 ℃。

6. 饮食

进食的冷热可以暂时性地影响口腔温度，进食后，由于食物的特殊动力作用，可以使体温暂时性地升高 0.3 ℃左右。

另外，强烈的情绪反应、冷热的应用以及个体的体温调节机制都对体温有影响，在测量体温的过程中要加以注意并能够做出解释。

（三）产热与散热

1. 产热过程

机体产热过程是细胞新陈代谢的过程。人体通过化学方式产热，即食物氧化、骨骼肌运动、交感神经兴奋、甲状腺素分泌增多，以及体温升高均可提高新陈代谢率，而增加产热量。

2. 散热过程

机体通过物理方式进行散热。机体大部分的热量通过皮肤的辐射、传导、对流、蒸发来散热；一小部分的热量通过呼吸、尿、粪便而散发于体外。当外界温度等于或高于皮肤温度时，蒸发就是人体唯一的散热形式。

（1）辐射：是热由一个物体表面通过电磁波的形式传至另一个与它不接触物体表面的一种形式。在低温环境中，它是主要的散热方式，安静时的辐射散热所占的百分比较大，可达总热量的60%。其散热量的多少与所接触物质的导热性能、接触面积和温差大小有关。

（2）传导：是机体的热量直接传给同它接触的温度较低的物体的一种散热方法。

（3）对流：是传导散热的特殊形式。是指通过气体或液体的流动来交换热量的一种散热方法。

（4）蒸发：由液态转变为气态，同时带走大量热量的一种散热方法。

二、异常体温的观察

人体最高的耐受热为40.6～41.4 ℃，低于34 ℃或高于43 ℃，则极少存活。升高超过41 ℃，可引起永久性的脑损伤；高热持续在42 ℃以上24 h常导致休克及严重并发症。所以对于体温过高或过低者应密切观察病情变化，不能有丝毫的松懈。

（一）体温过高

体温过高又称发热，是由于各种原因使下丘脑体温调节中枢的调定点上移，产热增加而散热减少，导致体温升高超过正常范围。

1. 原因

（1）感染性：如病毒、细菌、真菌、螺旋体、立克次体、支原体、寄生虫等感染引起的发热最多见。

（2）非感染性：无菌性坏死物质的吸收引起的吸收热、变态反应性发热等。

2. 发热分类

以口腔温度为例，按照发热的高低将发热分为4级。

低热：37.5～37.9 ℃。

中等热：38.0～38.9 ℃。

高热：39.0～40.9 ℃。

超高热：41 ℃及以上。

3. 发热过程

发热的过程常依疾病在体内的发展情况而定，一般分为三个阶段。

（1）体温上升期：①特点是产热大于散热。②主要表现：皮肤苍白、干燥无汗，患者畏寒、疲乏，体温升高，有时伴寒战。③方式：骤升和渐升。骤升指体温在数小时内升至高峰，如肺炎球菌导致的肺炎；渐升指体温在数小时内逐渐上升，数日内达高峰，如伤寒。

（2）高热持续期：①特点是产热和散热在较高水平上趋于平

衡。②主要表现：体温居高不下，皮肤潮红，呼吸加深加快，脉搏增快并有头痛、食欲缺乏、恶心、呕吐、口干、尿量减少等症状，甚至惊厥、谵妄。

（3）体温下降期：①特点是散热增加，产热趋于正常，体温逐渐恢复至正常水平。②主要表现：大量出汗、皮肤潮湿、温度降低。老年人易出现血压下降、脉搏细速、四肢厥冷等循环衰竭的症状。③方式：骤降和渐降。骤降指体温在数小时内降至正常，如大叶性肺炎、疟疾；渐降指体温在数天内降至正常，如伤寒、风湿热。

4. 热型

将不同的时间测得的体温绘制在体温单上，互相连接就构成体温曲线。各种体温曲线形状称为热型。有些发热性疾病有特殊的热型，通过观察体温曲线可协助诊断。但需注意，药物的应用可使热型变得不典型。常见的热型有以下几种。

（1）稽留热：体温持续在 39～40 ℃，达数日或数周，24 h 波动范围不超过 1 ℃。常见于大叶性肺炎、伤寒等急性感染性疾病的极期。

（2）弛张热：体温多在 39 ℃以上，24 h 体温波动幅度可超过 2 ℃，但最低温度仍高于正常水平。常见于化脓性感染、败血症、浸润性肺结核等疾病。

（3）间歇热：体温骤然升高达高峰后，持续数小时又迅速降至正常，经过一天或数天间歇后，体温又突然升高，如此有规律地反复发作，常见于疟疾。

（4）不规则热：发热不规律，持续时间不定。常见于流行性感冒、肿瘤等疾病引起的发热。

（二）体温过低

体温过低是指由于各种原因引起的产热减少或散热增加，导致体温低于正常范围，称为体温过低。当体温低于 35 ℃时，称为体温不升。体温过低的原因如下。

（1）体温调节中枢发育未成熟：如早产儿、新生儿。

（2）疾病或创伤：见于失血性休克、极度衰竭等患者。

(3) 药物中毒。

三、体温异常的护理

(一) 体温过高

降温措施有物理降温、药物降温及针刺降温。

1. 观察病情

加强对生命体征的观察，定时测量体温，一般每日测温 4 次，高热患者应每 4 小时测温一次，待体温恢复正常 3 天后，改为每日 1～2 次，同时观察脉搏、呼吸、血压、意识状态的变化；及时了解有关各种检查结果及治疗护理后病情好转还是恶化。

2. 饮食护理

(1) 补充高蛋白、高热量、高维生素、易消化的流质或半流质饮食，如：粥、鸡蛋羹、面片汤、青菜、新鲜果汁等。

(2) 多饮水，每日补充液量 3000 mL，必要时给予静脉点滴，以保证入量。

由于高热时，热量消耗增加，全身代谢率加快，蛋白质、维生素的消耗量增加，水分丢失增多，同时消化液分泌减少，胃肠蠕动减弱，所以宜及时补充水分和营养。

3. 使患者舒适

(1) 安置舒适的体位让患者卧床休息，同时调整室温和避免噪声。

(2) 口腔护理：每日早、晚刷牙，饭前、饭后漱口，不能自理者，可行特殊口腔护理。由于发热患者唾液分泌减少，口腔黏膜干燥，机体抵抗力下降，极易引起口腔炎、口腔溃疡，因此口腔护理可预防口腔及咽部细菌繁殖。

(3) 皮肤护理：发热患者退热期出汗较多，此时应及时擦干汗液并更换衣裤和大单等，以保持皮肤的清洁和干燥，防止皮肤继发性感染。

4. 心理调护

注意患者的心理状态，对体温的变化给予合理的解释，以缓解患者紧张和焦虑的情绪。

（二）体温过低

1. 保暖

(1) 给患者加盖衣被、毛毯、电热毯等或放置热水袋，注意小儿、老人、昏迷者，热水袋温度不宜过高，以防烫伤。

(2) 暖箱：适用于体重小于2500 g，胎龄不足35周的早产儿、低体重儿。

2. 给予热饮

3. 监测生命体征

每小时测体温1次，直至恢复正常且保持稳定，同时观察脉搏、呼吸、血压、意识的变化。

4. 设法提高室温

以22～24 ℃为宜。

5. 积极宣教

教会患者避免导致体温过低的因素。

四、测量体温的技术

（一）体温计的种类及构造

1. 水银体温计

水银体温计又称玻璃体温计，是最常用的最普通的体温计。它是一种外标刻度以红线的真空玻璃毛细管。其刻度范围为35～42 ℃，每小格0.1 ℃，在37 ℃刻度处以红线标记，以示醒目。体温计一端贮存水银，当水银遇热膨胀后沿毛细管上升；因毛细管下端和水银槽之间有一凹陷，所以水银柱遇冷不致下降，以便检视温度。

根据测量部位的不同可将体温计分为口表、肛表、腋表。口表的水银端呈圆柱形，较细长；肛表的水银端呈梨形，较粗短，适合插入肛门；腋表的水银端呈扁平鸭嘴形。临床上口表可代替腋表使用。

2. 其他

如电子体温计、感温胶片、可弃式化学体温计等。

(二) 测体温的方法

1. 目的

通过测量体温，了解患者的一般情况及疾病的发生，发展规律，为诊断、预防、治疗提供依据。

2. 用物准备

(1) 测温盘内备体温计（水银柱甩至35 ℃以下)、秒表、纱布、笔、记录本。

(2) 若测肛温，另备润滑油、棉签、手套、卫生纸、屏风。

3. 操作步骤

(1) 洗手、戴口罩，备齐用物，携至床旁。

(2) 核对患者并解释目的。

(3) 协助患者取舒适卧位。

(4) 测体温：根据病情选择合适的测温方法。①测腋温：擦干汗液，将体温计放在患者腋窝，紧贴皮肤屈肘臂过胸，夹紧体温计。测量10 min后，取出体温计用纱布擦拭。②测口温法：嘱患者张口，将口表汞柱端放于舌下热窝。嘱患者闭嘴用鼻呼吸，勿用牙咬体温计。测量时间3～5 min。嘱患者张口，取出口表，用纱布擦拭。③测肛温法：协助患者取合适卧位，露出臀部。润滑肛表前端，戴手套用手垫卫生纸分开臀部，轻轻插入肛表3～4 cm。测量时间3～5 min。用卫生纸擦拭肛表。

(5) 检视读数，放体温计盒内，记录。

(6) 整理床单位。

(7) 洗手，绘制体温于体温单上。

(8) 消毒用过的体温计。

4. 注意事项

(1) 测温前应注意有无影响体温波动的因素存在，如30 min内有无进食、剧烈活动、冷热敷、坐浴等。

(2) 体温值如与病情不符，应重复测量。

（3）腋下有创伤、手术或消瘦夹不紧体温计者不宜测腋温；腹泻、肛门手术、心肌梗死的患者禁测肛温；精神异常、昏迷、婴幼儿等不能合作者及口鼻疾患或张口呼吸者禁测口温；进热食或面颊部热敷者，应间隔 30 min 后再测口温。

（4）对小儿、重症患者测温时，护士应守护在旁。

（5）测口温时，如不慎咬破体温计，应：①立即清除玻璃碎屑，以免损伤口腔黏膜；②口服蛋清或牛奶，以保护消化道黏膜并延缓汞的吸收；③病情允许者，进粗纤维食物，以加快汞的排出。

（三）体温计的消毒与检查

1. 体温计的消毒

为防止测体温引起的交叉感染，保证体温计清洁，用过的体温计应消毒。

先将体温计分类浸泡于含氯消毒液内 30 min 后取出，再用冷开水冲洗擦干，放入清洁容器中备用（集体测温后的体温计，用后全部浸泡于消毒液中）。

（1）5 min 后取出清水冲净，擦干后放入另一消毒液容器中进行第二次浸泡，半小时后取出清水冲净，擦干后放入清洁容器中备用。

（2）消毒液的容器及清洁体温计的容器每周进行 2 次高压蒸汽灭菌消毒，消毒液每天更换一次，若有污染随时消毒。

（3）传染病患者应设专人体温计，单独消毒。

2. 体温计的检查

在使用新的体温计前，或定期消毒体温计后，应对体温计进行校对，以检查其准确性。将全部体温计的水银柱甩至 35 ℃以下，同一时间放入已测好的 40 ℃水内，3 min 后取出检视。若体温计之间相差0.2 ℃以上或体温计上有裂痕者，取出不用。

第二节 脉 搏

一、正常脉搏及生理性变化

（一）正常脉搏

随着心脏节律性收缩和舒张，动脉内的压力也发生周期性的波动，这种周期性的压力变化可引起动脉血管发生扩张与回缩的搏动，该搏动在浅表的动脉可触摸到，临床简称为脉搏。正常人的脉搏节律均匀、规则，间隔时间相等，每搏强弱相同且有一定的弹性，每分钟搏动的次数为60～100次（即脉率）。脉搏通常与心率一致，是心率的指标。

（二）生理性变化

脉率受许多生理性因素影响而发生一定范围的波动。

1. 年龄

一般新生儿、幼儿的脉率较成人快。

2. 性别

同龄女性比男性快。

3. 情绪

兴奋、恐惧、发怒时脉率增快，忧郁时则慢。

4. 活动

一般人运动、进食后脉率会加快；休息、禁食则相反。

5. 药物

兴奋剂可使脉搏增快，镇静剂、洋地黄类药物可使脉搏减慢。

二、异常脉搏的观察

（一）脉率异常

1. 速脉

速脉指成人脉率在安静状态下大于100次/分，又称为心动过速。见于高热、甲状腺功能亢进（甲亢，由于代谢率增加而使脉率增快)、贫血或失血等患者。正常人可有窦性心动过速，为一过性的生理现象。

2. 缓脉

缓脉指成人脉率在安静状态下低于60次/分，又称心动过缓。见于颅内压增高、病窦综合征、Ⅱ度以上房室传导阻滞，或服用某些药物如地高辛、心可定、利血平、心得安等可出现缓脉。正常人可有生理性窦性心动过缓，多见于运动员。

(二) 脉律异常

脉搏的搏动不规则，间隔时间时长时短，称为脉律异常。

1. 间歇脉

间歇脉指在一系列正常均匀的脉搏中出现一次提前而较弱的脉搏，其后有一较正常延长的间歇（即代偿性间歇)，亦称过早搏动。见于各种心脏病或洋地黄中毒的患者；正常人在过度疲劳、精神兴奋、体位改变时也偶尔出现间歇脉。

2. 脉搏短绌

脉搏短绌指同一单位时间内脉率少于心率。绌脉是由于心肌收缩力强弱不等，有些心输出量少的搏动可发出心音，但不能引起周围血管搏动，导致脉率少于心率。特点为脉律完全不规则，心率快慢不一、心音强弱不等。多见于心房纤颤者。

(三) 强弱异常

1. 洪脉

当心输出量增加，血管充盈度和脉压较大时，脉搏强大有力，称洪脉。多见于高热，甲状腺功能亢进、主动脉瓣关闭不全等患者；运动后、情绪激动时也常触到洪脉。

2. 细脉

当心输出量减少，动脉充盈度降低时，脉搏细弱无力，扪之如细丝，称细脉或丝脉。多见于大出血、主动脉瓣狭窄和休克、全身衰竭的患者，是一种危险的脉象。

3. 交替脉

节律正常而强弱交替时出现的脉搏，称为交替脉。交替脉是左心室衰竭的重要体征。常见于高血压性心脏病、急性心肌梗死、主动脉瓣关闭不全等患者。

4. 水冲脉

脉搏骤起骤落，有如洪水冲涌，故名水冲脉。主要见于主动脉瓣关闭不全、动脉导管未闭、甲亢、严重贫血患者，检查方法是将患者前臂抬高过头，检查者用手紧握患者手腕掌面，可明显感知。

5. 奇脉

在吸气时脉搏明显减弱或消失为奇脉。其产生主要与吸气时，左心室的搏出量减少有关。常见于心包腔积液、缩窄性心包炎等患者，是心包填塞的重要的体征之一。

（四）动脉壁异常

动脉壁弹性减弱，动脉变得迂曲不光滑，有条索感，如按在琴弦上为动脉壁异常，多见于动脉硬化的患者。

三、测量脉搏的技术

（一）部位

临床上常在靠近骨骼的动脉测量脉搏，最常用最方便的是桡动脉，患者也乐于接受。

其次为颞动脉、颈动脉、肱动脉、腘动脉、足背动脉和股动脉等。如怀疑患者心搏骤停或休克时，应选择大动脉为诊脉点，如颈动脉，股动脉。

（二）测脉搏的方法

1. 目的

通过测量脉搏，可间接了解心脏的情况，观察相关疾病发生、发展规律，为诊断、治疗提供依据。

2. 准备

治疗盘内备带秒钟的表、笔、记录本及听诊器。

3. 操作步骤

（1）洗手、戴口罩，备齐用物，携至床旁。

(2) 核对患者，解释目的。

(3) 协助患者取坐位或半坐卧位，手臂放在舒适位置，腕部伸展。

(4) 以示指、中指、无名指的指端按在桡动脉表面，压力大小以能清楚地触及脉搏为宜，注意脉律，强弱，动脉壁的弹性。

(5) 一般情况下 30 s 所测得的数值乘以 2，心脏病患者、脉率异常者、危重患者则应以 1 min 记录。

(6) 协助患者取舒适体位。

(7) 将脉搏绘制在体温单上。

4. 注意事项

(1) 诊脉前患者应保持安静，剧烈运动后应休息 20 min 后再测。

(2) 偏瘫患者应选择健侧肢体测量。

(3) 脉搏细、弱难以测量时，用听诊器测心率。

(4) 脉搏短细的患者，应由两名护士同时测量，一人听心率，另一人测脉率，一人发出“开始”“停止”的口令，记数 1 min，以分数式记录；心率/脉率，若心率每分钟 120 次，脉率 90 次，即应写成120/90 次/分。

第三节　呼　吸

一、正常呼吸及生理性变化

(一) 正常呼吸

机体不断地从外界环境摄取氧气并将二氧化碳排出体外的气体交换过程称为呼吸。它是维持机体新陈代谢和功能活动所必需的生理过程之一。一旦呼吸停止，生命也将终止。

正常成人在安静状态下呼吸是自发的，节律规则，均匀无声且不费力，每分钟 16～20 次。

（二）生理性变化

呼吸受许多因素的影响，在不同生理状态下，正常人的呼吸也会在一定范围内波动，见表 2-2。

表 2-2　各年龄段呼吸频率见表

年龄	呼吸频率（次/分）
新生儿	30～40
婴儿	20～45
幼儿	20～35
学龄前儿童	20～30
学龄儿童	15～25
青少年	15～20
成人	12～20
老年人	12～18

1. 年龄

年龄越小，呼吸频率越快。

2. 性别

同年龄的女性呼吸频率比男性稍快。

3. 运动

肌肉的活动可使呼吸系统加快，呼吸也因说话、唱歌、哭、笑以及吞咽、排泄等动作有所改。

4. 情绪

强烈的情绪变化，如害怕、恐惧、愤怒、紧张等会刺激呼吸中枢，导致屏气或呼吸加快。

5. 其他

如环境温度升高或海拔增加，均会使呼吸加快加深。

二、异常呼吸的观察

（一）频率异常

1. 呼吸过速

呼吸过速指呼吸频率超过 24 次/分，但仍有规则，又称气促。

多见于高热、疼痛、甲状腺功能亢进的患者。一般体温每升高1 ℃，呼吸频率增加3～4次/分。

2. 呼吸过慢

呼吸过慢指呼吸频率缓慢，低于10次/分。多见于麻醉药或镇静剂过量、颅脑疾病等呼吸中枢受抵制者。

（二）节律异常

1. 潮式呼吸

潮式呼吸其表现为呼吸由浅慢到深快，达高潮后又逐渐变浅变慢，经过5～10 s的暂停，又重复出现上述状态的呼吸，呈潮水般涨落。发生机制：由于呼吸中枢兴奋性减弱，血中正常浓度的二氧化碳不能引起呼吸中枢兴奋，只有当缺氧严重、动脉血二氧化碳分压增高到一定程度，才能刺激呼吸中枢，使呼吸加强；当积聚的二氧化碳呼出后，呼吸中枢失去有效刺激，呼吸逐渐减弱甚至停止。多见于脑炎、尿毒症等患者，常表现呼吸衰竭。一些老年人在深睡时也可出现潮式呼吸，是脑动脉硬化的表现。

2. 间断呼吸

有规律地呼吸几次后，突然停止呼吸，间隔一个短时期后又开始呼吸，如此反复交替。其产生机制与潮式呼吸一样，但预后更严重，常在临终前发生。见于颅内病变或呼吸系统中枢衰竭的患者。

3. 点头呼吸

在呼吸时，头随呼吸上下移动，患者已处于昏迷状态，是呼吸中枢衰竭的表现。

4. 叹气式呼吸

间断一段时间后作一次大呼吸，伴叹气声。偶然的一次叹气是正常的，可以扩张小肺泡，多见于精神紧张、神经官能征患者。如反复发作叹气式呼吸，是临终前的表现。

（三）深浅度异常

1. 深度呼吸

深度呼吸又称Kussmaulis呼吸，是一种深长而规则的大呼吸。

常见于尿毒症、糖尿病等引起的代谢性酸中毒的患者。由于增加的氢离子浓度刺激呼吸感受器引起，有利于排出较多的二氧化碳调节血液中酸碱平衡。

2. 浅快呼吸

呼吸浅表而不规则，有时呈叹息样。见于呼吸肌麻痹、胸肺疾患、休克患者，也可见于濒死的患者。

（四）声音异常

1. 鼾声呼吸

由于气管或大支气管内有分泌物积聚，呼吸深大带鼾声。多见于昏迷或神经系统疾病的患者。

2. 蝉鸣样呼吸

由于细支气管、小支气管堵塞，吸气时出现高调的蝉鸣音，多因声带附近有异物，使空气进入发生困难所致。多见于支气管哮喘、喉头水肿等患者。

（五）呼吸困难

呼吸困难是指因呼吸频率、节律或深浅度的异常，导致气体交换不足，机体缺氧。患者自感空气不足、胸闷、呼吸费力，表现为焦虑、烦躁、鼻翼扇动、口唇发紫等，严重者不能平卧。

三、呼吸的测量

（一）目的

通过测量呼吸，观察、评估患者的呼吸状况。

（二）准备

治疗盘内备秒表、笔、记录本、棉签（必要时）。

（三）操作步骤

（1）测量脉搏后，护士仍保持诊脉手势，观察患者的胸、腹起伏情况及呼吸的节律、性质、声音、深浅，呼出气体有无特殊气味，呼吸运动是否对称等。

（2）以胸（腹）部一起一伏为一次呼吸，计数 1 min。

（3）将呼吸次数绘制于体温单上。

(四) 注意事项

(1) 尽量去除影响呼吸的各种生理性因素，在患者精神松弛的状态下测量。

(2) 由于呼吸受意识控制，所以测呼吸时，不应使患者察觉。

(3) 呼吸微弱或危重患者，可用少许棉花置其鼻孔前，观察棉花纤维被吹动的次数，计数1 min。

(4) 小儿、呼吸异常者应测 1 min。

第四节 血 压

血压是指血液在血管内流动时对血管壁的侧压力。一般指动脉血压，如无特别注明均指肱动脉的血压。当心脏收缩时，主动脉压急剧升高，至收缩中期达最高值，此时的动脉血压称收缩压。当心室舒张时，主动脉压下降，至心舒末期达动脉血压的最低值，此时的动脉血压称舒张压。

一、正常血压及生理性变化

(一) 正常血压

在安静状态下，正常成年人的血压波动范围为（12.0～18.5）/（8.0～11.9）kPa，脉压为 4.0～5.3 kPa。

血压的计量单位，过去多用 mmHg（毫米汞柱），后改用国际统一单位 kPa（千帕斯卡）。

目前仍用 mmHg（毫米汞柱）。两者换算公式：1 kPa＝7.5 mmHg、1 mmHg＝0.133 kPa

(二) 生理性变化

在各种生理情况下，动脉血压可发生各种变化，影响血压的生理因素有：

1. 年龄

随着年龄的增长血压逐渐增高，以收缩压增高较显著。儿童血压的计算公式为：

收缩压＝80＋年龄×2

舒张压＝收缩压×2/3

2. 性别

青春期前的男女血压差别不显著。成年男子的血压比女性高5 mmHg；绝经期后的女性血压又逐渐升高，与男性差不多。

3. 昼夜和睡眠

血压在上午8～10 h达全天最高峰，之后逐渐降低；午饭后又逐渐升高，下午4～6 h出现全天次高值，然后又逐渐降低；至入睡后2 h，血压降至全天最低值；早晨醒来又迅速升高。睡眠欠佳时，血压稍增高。

4. 环境

寒冷时血管收缩，血压升高；气温高时血管扩张，血压下降。

5. 部位

一般右上肢血压常高于左上肢，下肢血压高于上肢。

6. 情绪

紧张、恐惧、兴奋及疼痛均可引起血压增高。

7. 体重

血压正常的人发生高血压的危险性与体重增加呈正比。

8. 其他

吸烟、劳累、饮酒、药物等都对血压有一定的影响。

二、异常血压的观察

（一）高血压

目前基本上采用1999年世界卫生组织（WHO）和国际抗高血压联盟（ISH）高血压治疗指南的高血压定义，即在未服抗高血压药的情况下，成人收缩压≥140 mmHg和（或）舒张压≥90 mmHg者。95%的患者为病因不明的原发性高血压，多见于动脉硬化、肾炎、颅内压增高等，最易受损的部位是心、脑、肾、视网膜。

（二）低血压

一般认为血压低于正常范围且有明显的血容量不足表现如脉搏细速、心悸、头晕等，即可诊断为低血压。常见于休克、大出血等。

（三）脉压异常

脉压增大多见于主动脉瓣关闭不全、主动脉硬化等；脉压减小多见于心包积液、缩窄性心包炎等。

三、血压的测量

（一）血压计的种类和构造

1. 水银血压计

水银血压计分立式和台式两种，其基本结构都包括输气球、调节空气的阀门、袖带、能充水银的玻璃管、水银槽几部分。袖带的长度和宽度应符合标准：宽度比被测肢体的直径宽20%，长度应能包绕整个肢体。充水银的玻璃管上标有刻度，范围为0～300 mmHg，每小格表示2 mmHg；玻璃管上端和大气相通，下端和水银槽相通。当输气球送入空气后，水银由玻璃管底部上升，水银柱顶端的中央凸起可指出压力的刻度。水银血压计测得的数值相当准确。

2. 弹簧表式血压计

弹簧表式血压计由一袖带与有刻度（20～30 mmHg）的圆盘表相连而成，表上的指针指示压力。此种血压计携带方便，但欠准确。

3. 电子血压计

电子血压计袖带内有一换能器，可将信号经数字处理，在显示屏上直接显示收缩压、舒张压和脉搏的数值。此种血压计操作方便，清晰直观，不需听诊器，使用方便、简单，但欠准确。

（二）测血压的方法

1. 目的

通过测量血压，了解循环系统的功能状况，为诊断、治疗提供依据。

2. 准备

听诊器、血压计、记录纸、笔。

3. 操作步骤

(1) 测量前，让患者休息片刻，以消除活动或紧张因素对血压的影响；检查血压计，如袖带的宽窄是否适合患者、玻璃管有无裂缝、橡胶管和输气球是否漏气等。

(2) 向患者解释，以取得合作。患者取坐位或仰卧，被侧肢体的肘臂伸直、掌心向上，肱动脉与心脏在同一水平。坐位时，肱动脉平第 4 肋软骨；卧位时，肱动脉平腋中线。如手臂低于心脏水平，血压会偏高；手臂高于心脏水平，血压会偏低。

(3) 放平血压计于上臂旁，打开水银槽开关，将袖带平整地缠于上臂中部，袖带的松紧以能放入一指为宜，袖带下缘距肘窝 2～3 cm。如测下肢血压，袖带下缘距腘窝 3～5 cm。将听诊器胸件置于腘动脉搏动处，记录时注明下肢血压。

(4) 戴上听诊器，关闭输气球气门，触及肱动脉搏动。将听诊器胸件放在肱动脉搏动最明显的地方，但勿塞入袖带内，以一手稍加固定。

(5) 挤压输气球囊打气至肱动脉搏动音消失，水银柱又升高 20～30 mmHg 后，以每秒4 mmHg左右的速度放气，使水银柱缓慢下降，视线与水银柱所指刻度平行。

(6) 在听诊器中听到第一声动脉音时，水银柱所指刻度即为收缩压；当搏动音突然变弱或消失时，水银柱所指的刻度即为舒张压。当变音与消失音之间有差异时，或危重者应记录两个读数。

(7) 测量后，驱尽袖带内的空气，解开袖带。安置患者于舒适卧位。

(8) 将血压计右倾 45°，关闭气门，气球放在固定的位置，以免压碎玻璃管；关闭血压计盒盖。

(9) 用分数式即：收缩压/舒张压 mmHg 记录测得的血压值，如 110/70 mmHg。

4. 注意事项

(1) 测血压前，要求安静休息 20～30 min，如运动、情绪激动、吸烟、进食等可导致血压偏高。

(2) 血压计要定期检查和校正，以保证其准确性，切勿倒置或震动。

(3) 打气不可过猛、过高，如水银柱里出现气泡，应调节或检修，不可带着气泡测量。

(4) 如所测血压异常或血压搏动听不清时，需重复测量。先将袖带内气体排尽，使水银柱降至“0”，稍等片刻再行第二次测量。

(5) 对偏瘫、一侧肢体外伤或手术后患者，应在健侧手臂上测量。

(6) 排除影响血压值的外界因素，如袖带太窄、袖带过松、放气速度太慢测得的血压值偏高，反之则血压值偏低。

(7) 长期测血压应做到四定：定部位、定体位、定血压计、定时间。

第五节 瞳 孔

瞳孔的改变在临床上有重要意义，尤其是对神经内、外科患者。瞳孔的变化是人体生理病理状态的重要体征，有时根据瞳孔变化，可对临床某些危重疑难病症做出判断和神经系统的定位分析。

一、异常性瞳孔扩大

(一) 双侧瞳孔扩大

两侧瞳孔直径持续在 6 mm 以上，为病理状态。如昏迷患者双侧瞳孔散大，对光反应消失并伴有生命体征明显变化，常为临终前瞳孔表现；枕骨大孔疝患者双侧瞳孔先缩小后散大，直径超过

6 mm，对光反应迟钝或消失；应用阿托品类药物时双侧瞳孔可扩大超过 6 mm，伴有阿托品化的一些表现；另外还见于双侧动眼神经、视神经损害，脑炎、脑膜炎、青光眼等疾病。

（二）一侧瞳孔扩大

一侧瞳孔直径大于 6 mm。常见于小脑幕切迹疝，病侧瞳孔直径先缩小后散大；单侧动眼神经、视神经受损害；艾迪综合征中表现为一侧瞳孔散大，只有在暗处强光持续照射瞳孔才出现缓慢收缩，光照停止后瞳孔缓慢散大（艾迪瞳孔或强直瞳孔）；还见于海绵窦综合征，结核性脑膜炎，眶尖综合征等多种疾病。

二、异常性瞳孔缩小

（一）双侧瞳孔缩小

双侧瞳孔直径小于 2 mm。见于有机磷、镇静安眠药物的中毒；脑桥、小脑、脑室出血的患者。

（二）一侧瞳孔缩小

单侧瞳孔直径小于 2 mm。见于小脑幕切迹疝的早期；由脑血管病，延髓、脑桥、颈髓病变引起的霍纳征（Horner sign），表现为一侧瞳孔缩小、眼裂变小、眼球内陷、伴有同侧面部少汗；另外由神经梅毒、多发性硬化眼部带状疱疹等引起的阿罗瞳孔，表现为一侧瞳孔缩小，对光反应消失，调节反射存在。

（三）两侧瞳孔大小不等

两侧瞳孔大小不等是颅内病变指征，如脑肿瘤、脑出血、脑疝等。

（四）瞳孔对光反应改变

瞳孔对光反射的迟钝或消失。常见于镇静安眠药物中毒、颅脑外伤、脑出血、脑疝等疾病，是病情加重的表现。

第三章 舒适与安全的护理

第一节 概 述

一、舒适的概念

（一）舒适的概念

舒适是个体身心健康、满意、没有疼痛、没有焦虑、轻松自在、安宁状态的一种自我感觉。舒适是一种主观感觉，可以分为许多层次，个体根据自己的生理、心理、社会、文化背景的特点和经历，对舒适和舒适的层次有不同的解释和体验。舒适是患者希望通过接受护理后得到的基本需要之一。一般，舒适是个体对几个方面的需要都得到满足时的自我满意的感觉。其表现为心情舒畅、心理稳定、精力充沛、完全放松、感到安全。

（二）舒适的内涵

依据个体的主观感觉，舒适的内涵可涉及以下四方面内容。

1. 生理舒适

指个体身体上的舒适感觉。患者希望没有躯体的疾病和缺陷。

2. 心理舒适

指信念、信仰、自尊、人生价值等精神需要的满足。患者希望心情舒畅、心理稳定，没有焦虑和紧张。

3. 环境舒适

指物理环境中温度、湿度、光线、音响、颜色、装饰等使个体产生舒适的感觉。患者希望没有外在不良环境的刺激。

4. 社会舒适

指人际关系、家庭关系及社会关系间的和谐。患者希望与家人、医护人员、同室病友等之间有良好的人际关系。

以上四个方面具有整体性，它们之间既相互联系又相互影响，其中任何一个方面出现问题，都会影响其他方面的舒适。如生理、环境的不舒适可影响心理的舒适，心理、社会的不舒适也可影响生理的舒适。

二、不舒适的原因

(一) 不舒适的概念

不舒适是指当个体的生理需要得不到满足，周围环境出现不良刺激，身体出现病理现象，感到疼痛，安全受到威胁和感到紧张时，会使舒适的程度逐渐下降，直至完全转变为不舒适。同舒适一样，不舒适也是个体的一种主观感觉，是相对的。不舒适的表现为身体疼痛、无力、烦躁不安、紧张焦虑、精神不振、失眠、消极失望、难以胜任日常的工作和生活等。其中疼痛是不舒适中最为严重的表现形式。

舒适与不舒适没有严格的分界线，每个人总是处于舒适与不舒适之间连线的某一个点上，并呈动态变化。同时，每个人对舒适与不舒适的感觉也存在较大的差异，为此，护士在进行日常护理工作时，应认真倾听患者的主诉，仔细观察患者的表情和行为，收集真实全面的资料，应用动态观点并针对个体差异，正确评估患者舒适与不舒适的程度。

(二) 不舒适的原因

引起个体不舒适的原因常为综合性，主要包括以下四个方面。

1. 身体方面

疾病导致的疼痛、恶心、呕吐、咳嗽、发热、腹胀、头晕、乏力等；姿势和体位不恰当如卧位时肢体缺乏支托物、关节未处于功能位置、身体某部位长期受压造成肌肉和关节的疲劳、麻木及疼痛等；活动受到限制如使用约束带、夹板及石膏固定的患者；

个人卫生不洁如身体虚弱、长期卧床、意识丧失的患者，因自理能力缺乏或丧失，如不能得到良好的护理，常因皮肤污垢、出汗、口臭、瘙痒等这些因素均可引起身体的不舒适。

2. 心理方面

因疾病造成的身体危害、死亡，家庭的困顿，工作的丢失等产生的恐惧或焦虑；面对手术、医疗费用等必须应对的压力事件；由于医院环境的陌生与不适应缺乏安全感；住院后饮食起居生活习惯的改变与不适应；住院后患者角色行为的改变如角色行为冲突、角色行为强化、角色行为紊乱；因被家人冷落、被医护人员忽视、诊疗时过于暴露、身体某部位的缺陷等自尊受到伤害等，均可导致患者情绪的变化，引起心理的不舒适。

3. 环境方面

新入院患者进入一个陌生的环境，会感到紧张和不安，缺乏安全感；病室的温度、湿度、异味、噪音等不良的物理环境的刺激；床单位的杂乱无章，床垫的硬度不当，被褥不整洁等都可引起患者不舒适。

4. 社会方面

缺乏社会支持系统，如与家人、亲朋好友的隔离、经济方面的拮据；角色适应不良，如住院期间担心工作、孩子、老人而出现角色行为的改变，不能安心养病，以至于影响疾病的康复；生活习惯的改变，如住院后患者因起居饮食习惯改变，作息时间紊乱，患者往往感到不适应，尤其见于老年患者；陌生的人际关系，如患者与护士、患者与医生、患者与其他人员关系不熟悉或紧张等这些因素均可导致患者的不舒适。

三、护理不舒适患者的原则

满足患者舒适的需要是实现护理的目的之一。不舒适受多种综合因素的影响，护士应全面了解引起不舒适的原因，以便及时发现，并能针对不同的原因，及时采取有效的护理措施，满足不同患者舒适的需要。护理不舒适患者时应遵循以下原则。

（一）预防是关键，促进患者舒适

为满足患者的舒适状态，不舒适原因的预防是关键性因素。因此，护士必须熟悉舒适的相关因素及引起不舒适的原因，对患者的身心进行整体的评估，努力做到预防在先，积极促进患者的舒适，如协助生活不能自理的患者保持个人卫生的清洁，卧位要正确，外部环境要良好等。特别值得注意的是护士必须有良好的服务态度，语言要温和，尊重患者，预见患者的心理变化，虚心接受患者提出的意见，鼓励患者积极主动参与护理计划，确实发挥护士语言在促进患者心理舒适方面的积极作用。

（二）全面评估，找出不舒适的原因

虽然舒适和不舒适都是患者的主观感觉，很难进行准确评估。尽管如此，护士仍可通过仔细观察患者的不同表现，如面部表情、手势、姿势、体态、活动或移动能力、饮食、睡眠、皮肤颜色、有无出汗等，同时，运用沟通交流技巧，多方收集患者的资料，认真分析情况，做出正确的判断，找出引起不舒适的原因。

（三）针对原因积极采取措施，消除或减轻不舒适

由于引起不舒适的原因包括身体、心理、环境及社会等多种因素，因此，护士应有针对性地采取有效的护理措施，促进患者的舒适。对身体不舒适的患者，进行对症处理，如腹部手术后的患者采取半坐卧位以达到减轻疼痛，促进引流等目的；对心理紧张的患者，护士应主动与患者建立良好的护患关系，尊重患者，认真倾听患者的主诉，鼓励患者发泄压抑的情感，正确引导患者调整情绪，及时与家属联系，共同做好患者的心理护理；患者接受治疗和护理时，努力为其创造整洁、安全、安静、舒适的休养环境，避免不良环境的刺激；同时也要为患者提供可能的社会支持力量，如允许情况下鼓励家属的探望，及时让家属缴纳医药费，协助患者和病友建立良好的人际关系。

不舒适是患者的复杂感觉，消除或减轻不舒适，既需要护士的责任心，也需要患者及家属的合作理解。

第二节 患者的安全

随着社会经济的不断发展，人民生活水平的不断提高，人们的自我保护意识和法律意识逐步提高，这标志着人类社会的进步。但是住院患者的安全问题也因此受到人们的广泛关注。

安全是指生活稳定，有保障，受保护，无危险与恐惧，即平安无危害，有安全感。安全在马斯洛的人类基本需要层次理论中，是个体生理需要满足后，最迫切的第二层次需要。

一、影响患者安全的因素

每个人都希望自己生活在一个安全的环境中不受伤害。所以，安全是人类生存的基本需要之一。在医院中，患者对安全的需要显得更加迫切，但医院可能存在着多种不安全的因素，如化学药物、气体、机器设备及放射线等都可能造成安全的危害；跌倒、灾难等都是潜在性的安全危害。所以，护士必须熟悉影响患者安全的因素，预知安全因素对患者可能造成的危害，积极主动保护患者的安全。影响患者安全的因素主要包括以下内容。

（一）感觉功能

视、触、叩、听、嗅这些感觉功能的好坏是保证人们处于安全状态的基本条件，良好感觉功能可以帮助人们识别、判断自身行为的安全性，也可以帮助人们很好地了解周围的环境，以避免不安全环境对机体造成的危害。患者因罹患各种疾病容易出现不同程度的感觉功能障碍，任何一种感觉障碍，都会使患者因无法辨别周围环境中存在或潜在的危险因素而受到伤害。如高血压患者发生脑出血后，导致一侧肢体的感觉丧失，可使该侧肢体对温度及压力的改变不敏感而发生烫伤、冻伤、坏死等伤害；糖尿病患者因并发症的发生可导致失明，可能发生跌倒、碰伤等意外伤害。

（二）目前健康状态

患者在患病住院期间，机体免疫功能下降，抵抗力减低；身体虚弱，行动不便；疾病程度严重导致意识改变；精神障碍出现行为异常；情绪紧张、焦虑等这些因素都可能发生意外或受到伤害。如白血病患者容易遭受感染；外科大手术后患者刚刚下床时容易摔倒；昏迷患者容易发生坠床；狂躁型精神病患者容易毁物伤人甚至自杀。

（三）对环境的熟悉程度

众所周知熟悉的环境使人能够与他人进行有效的沟通，并从中获取大量的信息，提供更多的帮助，增强安全感。对于住院患者尤其是新入院患者对周围环境陌生，容易产生恐惧、紧张、焦虑等心理反应，因而缺乏安全感。

（四）年龄

年龄不同人们对周围环境的感知和理解不同，从而决定着人们面对变化的环境时能否采取正确的自我保护措施。如新生儿、婴幼儿自我保护意识较差，需要依赖他人的保护；儿童处于生长发育期，对周围事物好奇，喜欢探险，因而容易受伤；老年人因器官功能逐渐退化，感觉功能逐步减退，容易发生意外伤害。

（五）诊疗技术

迅速发展的先进的众多诊疗技术，虽然为一些特殊患者提供了准确的诊断标准和有效的治疗方案，但与此同时也给患者带来了一定的伤害。如一些接受侵入性诊断检查、外科手术治疗的患者容易发生皮肤损伤、潜在感染的危险。

二、安全环境的评估

安全环境是指平安而无危险、无伤害的环境。患者作为医院的主要服务对象，为了保证住院患者的安全，护士必须应用所掌握的丰富知识和积累的丰富经验，能够对住院患者可能产生的一切心理和生理上的不安全因素进行正确的评估，从而保证医院功能的有效发挥。对住院患者安全环境的评估主要包括生理、心理及社会三方面。

（一）生理环境

患者由健康人转变为住院患者时，社会角色发生了本质性的改变。首先，患者最担心的问题是疾病本身产生的后果，能否再回到健康人的社会角色中去；其次，患者在整个住院期间最关注的问题是疾病的治疗效果如何，他们时刻都在想着自己所患疾病能否治愈，什么时候能够治愈，能否重新回到健康人的行列，能否回到亲人的身边；再次，还有的患者对所患疾病的现状也很担心，因为他们对自己所患的疾病并不是十分了解甚至一点都不了解，所以他们不清楚自己所患疾病现在处于哪个阶段，也不明白所患疾病所处的现状是否能被控制，如果不能控制将来会发展到什么程度。

（二）心理环境

大部分住院患者被动地接受着医护人员为他们所安排的一切，一般认为把自己的生命交给了医护人员，所以医护人员的技术水平是影响疾病恢复的最主要因素，医护人员的每一项技术操作都直接影响着疾病的发展和转归。再有医护人员的态度也在很大程度上影响着患者的心理。患者住院后，医院就成了他们暂时的居家，而这个居家中为他们服务的成员就是医护人员，所以医护人员对他们态度的好坏直接影响着他们的情绪，从而也就间接地影响了疾病的恢复。

（三）社会环境

患者住院后就意味着需要承担一定的医疗费用，并且患者必须暂时停止他目前所从事的工作在医院接受治疗，本身就很难接受这个现实，再加上暂时放弃工作，不但得不到健康时所应得到的报酬，还要花去一大笔的医疗费用，这使患者在心理上很难平衡。

对住院患者，护士还应特别注意评估医院中存在的各种潜在性不安全因素，评估患者的自我保护能力及影响因素。如患者的意识是否清楚，警觉性是否良好；患者的感觉功能是否正常，是否正在使用影响感觉功能的药物；患者是否因年龄、身体状况或意识状况而需要安全协助和保护；患者是否需要保护具约束；患者是否吸烟；病房内是否使用电器设备，床旁是否有电器用品；患者是否正接受氧气及冷热治疗；患者是否能满足自己的需要；患者是否感觉舒适；患者需要护士帮助时，是否及时取到呼叫器等。

三、医院常见不安全因素及防范

为了使患者在住院期间身心始终处于放松、接受治疗与护理的良好状态，达到预期的治疗和护理效果，医院必须有预防患者受到任何伤害的安全设施。首先护士应具备安全护理知识，在护理活动中把患者的安全放在第一位，主动为患者提供安全的护理措施，积极预防和消除一切不安全的因素。医院中的不安全因素有物理性损伤、化学性损伤、生物性损伤、心理性损伤、医源性损伤五种。

（一）物理性损伤及防范

物理性损伤包括机械性损伤、温度性损伤、压力性损伤、放射性损伤等。

1. 避免机械性损伤

跌倒、撞伤、坠床等是医院最常见的机械性损伤。年老体弱婴幼者、感觉异常、平衡障碍者易发生跌倒，躁动者、神志不清者、婴幼儿易发生坠床，故对这些患者应加强防范措施。如地面保持清洁、干燥，患者应穿防滑鞋，走廊、浴室、厕所的墙边应设置扶手及防滑标志；人行道处清除障碍物，物品摆放稳妥；为使患者活动方便，病床高度应适宜，床单位要有好的照明设施；病室、厕所、浴室应设有传呼系统，以备患者急需使用；对有跌倒危险的患者，应给予协助；为了防止坠床的发生，患者的日常用品放在易取之处，床旁桌椅应固定放置；对易发生坠床的患者，必要时使用床档或保护具。

2. 避免温度性损伤

酒精、乙醚、氧气等都是易燃、易爆物品，如不妥善管理，易引起火灾，使用冷热疗法不当时可导致冻伤或烫伤，必须严加防范。如病室内有防火装备及遇火警时的疏散设施，电器设备定期检修，注意安全使用；定期进行安全宣传防火知识教育，病室内禁止吸烟；使用冷热疗法时，严格掌握操作规范要求，密切观察局部皮肤的变化，防止发生冻伤或烫伤。

3. 避免压力性损伤

骨折患者使用石膏或夹板固定过紧，高压氧舱患者治疗不当，输液时止血带使用时间过长，长期卧床的患者等局部都可引起压力性损伤。因此，在护理工作中，骨折患者固定的松紧性要适宜，注意观察皮肤颜色变化及动脉的波动情况；高压氧舱治疗时严格掌握适应证，注意安全操作；输液患者及时放松止血带，避免局部缺血缺氧发生；长期卧床的患者做好压疮的预防。

4. 避免放射性损伤

临床进行放射性治疗和诊断时，因放射线的存在可导致放射性皮炎、皮肤溃疡坏死、甚至癌变，孕妇长期接触放射线可致流产、畸胎、死胎。因此，在使用放射性治疗和诊断时，要对在场的人实施保护性隔离措施，如穿隔离衣、戴隔离手套等；对接受治疗和诊断的患者，应减少暴露，正确掌握照射时间和剂量，并告知患者注意照射局部皮肤禁忌搔抓、保持干燥、避免用力或使用肥皂擦洗。

（二）化学性损伤及防范

临床化学药物很多，当使用药物浓度过高、剂量过大、用药次数过多、配伍不当或用错药等都会引起化学性损伤。因此，护士应具备一定的药理知识，掌握常用药物的保管原则和药疗原则，严格执行“三查七对”，严密观察用药后的不良反应。此外，肿瘤患者使用化疗药物时，要注意进行职业防护，如戴手套、穿隔离衣、戴口罩，必要时戴护眼镜，以免发生损伤。

（三）生物性损伤及防范

生物性损伤包括微生物及昆虫等对患者造成的伤害。各种微生物侵入人体后可导致感染的发生，甚至危及生命，昆虫如蝇、蚊、蟑螂、头虱或体虱的叮咬，不但影响休息和睡眠，还可能引起传染性疾病。所以，病区应有严格的管理系统，采取综合措施，预防医院内感染，保护患者安全；护士在工作中要严格执行消毒隔离制度，遵守无菌技术操作原则；加强对危重患者的护理，增强患者的抵抗力；同时，病区应有灭蝇、灭蚊、灭蟑螂、灭头虱或体虱等措施，防止昆虫叮咬而导致疾病传播或影响患者睡眠与休息。

（四）心理性损伤及防范

心理性损伤是因疾病的复杂性、与他人关系紧张、医护人员不良行为等因素所引起的不良心理刺激。如患者对疾病的感知和态度、患者和周围人群的情感交流、护士对患者的态度及行为等都可影响患者的心理状态，严重者导致心理性损伤的发生。为此，护士应加强对患者实施有关疾病知识的健康教育活动，引导患者对疾病采取积极乐观的态度，同时护士要不断提高自身的整体素质，以优质的护理服务取得患者的信任，建立并维护良好的护患关系，并协助患者和其他医护人员、同室病友间建立融洽的人际关系。

（五）医源性损伤及防范

医源性损伤是指由于医务人员的言语及行为不慎而造成患者心理和生理上的伤害。如个别医务人员对患者不够尊重，语言不礼貌，或因用词不准确而造成患者对疾病、治疗、护理等方面的误解，引起情绪波动或心理负担加重；医护人员责任心差，工作疏忽，导致医疗事故，给患者心理及生理上造成痛苦，甚至危及生命。因此，医院应重视医务人员的职业道德教育，加强医务人员的素质培养，制订并严格执行各项规章制度和操作规程，杜绝差错事故的发生，保障患者安全。

（六）其他

微波能破坏人工心脏起搏器的功能。因此，医院内使用微波设备的地方如磁共振室等处要有明显标志，并提醒装有起搏器的患者避免靠近。

四、保护具的应用

保护具指那些用来限制患者身体或身体某部位的活动，以达到保证患者安全与治疗效果的各种器具，包括床档、约束带、支被架。

（一）目的

（1）防止小儿、高热、谵妄、昏迷、失明、躁动及危重患者因虚弱、意识不清或其他原因而发生坠床、撞伤及抓伤等意外，确保患者安全。

（2）保证治疗、护理工作的顺利进行。

（二）评估

（1）患者的病情、意识状态、生命体征、肢体活动状况。

（2）患者是否存在意外损伤的可能性。

（3）患者与家属对保护具使用目的、方法的了解情况及配合程度。

（三）操作前准备

（1）用物准备：根据需要备各种床档、约束带、支被架、棉垫等。

（2）患者准备：了解保护具应用的目的和方法。

（3）护士准备：着装整洁，修剪指甲，洗手，戴口罩。

（4）环境准备：环境清洁安静，患者床旁无多余物品，方便护理操作。

（四）操作步骤（表3-1）

表3-1　保护具的应用操作步骤

流程	步骤	要点说明
1. 核对解释	携用物至床旁，认真对患者，并向患者及家属介绍并征得其同意	＊确认患者，取得配合
2. 应用	根据病情选择合适的保护具	
	◆床档的应用	＊保护高热、谵妄、昏迷及危重患者等以防坠床
	（1）多功能床档：使用时插入两边床缘，不用时插于床尾（图3-1）	
	（2）半自动床档：可按需要升降，不用时固定在床缘两侧（图3-2）	

续表

流程	步骤	要点说明
	(3) 木质床档：使用时将床档稳妥固定在床边两侧，进行护理时，将中间的活动门打开，护理结束，将门关闭（图 3-3）	
	◆约束带的应用	* 用于保护躁动患者，限制其肢体及躯体的活动，避免自己或他人受到伤害
	(1) 宽绷带约束：用宽绷带打成双套结（图 3-5），套在衬垫包裹的手腕或踝部，稍微拉紧（图 3-4），然后将绷带系于床缘上	* 用于固定手腕或踝部 * 松紧以不使肢体脱出、又不影响血液循环为宜 * 衬垫大小据约束部位而定
	(2) 肩部约束带：让患者两侧肩部套上袖筒（图 3-6），两袖筒上的细带在胸前打结固定，把两条长带子系于床头（图 3-7）	* 用于固定肩部，以限制患者坐起 * 可用大单代替肩部约束带（图 3-8）
	(3) 膝部约束带：将约束带横放于两膝上（图 3-9），两头带分别固定一侧膝关节，然后将宽带系于床缘（图 3-10）	* 固定膝部，限制患者下肢活动 * 可用大单代替膝部约束带（图 3-11）
	(4) 尼龙搭扣约束带：将约束带放于关节处（图 3-12），对合约束带上的尼龙搭扣，松紧适宜，将系带系于床缘	* 固定手腕、上臂、膝部、踝部
	(5) 约束衣：图 3-13	
	支被架的应用：图 3-14	* 用于肢体瘫痪或极度衰弱者，防止盖被压迫肢体造成足下垂、压疮等并发症，也可用于烧伤患者的暴露疗法需保暖时
3. 操作后整理	(1) 整理用物，协助患者取适当卧位	* 告知患者级家属有关注意事项
	(2) 洗手，记录有关内容	

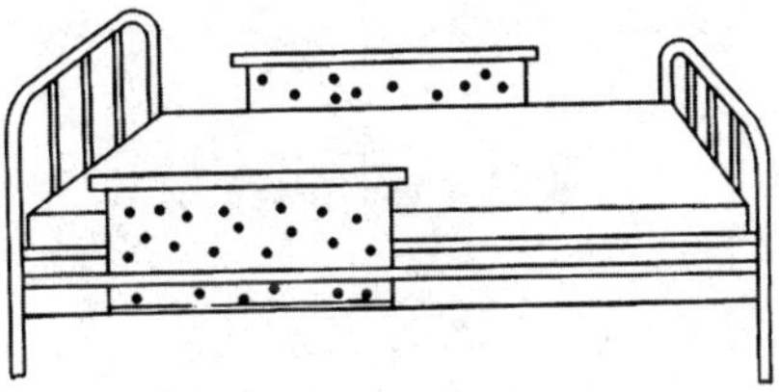

图 3-1 多功能床档

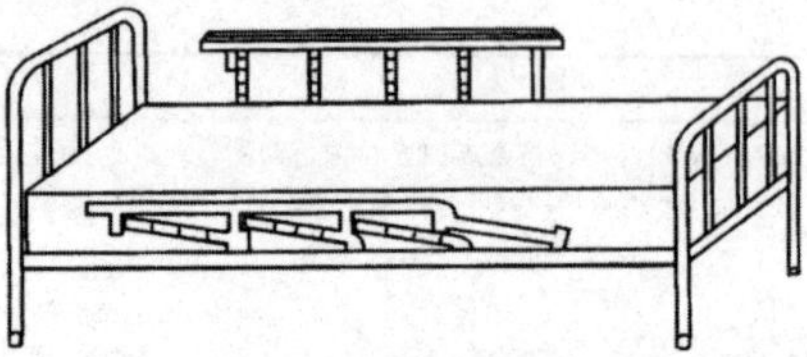

图 3-2　半自动床档

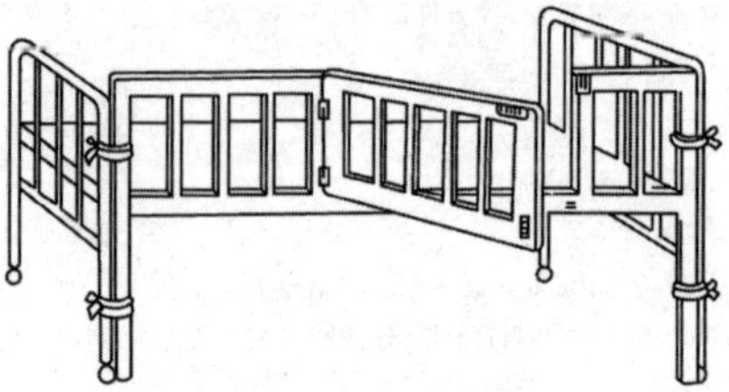

图 3-3　木质床档

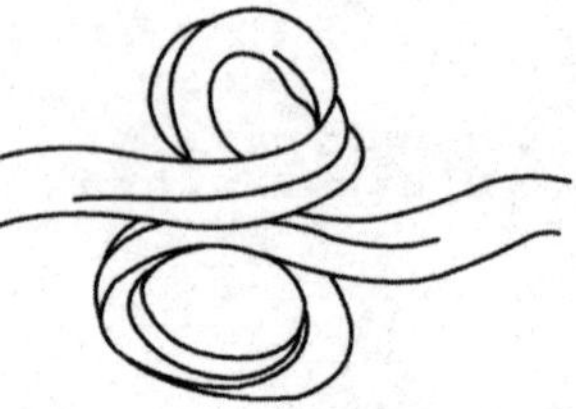

图 3-4　双套结

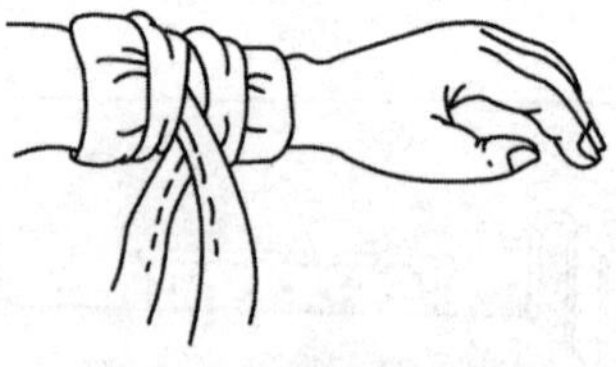

图 3-5　宽绷带约束法

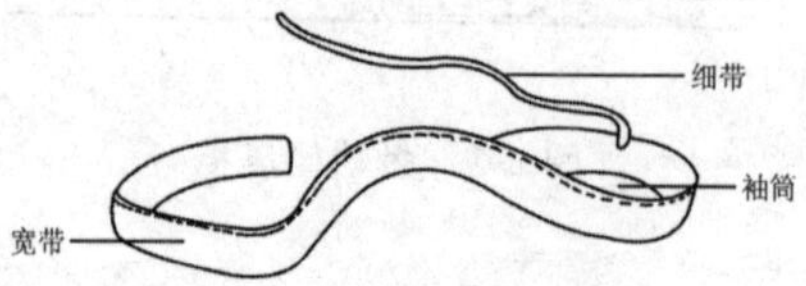

图 3-6　肩部约束带

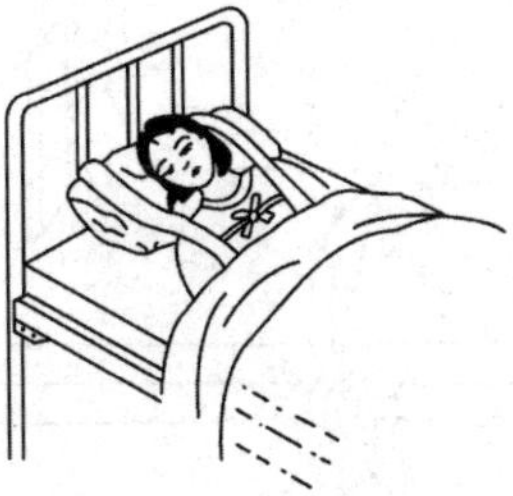

图 3-7　约束带肩部约束法

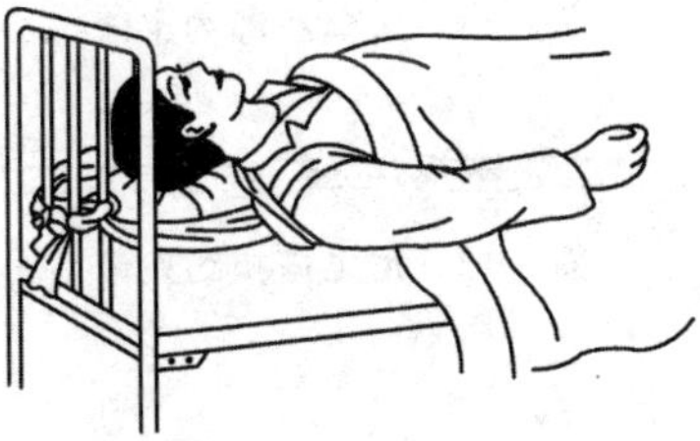

图 3-8　大单肩部约束法

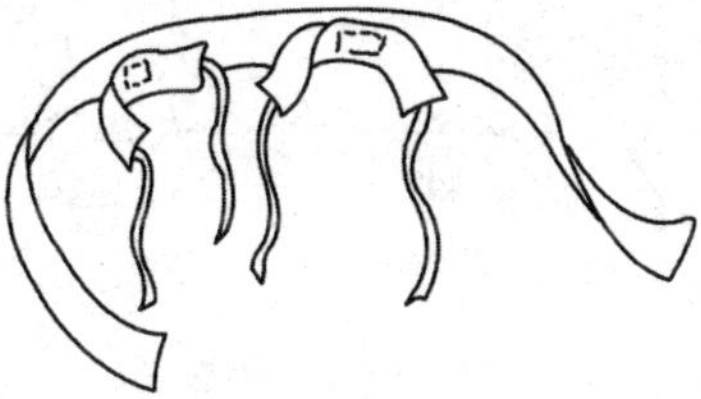

图 3-9　膝部约束带

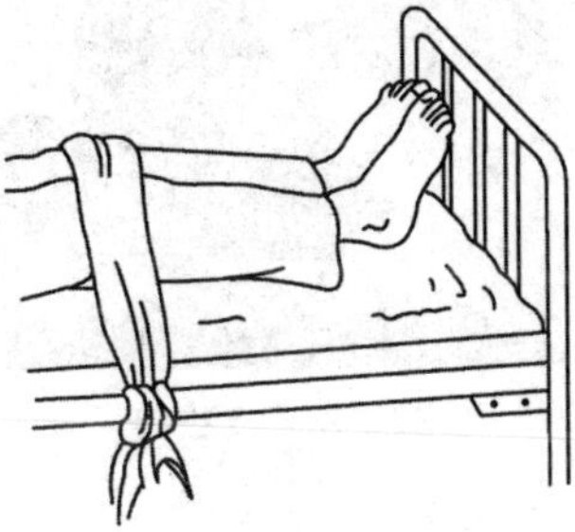

图 3-10　约束带膝部约束法

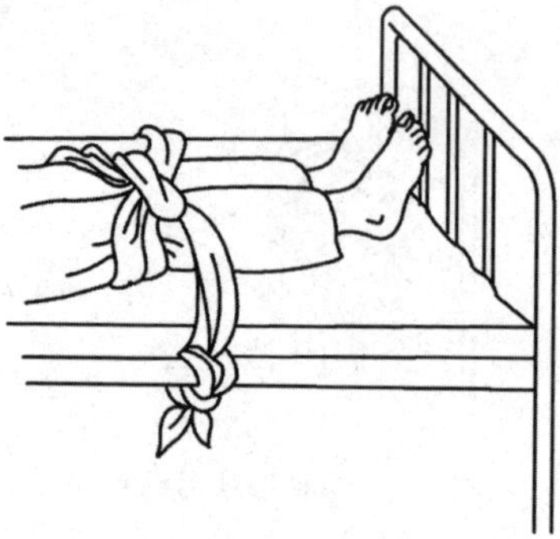

图 3-11　大单膝部约束法

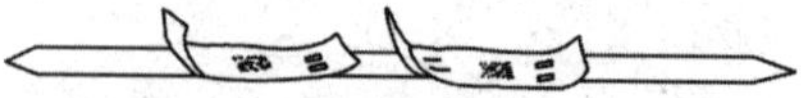

图 3-12　尼龙搭扣约束带

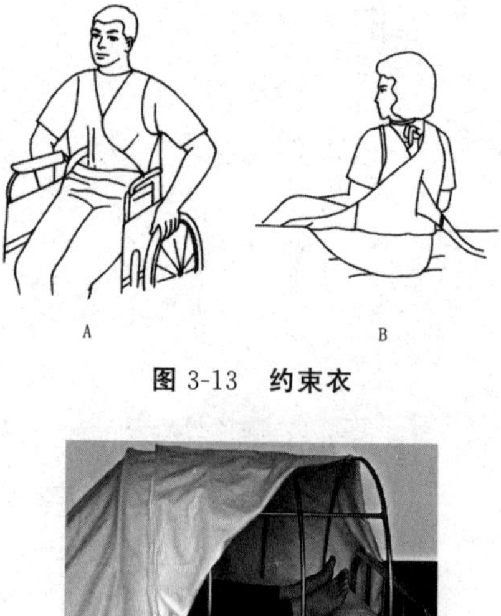

图 3-13　约束衣

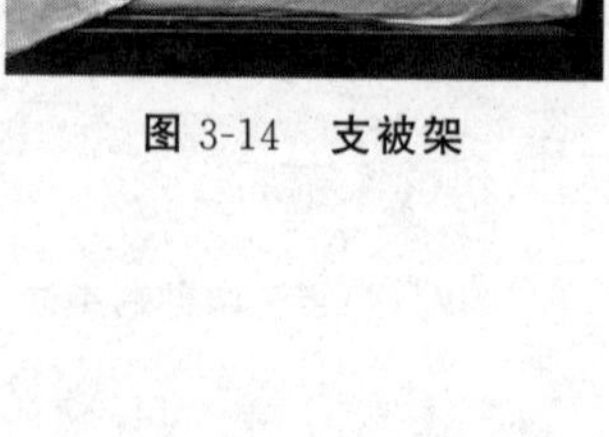

图 3-14　支被架

（五）注意事项

（1）严格掌握保护具的使用指征。不必使用保护具者尽量不使用。

（2）使用前必须向患者及家属介绍使用保护具的原因、目的、操作程序、时间及注意事项，并征得患者或家属的同意，维护患者的自尊。

（3）保护具只能短期使用，每 2h 松解一次，约束时松紧要适宜，以能伸入 1～2 个手指为宜。约束带下必须垫棉垫，以免损伤局部皮肤。协助患者翻身时，确保患者安全、舒适。

（4）注意维持患者肢体处于功能位置，使用过程中 15～30min 观察受约束部位的末梢循环情况，防止发生血液循环障碍或皮肤损伤，必要时进行局部按摩，以促进血液循环。

（5）及时、准确记录使用保护具的原因、目的、时间、每次观察的结果、实施护理措施情况及解除约束的时间。

五、辅助器的应用

辅助器是为保持患者身体平衡与身体支持的器具，也是维护患者安全的措施之一。拐杖和手杖是患者常使用的辅助器。

（一）目的

（1）拐杖是提供给短期或长期残障者离床时使用的一种支持性辅助用具。

（2）手杖是一种手握式的辅助用具，常用于不能完全负重的残障者或老年人。

（二）评估

（1）患者的病情、年龄及身体残障的程度。

（2）患者与家属对辅助器使用方法的了解程度。

（三）操作前准备

（1）用物准备：根据需要准备拐杖和手杖。

（2）患者准备：了解辅助器应用的目的和方法。

（3）环境准备：环境清洁安静，患者床旁无多余物品，方便护理操作。

（四）操作步骤（表 3-2）

表 3-2　辅助器的应用

流程	步骤	要点说明
1. 核对解释	携用物至床旁，认真核对患者，并向患者及家属介绍并征得同意	确认患者，取得配合
2. 应用	根据情况选择合适的拐杖和手杖	
	拐杖的应用（图 3-15）	提供给短期或长期残障者离床时使用
	（1）选择长度合适、安全稳妥的拐杖，长度包括腋垫和杖底橡胶垫	确保患者舒适。简易计算方法为：使用者身高减去 40cm
	（2）使用时，使用者双肩放松，身体挺直站立，腋窝与拐杖顶垫间相距约 2～3cm，拐杖底端应该侧离足跟 15～20cm。紧握把手时手肘应可以弯曲。拐杖底面应该较宽并有较深的凹槽，且具有弹性	扩大支撑面，保持身体稳定
	（3）协助患者使用拐杖走路的四种方法分别是：两点法：同时出右拐和左脚，然后出左拐和右脚；三点法：两拐杖和患肢同时伸出，然后出健肢；四点法：先出右拐，左脚跟上，接着出左拐，右脚跟上；跳跃法：先将两拐向前，再将身体跳至两拐中间处	三点法最安全
		此法进行较快，适应于永久性残疾人
	手杖的应用（图 3-16）	用于不能完全负重的的残障者或老年人
	（1）根据情况选择合适的长度及种类的手杖种类有木质或金属制。其中，底端可为单脚或四脚型	木质的长度不可调，金属制的可调
	（2）手杖应该由健侧手臂握住用力，肘部在负重时能稍微弯曲，便于手柄的抓握，弯曲部与髋部同高，手握手柄感觉舒适	
	（3）协助行走	
3. 操作后整理	（1）整理用物，协助患者取适当体位	
	（2）洗手，记录有关内容	

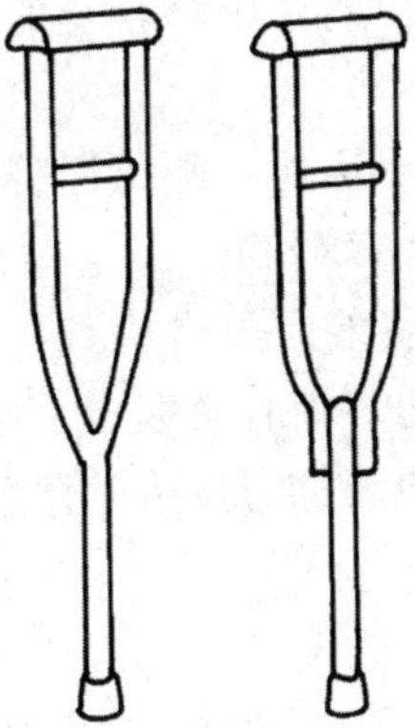

图 3-15　拐杖

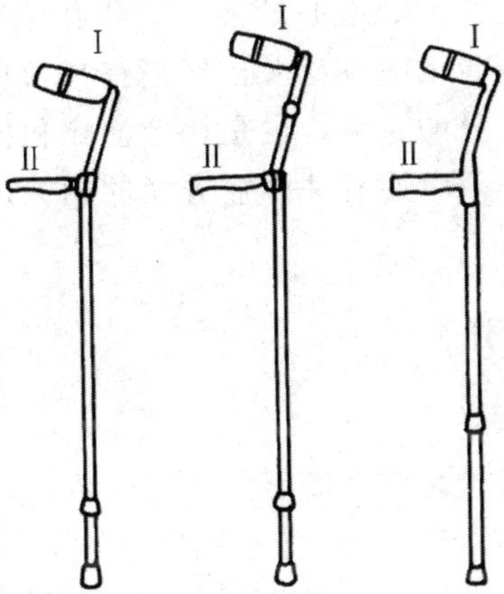

图 3-16　手杖

（五）注意事项

（1）使用辅助器的患者应意识清楚，身体状况良好、稳定。

（2）应为患者选择合适的辅助器，相反，不合适的辅助器与姿势可导致腋下受压造成神经损伤、腋下或手掌挫伤、跌倒，还可引起背部肌肉劳损和酸痛。

（3）使用者的手臂、肩部或背部没有伤痛，活动不受限制，避免影响手臂的支撑力。

(4) 使用辅助器时，患者应穿合身的宽松衣服，穿安全防滑的平底鞋，鞋要合脚。

(5) 选择宽阔的练习场地，避免拥挤和分散注意力，地面应保持干燥，去除可移动的障碍物。

(6) 手杖和拐杖的底端应经常检查，确定橡皮底垫的凹槽能产生足够的吸力与摩擦力，而且紧握于手杖的底端。

(7) 备一椅子，供患者练习疲劳时休息。

第三节　患者的疼痛护理与舒适

疼痛是引起患者不舒适的最常见、最重要的原因之一，也是一种令人苦恼和痛苦的主观感觉。疼痛往往与疾病的发生、发展及转归有着密不可分的关系，也是评价治疗和护理效果的指标之一。为此，护士必须掌握有关疼痛方面的相关理论知识，为患者做好疼痛护理。

一、疼痛的概述

(一) 疼痛的概念

疼痛是各种形式的伤害性刺激作用于机体，所引起的一系列痛苦的不舒适的主观感觉，常伴有不愉快的情绪活动和防御反应。1978 年北美护理诊断协会（NANDA）对疼痛的定义是：“个体经受或叙述有严重不适或不舒适的感受。”1979 年国际疼痛研究协会将疼痛定义为：“疼痛是一种令人不快的感觉和情绪上的感受，伴随着现有的或潜在的组织损伤。”

(二) 疼痛的反应

一般认为疼痛是痛感觉和痛反应两者的结合，机体对疼痛的反应是多种多样的。

1. 生理反应

疼痛时会出现心率加快、呼吸频率增加、血压升高、出汗、面色苍白、恶心呕吐、肌紧张等，严重者出现休克。

2. 行为反应

疼痛时会伴随出现皱眉、咬牙等痛苦表情，哭泣、呻吟、尖叫、握拳、躲避等行为。还会采取减轻疼痛的身体姿势，如胃疼患者用手压迫胃部；急腹症患者往往取弯腰、身体蜷缩的姿势等。

3. 情绪反应

疼痛的情绪反应有退缩、抑郁、愤怒、焦虑、依赖、挫折感等，注意力不能集中。

需要注意的是疼痛具有保护性生理意义，是一种对身体的危险警告。如机体遇到电击、火烧等刺激时，会因为疼痛而本能的采取躲避反应，以保护机体不继续受到伤害。同时疼痛也是许多疾病的一种症状，是进行诊断的重要依据。因此当急性腹痛未明确诊断时，不能随意应用止痛剂，以免掩盖病情，延误诊断。

（三）疼痛的分类

一般根据疼痛的发生部位将其分为以下类型。

1. 皮肤疼痛

常为尖锐的刺痛、烧灼痛，定位准确。胸腹膜等浆膜疼痛也属于此类疼痛。

2. 深部组织疼痛

关节、肌腱、筋膜等深部组织疼痛较皮肤疼痛迟钝，但定位较清楚。

3. 内脏疼痛

当内脏痉挛、缺血、炎症、过度扩张等可引起疼痛，特点为钝痛，持续时间长，定位不清楚，是一种与情绪反应关系密切，伴随欲望的复合感觉，如饥饿、恶心、便意等，同时有自主神经兴奋的表现。

4. 牵涉痛

由于内脏的疼痛，引起体表特定部位疼痛的现象，称为牵涉痛。如胆囊结石引起的右肩部放射性疼痛。

二、疼痛的机制

疼痛的发生机制很复杂。研究表明疼痛的发生要经过疼痛的刺激和疼痛的传导过程。

（一）疼痛的刺激

疼痛不是由某一种特殊刺激所引起，任何形式的刺激只要超过一定程度时，都会引起疼痛，所以疼痛的刺激是一种伤害性刺激。伤害性刺激作用于机体，造成组织损伤和炎症反应，刺激组织释放某些内源性致痛物质如氢离子、钾离子、组胺、5－羟色胺、缓激肽、前列腺素等，这些内源性致痛物质使游离的神经末梢产生痛觉冲动。

（二）疼痛的传导

1. 疼痛感受器

一般认为疼痛感受器分布于皮肤、黏膜及其他组织内的游离神经末梢。在身体各组织中，由于游离神经末梢的分布密度不同，身体各组织对疼痛的敏感性也不相同。其中皮肤、黏膜的神经末梢密集，对疼痛的敏感性最高；其次，肌肉、筋膜、关节、动脉管壁等也有较丰富的神经末梢；而内脏器官则较少。

2. 疼痛传入纤维

躯体神经有两种痛觉传入纤维：一种是有髓鞘的A纤维，传导速度快，为尖锐刺痛，定位清楚，在刺激后立即发生，刺激去除后很快消失；另一种是没有髓鞘的C纤维，传导速度慢，为烧灼痛，定位不清楚，疼痛产生较慢，但持续时间较长，常伴有情绪反应和血压、脉搏、呼吸等生理变化。

3. 痛觉中枢

目前认为，疼痛的传导纤维一部分在脊髓丘脑侧束中上行，经内囊投射到大脑皮质中央后回，引起有定位特征的痛觉；另一部分上行至丘脑内侧系统，引起慢痛和疼痛的情绪反应。

三、疼痛的原因及影响因素

（一）疼痛的原因

引起疼痛的原因有很多，任何形式的伤害性刺激只要超过一定的限度就会引起疼痛。

1. 物理损伤

引起局部组织受损的刀割伤、碰撞、针刺、身体组织受牵拉、肌肉受压、挛缩等损伤，均可刺激神经末梢引起疼痛。

2. 化学刺激

强酸、强碱等化学物质不仅直接刺激神经末梢，导致疼痛，而且被化学灼伤的组织释放化学物质，作用于痛觉感受器后使疼痛加剧。

3. 温度刺激

皮肤接触过高或过低的温度时，都可引起组织损伤，如烫伤或冻伤。损伤的组织释放组胺等致痛物质，刺激神经末梢引起疼痛。

4. 病理改变

疾病造成体内某些管腔阻塞，组织缺血缺氧；空腔脏器过度扩张、平滑肌痉挛、局部炎症性浸润等都可引起疼痛。

5. 心理因素

情绪改变如紧张、焦虑、恐惧、抑郁、低落等都可引起局部血管的收缩或扩张而导致疼痛，如神经性疼痛；睡眠不足、疲劳、用脑过度也可引起功能性头痛。

（二）疼痛的影响因素

机体所能感受到的引起疼痛的最小刺激称为疼痛阈。疼痛阈有很大的个体差异性，同样强度、同样性质的刺激可引起不同个体的不同疼痛反应。疼痛的影响因素是多方面的，包括生理、心理、文化及社会因素等。

1. 年龄

一般认为年龄不同，疼痛阈不同，随着年龄的增长，对疼痛的敏感性也随之增加。婴幼儿常不能很好地表达疼痛感受，护士对他们的疼痛反应应充分关注；儿童对疼痛的原因不能正确理解，疼痛的体验会产生恐惧和愤怒情绪；成人对疼痛比较敏感，对疼痛的原因能正确理解，疼痛体验反应良好；老年人疼痛阈提高，对疼痛不太敏感，表现为患病后虽然主诉不多，但病情却比较严重，护理时应引起重视，但有时老年人对疼痛的敏感性也会增强，应根据不同情况分别对待。

2. 社会文化背景

个体所处的社会文化背景不同，对疼痛的感受和表达有所不同。如在推崇勇敢与忍耐精神的文化氛围中，患者更善于耐受疼痛。患者的文化教养也会影响其对疼痛的反应和表达方式。

3. 个人经历

个体过去对疼痛的经验可影响其对现在疼痛的反应。多次经受疼痛折磨的患者会对疼痛产生恐惧心理，对疼痛的敏感性会增强；别人的疼痛经历也对患者有一定作用，如手术患者的疼痛会对同病室将要做相同手术的患者带来恐惧心理，增强敏感性。

4. 注意力

个体对疼痛的注意程度会影响对疼痛的感觉。当注意力高度集中于某事件时，痛觉可以减轻甚至消失。松弛疗法等就是通过转移患者对疼痛的注意力，达到减轻疼痛的效果。

5. 情绪

情绪可以改变患者对疼痛的反应，积极的情绪可以减轻疼痛，消极的情绪可加重疼痛。如恐惧、悲伤、焦虑、失望等消极情绪常加重疼痛，而疼痛加重又会使情绪进一步恶化，形成恶性循环。反之，愉快和信心常可减轻患者的疼痛感受。

6. 心理素质

个体的气质、性格可影响对疼痛的感受和表达。性格外向和稳定的患者，疼痛阈较高，耐受性较强；内向和神经质的患者，对疼痛较敏感，易受其他疼痛者的暗示。

7. 疲乏

患者疲乏时对疼痛的感觉会加重，忍耐性降低；当睡眠充足，精力充沛时，疼痛感减轻。

8. 社会支持系统

家属、朋友、医护人员的支持、鼓励和帮助，可以使患者疼痛减轻。如患儿有父母的照顾、产妇有丈夫的陪伴尤为重要。

四、疼痛的评估

疼痛是个体的主观感觉，存在个体差异，影响因素很复杂，不同个体对疼痛的描述方法不同，因此，护理疼痛患者时，很难做到准确评估。目前观点认为患者是唯一有权力描述其疼痛是否存在以及疼痛性质的人。护士不能根据自己对疼痛的体验和理解，主观判断患者疼痛的程度和性质，可通过仔细地询问病史，认真倾听主诉，全面地观察和体检等方法对患者的疼痛进行评估。

（一）评估的内容

评估内容要全面、及时、准确、详细。

1. 一般情况

了解患者的姓名、性别、年龄、职业、文化背景、民族、信仰、家庭情况等。

2. 疼痛的部位

了解疼痛的部位如体表痛、胸痛、腹痛、头痛等，定位是否明确而固定，范围是局限还是不断扩大。

3. 疼痛的性质

疼痛有刺痛、隐痛、烧灼痛、牵拉痛、痉挛痛、绞痛、牵涉痛、触痛等。描述疼痛性质时，让患者用自己的话表达，记录时最好使用患者用过的词语，这样能正确表达患者疼痛的真实感受。

4. 疼痛的时间

疼痛开始时间，是间歇性还是持续性，持续的时间为多少，有无周期性或规律性等。一般 6 个月以内可缓解的疼痛为急性疼痛；持续 6 个月以上的疼痛为慢性疼痛，慢性疼痛常表现为持续性、顽固性、反复发作性。

5. 疼痛的程度

疼痛可分为轻度、中度、重度疼痛。对疼痛程度的评价可用评价工具进行，世界卫生组织将疼痛程度分为四级。

0 级：无痛。

1 级（轻度疼痛）：疼痛感不明显，可以忍受，不影响睡眠。

2 级（中度疼痛）：疼痛感明显，不能忍受，干扰睡眠，要求使用止痛药。

3 级（重度疼痛）：疼痛感加剧，不能忍受，严重干扰睡眠，需要使用止痛药。

6. 疼痛的伴随症状

疼痛时可出现许多伴随症状，如局部有无红、肿、热、痛的炎症表现，有无肢体的功能障碍；腹痛是否伴有发热、腹肌紧张、胃肠道功能紊乱；头痛是否有脑膜刺激征表现；有无生命体征变化等等。

7. 疼痛的表达方式

个体差异决定了不同个体对疼痛的表达方式不同，通过观察患者的身体动作、面部表情、声音等，可以估计患者对疼痛的感受、疼痛的程度及疼痛的部位等。如儿童常用咬牙、呻吟、大声哭叫、动作表达疼痛；成人常用语言描述表达疼痛。

8. 疼痛的有关因素

了解哪些因素引起、减轻、加重疼痛，如进食、月经周期、天气、体位、活动等与疼痛是否有关。

9. 疼痛对患者的影响

了解疼痛是否影响睡眠和休息；是否影响正常工作和生活；是否出现抑郁退缩等情绪变化；患者家庭的支持情况等。

10. 既往疼痛的处理

过去经历疼痛时是否采取止痛措施，采用什么措施，止痛效果如何等。

（二）评估的方法

疼痛是人的主观感觉，每个人对疼痛的表达方法不尽相同，为了使评估者和被评估者对疼痛的程度达成共识，可以采用多种方法对疼痛的程度进行综合评估，如询问病史、观察和体检、阅读和回顾既往史、疼痛评估工具。

1. 询问病史

护士应认真倾听患者对疼痛的主诉，让患者用自己的语言来描述疼痛，切忌根据自己对疼痛的理解和体验进行主观判断患者疼痛的程度和性质。当患者自己对疼痛的叙述与护士所观察到的疼痛表现不一致时，护士与患者应共同讨论，查找原因，达成最后的共识。

2. 观察和体检

护士应具备敏锐的观察能力，做到密切观察患者疼痛的生理反应、心理反应和行为反应；进行体格检查时一定要规范、正确，仔细检查患者疼痛的部位、性质、程度、时间、伴随症状、表达方式等，这些都是评估疼痛的客观指标，是判断疼痛的主要依据。

3. 阅读和回顾既往史

了解患者以往疼痛的规律及使用止痛药物的情况。

4. 疼痛评估工具

与其他方法比较此方法是一种较为客观的评价方法。一般根据患者的年龄和认知水平选择合适的评估工具。常用评估工具有数字评分法、文字描述评分法、视觉模拟评分法、面部表情测量图四种方法。

（1）数字评分法（NRS）（图 3-17）：将一条直线等分为 10 部分，其中一端为“0”表示无痛，另一端为“10”表示剧痛，患者可根据自己对疼痛的感受选择有代表性的一个数字表示疼痛的程度。

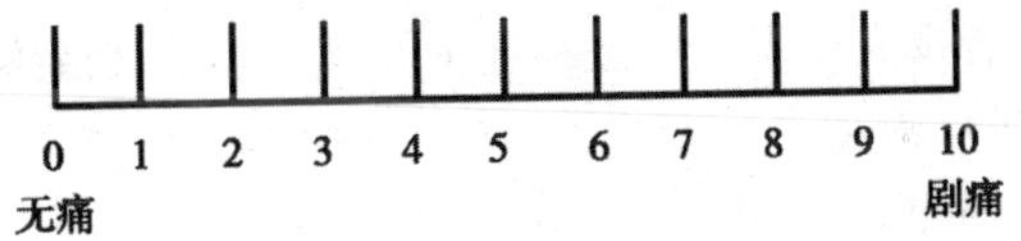

图 3-17 数字式疼痛评定法

（2）文字描述评分法（VDS）（图 3-18）：将一条直线等分为五段，每一个点对应描述疼痛的文字，其中一端表示“没有疼痛”，另一端表示“无法忍受的疼痛”，患者可选择其中之一表示自己疼痛的程度。

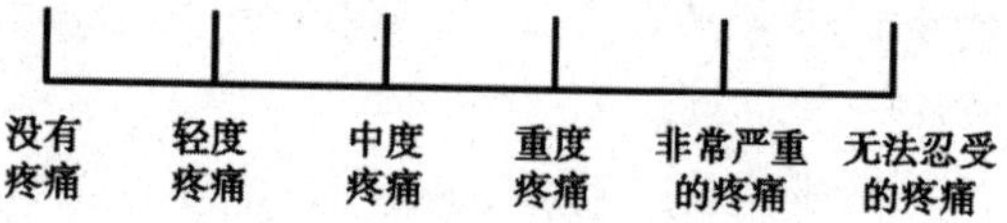

图 3-18　文字描述式疼痛评定法

（3）视觉模拟评分法（VAS）：将一条直线不做任何划分，仅在直线的两端分别注明无痛和剧痛，患者根据自己对疼痛的实际感受在直线上标记疼痛的程度。此种方法使用方便灵活，患者选择范围自由，不需要选择指定的数字或文字。

（4）面部表情测量法（图 3-19）：适宜 3 岁以上的儿童。儿童从图示六个代表不同疼痛程度的面孔中，选择一个面孔来代表自己疼痛的感受。

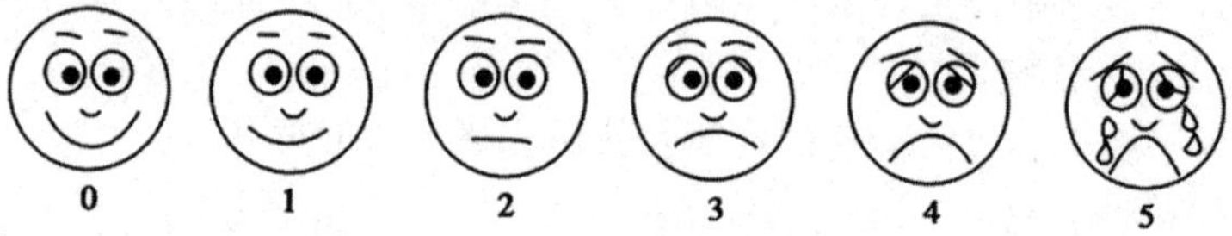

图 3-19　面部表情疼痛测定图

五、疼痛患者的护理

疼痛是一种痛苦的体验，护士应根据评估所掌握的患者疼痛的感受采取积极有效的护理措施，尽快减轻或消除患者的疼痛。

（一）护理目标

（1）患者疼痛减轻或消失，自我感觉舒适。

（2）患者及家属掌握有关疼痛的知识，学会缓解疼痛的方法。

（二）护理措施

1. 解除疼痛的刺激源

首先应减少或消除引起疼痛的原因，解除疼痛的刺激源。如外伤引起的疼痛，应根据情况采取止血、包扎、固定、止痛、处理伤口等措施；胸腹部手术后因为咳嗽、深呼吸引起伤口疼痛，术前应对患者进行健康教育，指导患者进行有效咳嗽和深呼吸的方法，术后应协助患者按压伤口后，再鼓励咳痰和深呼吸；协助置有引流管的患者在翻身前，一定要先将引流管进行妥善放置，再为其翻身，有助于减轻疼痛。

2. 缓解或解除疼痛

（1）物理止痛：应用冷、热疗法可以有效减轻局部疼痛，如采用热水袋、热水浴、局部冷敷等方法。物理止痛较药物止痛不良反应少，应首选。

（2）中医疗法：根据不同的疼痛部位，采用针灸、按摩等方法，达到活血化瘀，疏通经络，有较好的止痛效果。其中针灸对神经性疼痛效果优于药物治疗。

（3）药物止痛：药物止痛作用只是暂时的，因为它们不能去除引起疼痛的原因，但又不能否认药物止痛是临床解除疼痛的主要手段，尤其是对于癌性疼痛药物止痛发挥了重要的作用。止痛药分为非麻醉性和麻醉性两大类。

非麻醉性止痛药如阿司匹林、布洛芬、止痛片等，具有解热止痛功效，用于轻、中等程度的疼痛，如牙痛、关节痛、头痛、痛经等，此类药大多对胃黏膜有刺激，宜饭后服用。多数情况，非麻醉止痛药如果使用及时，对缓解癌症患者的疼痛有足够疗效，特别是在缓解轻度至中度疼痛，效果较好。对大多数患者来说，常规剂量的非麻醉止痛药与麻醉止痛药如可卡因的止痛效果相比无明显差别。所以患者如果使用非麻醉止痛药便可获得止痛效果的，就不要使用麻醉止痛药。

麻醉性止痛药如可卡因、吗啡、哌替啶等，用于难以控制的中度和重度疼痛，止痛效果好，常与非麻醉止痛药一起应用，不仅能有效地控制不同程度的疼痛，而且有助于减少麻醉止痛药的用量，但有成瘾性和呼吸抑制的不良反应。一般来说，在医生指导下，疼痛患者在使用麻醉止痛药后发生成瘾的机会极少。当大多数患者使用其他方法能控制住疼痛时，都能较顺利地停止麻醉止痛药的使用。

对癌症疼痛的处理，目前采用WHO所推行的三阶梯治疗方案，是一个在国际上广泛认同的药物治疗方案，只要正确地遵循该方案的基本原则，90％的癌痛患者会得到有效缓解，75％以上的晚期癌症患者的疼痛得以解除。所谓三阶梯疗法，是指根据轻、中、重不同程度的疼痛，一阶梯为单独和（或）联合应用以阿司匹林为代表的非类固醇抗炎药、二阶梯为以可待因为代表的弱阿片类药、三阶梯为以吗啡为代表的强阿片类药配合其他必要的辅助药来处理癌性疼痛。这套方法的基础是使用止痛的阶梯概念。具有方法简单、用药量合理、价格不高、药效良好等特点。

总之，药物止痛时需注意：适时给予止痛药物，癌症疼痛患者应在患者出现间断或持续的顽固性疼痛时果断地采取各种治疗措施；对各期患者和各类疼痛应按止痛原则选药，患者出现不同程度的疼痛时，必须按照从非阿片类到弱阿片类再到强阿片类的原则选用镇痛药物；用药的剂量应从小剂量开始，然后再根据疼痛控制情况逐渐加大剂量；选择合适的给药途径，对于绝大部分癌痛患者来说，通过口服镇痛药便可获得良好的效果，一些晚期患者不能口服药物，则应选择舌下含服镇痛药，或者皮下注射和静脉注射镇痛药；防止药物耐受性，因慢性疼痛长期使用镇痛药物的患者，会出现药物耐受性问题。同时，用药时间越长，所需要的药物剂量也越大，各种不良反应也会随之而来。

（4）松弛疗法止痛：让患者学习应用松弛疗法可使全身肌肉充分放松，这不仅是缓解疼痛、防止疼痛加剧的好方法，而且在疾病的康复过程中，对有效地消除焦虑，帮助患者改善睡眠质量，充分休息，尽快恢复体力都起着非常重要的作用。松弛疗法的有呼吸松弛法和节律按摩法。

（5）皮肤刺激止痛：利用按摩、冷、热、压力等手段刺激皮肤，可达到止痛或减轻疼痛效果，在医学领域的各专科都被广泛应用。如外科的烫伤，可利用局部冷敷的方法，减轻疼痛和渗出；

内科疾病引起的腹痛，可通过按摩、热敷等方法，得到缓解。如按摩止痛是根据疼痛的部位，患者可以自己也可以由他人在腰、背及脚进行缓慢、稳定的环形按摩；压力止痛是通过手腕、手指尖、指节或全手，进行按压患者疼痛部位或其附近区域10 s左右，寻找到最佳的压力止痛点后，给予1～2 min的固定压力，有时缓解疼痛的时间可以达到几分钟甚至几小时。

（6）毫米波生物止痛：毫米波是指自由空间波长为1～10 mm的电磁波，经体表穴位将仿声信息能量导入体内，治疗各种疼痛，包括骨、关节疼痛、癌性疼痛，尤其对癌性疼痛效果较佳，并协同放疗、化疗，达到增效、增敏的治疗效果。

（7）其他止痛疗法：可采取经皮神经电刺激疗法、神经阻滞术、硬膜外与蛛网膜下隙给药止痛、神经外科手术止痛等方法达到止痛效果。

3. 心理护理

（1）支持性心理护理：疼痛时引起焦虑、恐惧、紧张等负性心理变化，负性心理反过来又会加剧疼痛，形成恶性循环。因此，护士应尽量为患者减轻心理压力，以同情、关爱、体贴、鼓励的态度支持患者，建立良好的护患关系；护士必须尊重并接受患者对疼痛的各种反应，不能以自己的体验来评判患者的感受；护士鼓励患者表达出对疼痛的感受及对适应疼痛时所做出的努力；同时护士的陪伴能减轻患者的心理负担从而减轻疼痛。

（2）进行健康教育：护士应向患者解释引起疼痛的原因、产生机制、影响疼痛的因素，介绍减轻疼痛的措施，有助于减轻患者焦虑、恐惧等负性情绪，从而缓解疼痛压力。

（3）分散注意力：分散注意力可以削弱患者对疼痛的感受程度，从而使疼痛减轻，分散注意力的方法有很多。如鼓励患者积极参加有兴趣的活动（看报、听音乐、唱歌、看电视、游戏、下棋、与家人交谈，对患儿护士可通过微笑、爱抚、讲故事、玩具、糖果）等转移注意力；音乐疗法，音乐特征可以协助患者在接受治疗的过程中对生理、心理和情绪进行整合，使身心得到改善，音乐疗法分为倾听角色为主的被动性音乐疗法和执行角色的主动性音乐疗法，优美的旋律对降低心率和血压、减轻焦虑和抑郁、缓解疼痛等都有很好的效果；诱导性想象疗法是让患者集中注意力想象一个意境或风景，并使自己身处其中，可起到松弛或减轻疼痛的作用。

（4）做好患者家属的工作也很重要，家属的支持和配合，在一定程度上也能减轻疼痛。

4. 促进舒适

患者身心舒适也是减轻或解除疼痛的重要措施。护士应尽可能地满足患者对舒适的需要，如帮助患者采取正确的姿势，长期卧床者及时进行卧位的变换，以减少压迫；常规做好各项清洁卫生护理；保持室内良好环境；物品放于患者方便取出之处；护理活动安排在无疼痛或疼痛减轻时进行；各项操作前向患者进行详细的解释等，这些都能使患者身心得到放松，从而有利于减轻疼痛。

六、护理评价

采取护理措施后及时评价患者对疼痛的反应，判断疼痛是否得到缓解，以便决定修改或继续执行护理计划。评价疼痛缓解的依据有以下几点。

（1）主诉疼痛减轻，身体状态和功能改善。

（2）焦虑程度缓解，休息睡眠质量较好。

（3）能轻松地参与日常活动，无痛苦表情。

（4）疼痛生理征象减轻或消失，如血压平稳，脉搏、呼吸、出汗、面色正常。

（5）对疼痛适应能力增强。

第四章　清洁的护理

第一节　皮肤护理

皮肤与其附属物构成皮肤系统。皮肤是人体最大的器官，由表皮、真皮和皮下组织三层组成；皮肤的附属物包括毛发、汗腺、皮脂腺等。皮肤具有保护机体、调节体温、吸收、分泌、排泄及感觉等功能。完整的皮肤具有天然的屏障作用，可避免微生物入侵。皮肤的新陈代谢迅速，其代谢产物如皮脂、汗液及表皮碎屑等，能与外界细菌及尘埃结合形成污垢，黏附于皮肤表面，如不及时清除，可刺激皮肤，造成皮肤瘙痒，降低皮肤的抵抗力，以致破坏其屏障作用，成为微生物入侵的门户，造成各种感染和其他并发症。

健康的皮肤护理可满足患者身体清洁的需要，促进生理和心理的舒适，增进健康。因此，对于卧床患者或自理能力缺陷的患者，护士应帮助其进行皮肤护理。

一、评估

一个人的皮肤状况可反映其健康状况，皮肤的各种变化可反映机体的变化，为诊断和护理提供依据。护士评估患者的皮肤时应仔细检查，同时还应注意体位、环境等因素对评估准确性的影响。

（一）皮肤的颜色和温湿度

评估皮肤的颜色和温湿度，可以了解皮肤的血液循环情况和有无疾病，并为疾病的诊断提供依据，如皮肤苍白、湿冷，提示患者有休克的可能。

（二）皮肤的感觉和弹性

通过触摸可评估患者皮肤的感觉功能和弹性，当皮肤对温度、触摸等存在感觉障碍，提示皮肤具有广泛或局限性损伤。

（三）皮肤的完整性和清洁度

主要检查皮肤有无损伤，损伤的部位和范围；皮肤的清洁度可以通过皮肤的气味、皮肤的污垢油脂等情况来进行评估。

二、皮肤护理技术

（一）淋浴和盆浴

淋浴和盆浴适用于全身情况良好可以自行完成沐浴过程的患者，护士可根据患者的自理能力提供适当帮助。

1. 目的

（1）去除皮肤污垢，保持皮肤清洁，使患者感觉舒适，促进健康。

（2）促进皮肤的血液循环，增强皮肤的排泄功能和对外界刺激的敏感性，预防皮肤感染和压疮等并发症的发生。

（3）促进患者肌肉放松，增加活动，满足其身心需要。

（4）为护士提供观察患者并建立良好护患关系的机会。

2. 方法

（1）向患者及其家属解释沐浴的目的，取得合作。

（2）关闭浴室门窗，调节室温在 22～26 ℃左右，水温在40～45 ℃。

（3）备齐用物，携带用物送患者进浴室，向患者交代有关事项。例如，调节水温的方法，呼叫铃的应用；不宜用湿手接触电源开关；浴室不宜闩门，以便发生意外时护士可以及时入内；用物放于易取之处。

（4）将“正在使用”的标志牌挂于浴室门上。

（5）注意患者入浴时间，如时间过久应予询问，以防发生意外；当呼叫铃响时，护士应询问或敲门后再进入浴室，协助患者解决相关问题。

3. 注意事项

（1）进餐 1 h 后方能沐浴，以免影响消化。

（2）水不宜太热，室温不宜太高，时间不宜过长，以免发生晕厥或烫伤等意外。若遇患者发生晕厥，应立即抬出，平卧、保暖，并配合医生共同处理。

（3）妊娠 7 个月以上的孕妇禁用盆浴。创伤、衰弱、患心脏病需要卧床休息的患者，均不宜淋浴或盆浴。传染病患者的淋浴，根据病种按隔离原则进行沐浴。

（二）床上擦浴

床上擦浴适用于病情较重、长期卧床、活动受限和生活不能自理的患者。

1. 目的

（1）去除皮肤污垢，保持皮肤清洁，使患者感觉舒适，促进健康。

（2）促进皮肤的血液循环，增强皮肤的排泄功能和对外界刺激的敏感性，预防皮肤感染和压疮等并发症的发生。

（3）促进患者肌肉放松，增加活动，满足其身心需要。

（4）观察患者情况，促进肢体活动，防止肌萎缩和关节僵硬等并发症发生。

2. 评估

（1）患者：患者的病情、意识状态、自理程度和皮肤卫生状况、清洁习惯，患者及其家属对皮肤清洁卫生知识的了解程度和要求，是否需要大小便，对皮肤清洁剂有无特殊要求。

（2）环境：温度是否适宜，场地是否宽敞，光线是否充足，有无床帘或窗帘等遮挡设备。

（3）用物：用物是否备齐。

3. 计划

（1）患者准备：理解操作目的，知晓操作配合方法，主动配合操作。按需给予便盆。

（2）环境准备：关闭门窗，调节室温 24 ℃左右，拉上窗帘或床帘，或用屏风遮挡维护患者自尊。

（3）用物准备：备脸盆，水桶 2 个（一个盛热水，另一个盛污水）；清洁衣裤、清洁被服、大毛巾、浴巾、香皂、小剪刀、梳子、爽身粉、小毛巾 2 条、50%乙醇。必要时备便盆、便盆布。

（4）护士准备：衣帽整洁，剪短指甲，洗手，戴口罩，手套，熟悉床上擦洗的操作技术。

4. 实施

床上擦浴步骤见表 4-1。

表 4-1　床上擦浴

流程	步骤详情	要点与注意事项
1. 至床旁		
（1）核对解释	备齐用物，携至床旁放妥，核对，向患者及其家属解释操作配合及注意事项	◇患者无误；取得患者的信任、理解与配合
（2）安置体位	①酌情放平床头及床尾支架，松开床尾盖被	◇注意保暖，并保护患者隐私
	②协助患者移近护士侧并取舒适体位，保持平衡	◇确保患者舒适，同时注意省力
2. 擦洗		
（1）脸、颈	①将脸盆放于床旁桌上，倒入温水至 2/3 满，并测试水温	◇温水可以促进血液循环和身体舒适，防止受凉
	②将微湿温热小毛巾包在手上呈手套状（图 4-1），一手扶托患者头顶部，另一手擦洗患者脸及颈部	◇避免指甲戳伤患者
	③先用温热毛巾的不同部分分别擦拭患者两眼，由内眦向外眦擦拭	◇避免交叉感染；不用肥皂，防引起眼部刺激症状；注意洗净耳后、耳郭等处；酌情使用肥皂
	④再依次擦洗额部、颊部、鼻翼、耳后、下颌，直至颈部	
	⑤用较干毛巾依次再擦洗一遍	
（2）上肢、双手	①协助患者脱上衣	◇先脱近侧，后脱远侧；如有外伤，先脱健侧，后脱患侧
	②用浴毯遮盖身体	◇尽量减少暴露，注意保护患者隐私，注意保暖，防止受凉
	③在近侧上肢下铺大毛巾	◇避免擦洗时沾湿床单位

续表

流程	步骤详情	要点与注意事项
	④移去近侧上肢上的浴毯，一手托患者手臂，另一手用涂浴皂的湿毛巾擦洗，由近心端到远心端	◇注意洗净肘部和腋窝等皮肤皱褶处
	⑤再用湿毛巾擦去皂液，清洗毛巾后再擦洗，最后用浴巾边按摩边擦干	
	⑥同法擦洗另一侧	◇酌情换水
	⑦浸泡双手于盆内热水中，洗净、擦干	◇酌情换水，需要时修剪指甲
（3）胸、腹	①将浴巾盖于患者的胸腹部	◇更换清洁用水；女性患者应注意擦净乳房下皱褶处和脐部；擦洗过程中注意观察病情，若患者出现寒战、面色苍白等情况，应立即停止擦洗，给予适当处理；擦洗时还应观察皮肤有无异常
	②一手掀起浴巾，另一手包裹湿毛巾擦洗胸腹部	
（4）背	①协助患者侧卧，背向护士，铺浴巾于患者身下，浴毯遮盖背部	◇更换清洁用水
	②依次擦洗后颈部、背部和臀部	◇擦洗后酌情按摩受压部位
	③协助患者穿衣，平卧	◇先穿远侧；如有伤口，先穿患侧
（5）下肢	①协助患者脱裤，铺浴巾于患者腿下	◇酌情换水
	②擦洗腿部，由近心端到远心端	◇擦洗时应尽量减少暴露，注意保护患者隐私
	③同法擦洗另一侧	
	④协助患者屈膝，置橡胶单、浴巾和足盆于患者足下	◇换水、换盆、换毛巾
	⑤逐一浸泡、洗净和擦干双脚	
（6）会阴	①铺浴巾于患者臀下	◇换水、换盆、换毛巾
	②协助或指导患者冲洗会阴	◇女患者应由前向后清洗
	③为患者换上清洁的裤子	
3. 整理	①酌情为患者梳发、更换床单等	
	②整理床单位	
	③安置患者于舒适卧位，开窗通风	
	④清理用物，洗手，记录	

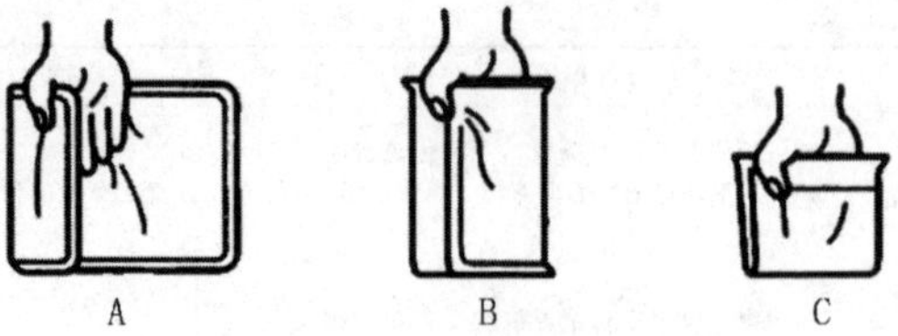

图 4-1 包小毛巾法

5. 评价

(1) 护患沟通良好，患者主动配合。

(2) 护士操作规范，动作轻稳、协调，床单位未湿。

(3) 患者感觉舒适，未受凉，对操作满意。

6. 健康教育

(1) 向患者介绍床上擦浴的目的、配合方法及注意事项，嘱患者保持皮肤清洁卫生，避免感染。

(2) 教育患者经常观察皮肤，预防感染和压疮等并发症的发生。

7. 其他注意事项

(1) 擦浴过程中应注意保暖，操作一般应在 15～30 min 完成，以防患者受凉和劳累。

(2) 护士在操作过程中，应运用人体力学原理，注意节时省力。

第二节 头发护理

保持头发的清洁、整齐是人们日常清洁卫生的一项重要内容。头面部是人体皮脂腺分布最多的部位。皮脂、汗液伴灰尘形成的污垢常黏附于毛发和头皮上，散发难闻气味，还可诱发脱发和其他头皮疾病。经常梳理和清洁头发，可以及时清除头皮屑及污垢，保持良好的外观，维护良好的个人形象，保持愉悦舒适的心情。同时，经常梳理和按摩头皮还能促进头部血液循环，增进上皮细胞的营养，促进头发生长，预防感染。因此，当患者生活自理能力下降时，护士应帮助或协助其进行头发护理。

一、头发和头皮评估

详细了解患者的头发和头皮的卫生状况，以便准确判断患者现存的或潜在的头部皮肤健康问题，为制订护理计划，采取恰当护理措施提供可靠依据，从而减少头皮疾病的发生。

健康的头发有光泽、浓密适度、分布均匀、清洁无头屑。评估时注意观察毛发的分布、颜色、密度、长度、脆性与韧性、干湿度、卫生情况等，注意毛发有无光泽，发质是否粗糙，尾端有无分叉，头发有无虱、虮。头皮是否清洁，有无瘙痒、抓痕、擦伤等情况。

二、头发护理技术

（一）床上梳发

长期卧床的患者，由于病重不能自行梳理头发，应帮助患者梳理头发以增进患者的舒适感。

1. 目的

（1）去除脱落的头发和头皮屑，保持头发清洁整齐，感觉舒适。

（2）刺激头皮，促进头部血液循环，促进头发的生长和代谢，增强抵抗力。

（3）维持患者良好的外观，增强患者的自信心，维护其自尊。

（4）建立良好的护患关系。

2. 方法

（1）核对解释：备齐用物，携至床旁放妥，向患者及其家属解释操作配合及注意事项。

（2）铺治疗巾：可坐起患者协助其坐起，铺治疗巾于肩上。卧床者铺治疗巾于枕头上，协助患者将头转向一侧。

（3）梳发：将头发从中间梳向两边。一手握住一股头发，一手持梳，从上至下，由发根梳至发梢（图4-2）。若头发打结，可将头发缠绕于指上，由发梢开始梳理，逐渐向上梳至发根；或用30％乙醇湿润打结处，再小心梳顺，同法梳理对侧。

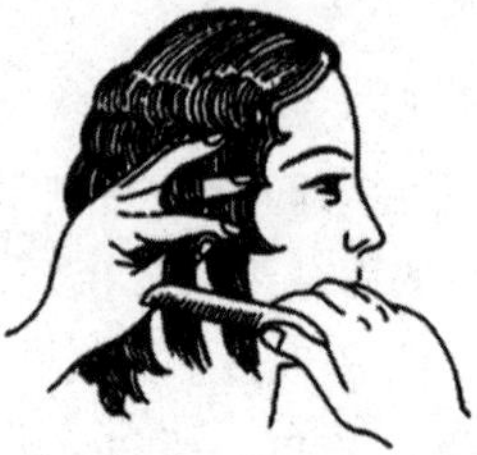

图4-2 梳发

（4）束发：根据患者喜好，将长发编辫或扎成束。

（5）整理：将脱落头发缠绕成团置于纸袋中，撤下治疗巾，协助患者取舒适卧位，整理床单位，清理用物，洗手，记录。

3. 注意事项

（1）梳头应尽量使用圆钝齿的梳子，以防损伤头皮，不可强行梳理，避免患者疼痛或脱发。

（2）发辫不可扎得过紧，以免产生疼痛。

（二）床上洗发

对于自理能力不足而不能自行洗发的患者，帮助其洗发能增进舒适感，促进患者健康。根据患者的卫生习惯和头发的卫生状况决定洗发次数。

1. 目的

（1）去除头皮屑和污垢，保持头发清洁整齐，维持患者良好的外观，并使其感觉舒适，促进身心健康。

（2）刺激并按摩头皮，促进头部血液循环，促进头发的生长和代谢，增强抵抗力。

（3）为建立良好的护患关系搭建桥梁。

2. 评估

（1）患者的病情及头发卫生状况：患者的头发清洁度，有无头虱或虮卵；患者的病情对洗发护理是否有特殊要求，患者的意识状态和自理程度能否配合操作，是否需要排大小便。

(2) 环境：温度是否适宜，光线是否充足。

(3) 用物：患者自己有无面盆、毛巾、浴巾、梳子、洗发水等用物。

3. 计划

(1) 患者准备：排空大小便，取舒适的体位，理解床上洗发的目的、方法及注意事项，主动配合操作。

(2) 环境准备：环境宽敞、明亮，调节室温，关好门窗，移去障碍物以便于操作，冬季关门窗，调节室温至 22～26 ℃，必要时使用屏风。

(3) 用物准备（以马蹄形垫法洗发为例）：①小橡胶单、眼罩或纱布、安全别针、棉球 2 只、弯盘、纸袋和电吹风等。橡胶马蹄形垫或浴毯卷扎马蹄形垫、水壶内盛 40～45 ℃热水、盛水桶。②若患者自备相关物品，如梳子、洗发液、毛巾、大毛巾、小镜子、发夹或橡皮筋和护肤霜等，应尊重患者的选择。

(4) 护士准备：熟悉护发的相关知识和床上洗发的操作技术，衣帽整洁，仪表端庄，态度和蔼，洗手，戴口罩。

4. 实施

床上洗发步骤见表 4-2。

表 4-2　床上洗发

流程	步骤详解	要点与注意事项
1. 床旁准备		
(1) 核对解释	备齐用物，携至床旁放妥，核对，向患者及其家属解释操作配合方法及注意事项	◇确认患者无误；取得患者的信任、理解与配合
(2) 安置体位	移开床旁桌、椅，协助患者取斜角仰卧，双腿屈膝	
(3) 围毛巾	松开患者衣领向内反折，将毛巾围于颈部，用安全别针或胶布固定	◇冬季注意保暖防止患者受况保护患者衣服不被沾湿
(4) 垫巾移枕	垫小橡胶单及浴巾于枕上，移枕于肩下	◇保护床单枕头及盖被不被沾湿
(5) 垫马蹄形垫	置马蹄形垫于枕头上方床沿，将头置于马蹄形垫内	
(6) 保护眼耳	用棉球塞两耳，眼罩或纱布遮盖双眼	◇操作中防止水流入眼部和耳内

续表

流程	步骤详解	要点与注意事项
2. 洗发		
(1) 湿发	松开头发梳顺，试水温后用热水充分湿润头发	◇清醒患者可请其确定水温是否合适
(2) 洁发	倒洗发液于手掌，均匀涂遍头发，由发际向头顶揉搓头发和按摩头皮	◇按摩能促进头部血液循环；揉搓力度要适中，用指腹按摩，不用指尖搔抓
(3) 冲净	用热水冲洗头发，至洗净为止（图 4-3）	◇头发上若残留洗发液，会刺激头皮和头发
3. 撤用物	①解下颈部毛巾包住头发，一手托住头部，一手撤去马蹄形垫	◇若颈部毛巾潮湿，应另换干燥毛巾
	②将枕头、橡胶单、浴巾一并从肩下移至床头正中，协助患者卧于床正中及枕上	
	③除去眼罩及耳内棉花，酌情协助洗脸，酌情使用护肤霜	
4. 干发	①解下包发毛巾，初步擦干	◇及时擦干，避免着凉
	②用浴巾揉搓头发，再用梳子梳理，用电吹风吹干，梳理成型	
5. 操作后整理	①撤去用物并整理	◇确保患者舒适整洁
	②协助患者取舒适体位，整理床单位	
	③将脱落的头缠绕成团发置纸袋中，投入垃圾桶	
	④洗手，记录	

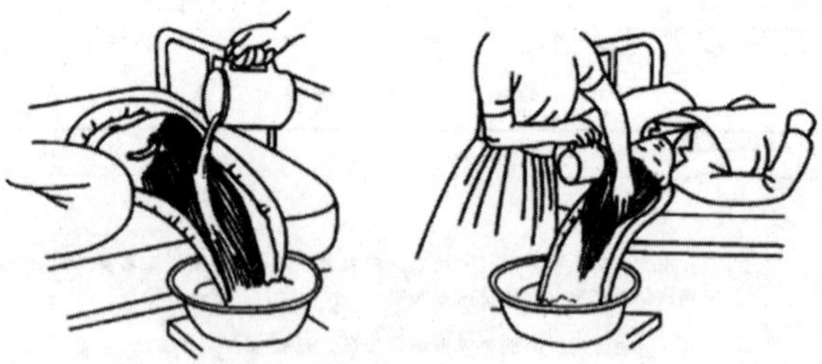

图 4-3　马蹄形垫洗发法

5. 评价

(1) 护患沟通良好，患者主动配合。

(2) 护士操作规范，动作轻柔、安全、顺利，衣服、床单位未被沾湿，水未流入眼部和耳内。

（3）患者自觉舒适，无受凉、头皮牵扯疼痛或其他异常情况。

6. 健康教育

（1）向患者介绍床上洗发的目的、配合方法及注意事项。

（2）告诉患者操作中若有胸闷、气促和畏寒等不适应及时告诉护士。

（3）家庭陪床时，可指导家属掌握为卧床患者洗发的知识和技能。

7. 其他注意事项

（1）洗发过程中应密切观察患者病情变化，如有异常应立即停止操作。

（2）护士在操作过程中，应运用人体力学原理，注意节时省力。

（3）洗发时间不宜过久，防头部充血，引起不适。

（4）病情危重和极度虚弱的患者，不宜洗发。

（三）灭头虱法

虱由接触传染，寄生于人体可致局部皮肤瘙痒，抓伤皮肤可致感染，还可传播疾病，如流行性斑疹伤寒、回归热。发现患者有虱，应立即灭虱，以使患者舒适，预防患者之间相互传染和预防疾病传播。

1. 灭头虱常用药液

（1）30%含酸百部酊剂：取百部 30 g 放入瓶中，加 50%乙醇 100 mL（或 65°白酒 100 mL），再加入纯乙酸 1 mL，盖严，48 h 后即制得此药。

（2）30%百部含酸煎剂：取百部 30 g，加水 500 mL 煮 30 min，以双层纱布过滤，将药液挤出。将药渣再次加水 500 mL 煮 30 min，再以双层纱布过滤挤出药液。将两次煎得的药液合并浓缩至 100 mL，冷却后加入纯乙酸 1 mL 或食醋 30 mL，即制得 30%百部含酸煎剂。

（3）白翎灭虱香波：市场有售，其成分是 1%二氯苯醚菊酯，可用于灭虱。使用时，将香波涂遍头发，反复揉搓 10 min，用清水洗净即可。3 d后，按同法再次清洗一次，直至头虱清除为止。

2. 灭头虱的方法

(1) 护士洗手穿隔离衣，戴口罩，备齐用物，携至床旁放妥。

(2) 向患者及其家属解释口腔护理的目的、操作配合方法及注意事项，取得合作。协助患者取舒适的体位。

(3) 戴手套，按洗发法将头发分成若干股，用纱布蘸药液，按顺序擦遍头发，并用手反复揉搓10 min以上，使之浸透全部头发。再给患者戴上帽子包住所有头发，以避免药液挥发，保证药效。24 h后，取下帽子，用篦子篦去死虱和虮，并洗净头发。

(4) 灭虱毕，脱下手套，更换患者的衣裤被服，将污衣物装入布口袋内。

(5) 脱去隔离衣，装入布口袋，扎好袋口。

(6) 整理床单位，协助患者取舒适卧位，清理用物。

3. 注意事项

(1) 必要时，灭虱前动员患者剪短头发以便于彻底灭虱。剪下的头发装入纸袋内焚烧。

(2) 防止药液沾污患者面部及眼部。

(3) 注意观察患者的用药反应，如发现仍有活虱，须重复用药。

第三节　口腔护理

口腔是病原微生物侵入人体的主要途径之一。正常人口腔中有大量的细菌存在，其中有些是致病菌。当人体抵抗力降低，饮水、进食量少，咀嚼及舌的活动减少，唾液分泌不足，自洁作用受影响时，细菌可乘机在温湿度适宜的口腔中迅速繁殖，引起口臭、口腔炎症、溃疡、腮腺炎、中耳炎等疾病；甚至通过血液、淋巴，导致其他脏器感染；长期使用抗生素的患者，由于菌群失调可诱发口腔内真菌感染。口腔护理是保持口腔清洁、预防疾病的重要措施之一，所以，护理人员应正确地评估和判断患者的口腔卫生状况，及时给予相应的护理措施和必要的卫生指导。

一、评估

详细了解患者的口腔状况及卫生习惯，以便准确判断患者现存的或潜在的口腔健康问题，为制订护理计划、采取恰当护理措施提供可靠依据，从而减少口腔疾病的发生。

（一）口腔状况

正常人口唇红润，口腔黏膜光洁、完整、呈淡红色，舌苔薄白，牙齿、牙龈无疼痛，口腔无异味。评估患者时，要观察其口唇、口腔黏膜、牙龈、舌、软腭的色泽、湿润度与完整性，有无干裂、出血、溃疡、疱疹及肿胀，有无舌面积垢；牙齿是否齐全，有无义齿、龋齿、牙垢；有无异常口腔气味等。

（二）自理能力

患者口腔清洁的自理能力，有无意识障碍，有无躯体移动障碍或肢体活动障碍，有无吞咽障碍。

（三）口腔卫生保健知识

了解患者对保持口腔卫生、预防口腔疾病相关知识的掌握程度。主要包括：有无良好的刷牙习惯，刷牙方法是否正确，是否能选择合适的口腔清洁用具，是否能正确地护理义齿等。

（四）义齿佩戴情况

观察义齿是否合适。取下义齿，观察义齿内套有无结石、牙斑或食物残渣等，并检查义齿表面有无裂痕和破损。

二、口腔保健与健康教育

口腔保健与健康教育旨在帮助患者掌握口腔保健知识，养成良好的口腔卫生清洁习惯，预防口腔疾病。

（一）口腔卫生习惯

养成每日晨起、晚上临睡前刷牙，餐后漱口的习惯；睡前不应进食对牙齿有刺激性或腐蚀性的食物；减少食物中糖类及碳水化合物的含量。

（二）口腔清洁方法

1. 牙刷洁牙法

（1）刷牙工具选择：宜选用大小合适、刷毛软硬适中、表面光滑的牙刷。由于牙刷刷毛软化、散开、弯曲时清洁效果不佳，且易致牙龈损伤，故应及时更换牙刷，最好每月更换一次。牙膏应不具腐蚀性，且不宜常用一种，应轮换使用。

（2）刷牙方法：将牙刷的毛面轻轻放于牙齿及牙龈沟上，刷毛与牙齿呈 45°角，快速环形来回震颤刷洗；每次只刷 2～3 颗牙，刷完一处再刷邻近部位。前排牙齿的内面可用牙刷毛面的前端震颤刷洗；刷咬合面时，刷毛与牙齿平行来回震颤刷洗（图 4-4）。

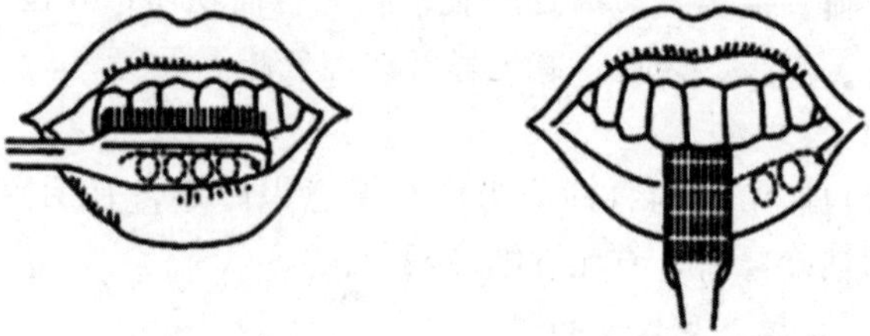

A. 牙齿外表面的刷牙方法　　B. 牙齿内表面的刷牙方法

图 4-4　刷牙方法

2. 牙线剔牙法

牙线多用丝线、尼龙线、絛纶线等。取牙线 40 cm，两端绕于两手中指，指间留 14～17 cm 牙线，两手拇指、示指配合动作控制牙线，用拉锯式方法轻轻将牙线越过相邻牙接触点，将线压入牙缝，然后用力将线弹出，每个牙缝反复数次即可（图 4-5），每日剔牙两次，餐后更好。

3. 义齿的护理

义齿俗称“假牙”。佩戴义齿可增进咀嚼功能、利于发音并保持良好面部形象，但长时间佩戴义齿则可能对软组织与骨质产生压力，且义齿易于积聚食物碎屑，不利于口腔卫生。对佩戴义齿者应告知：

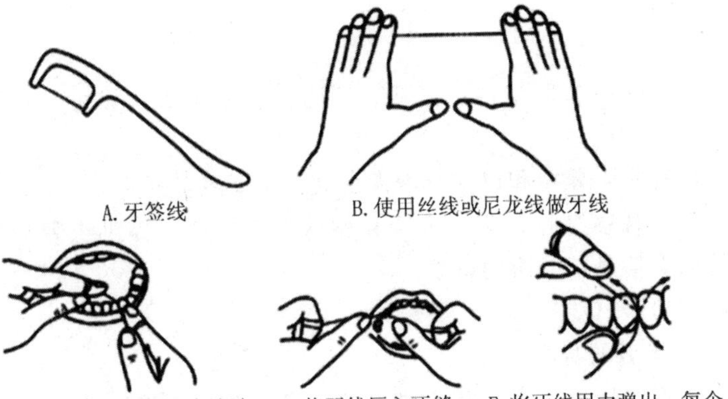

A. 牙签线　B. 使用丝线或尼龙线做牙线

C. 用拉锯式轻轻将牙线越过相邻牙接触点　D. 将牙线压入牙缝　E. 将牙线用力弹出，每个牙缝反复数次

图 4-5　牙线剔牙法

（1）义齿在初戴 1～2 周若有疼痛，应去医院复查。如遇义齿松动、脱落、破裂、折断，但未变形时，应将损坏的部件保存好。全口义齿应每隔 3～6 个月去医院检查一次。

（2）义齿的承受力有限，佩戴者最好不要吃带硬壳的东西；糯米、软糖之类的食品要少吃，以防止将义齿粘住，使之脱离牙床。

（3）义齿应白天佩戴，晚间取下，并定时清洗。佩戴和取下义齿前后应洗净双手；取时先取上腭部分，再取下腭义齿；取下后用牙刷刷洗义齿的各面，再用冷水冲洗干净，然后让患者漱口后戴上。暂时不用的义齿可泡于盛有冷开水的杯中并加盖，每日换水一次。不可将义齿泡在热水或乙醇内，以免义齿变色、变形和老化。

（4）患者昏迷期间不宜佩戴义齿。应由护士协助取下，刷洗干净后浸泡在冷开水中保存。

三、口腔护理技术

根据患者情况，临床上对禁食、昏迷、高热、鼻饲、大手术后及口腔疾病等患者常采用特殊口腔护理。一般每日进行口腔护理2～3次。

（一）目的

（1）保持口腔清洁、湿润，预防口腔感染等并发症，以保证口腔正常功能。

（2）去除牙垢和口臭，增进食欲，保证患者舒适。

（3）观察口腔黏膜、舌苔和特殊口腔气味，提供患者病情变化的动态信息，以协助诊断。

（二）评估

1. 患者的身心状态

患者的病情、意识和自理能力，能否配合操作，有无经接触传播疾病，有无口腔健康问题，有无活动性义齿，口腔卫生习惯与保健知识掌握程度。

2. 环境

温度是否适宜，场地是否宽敞，光线是否充足。

3. 护士

手部皮肤黏膜的完整性。

4. 用物

用物是否齐全适用，漱口液是否符合病情需要。常用漱口溶液及其作用见表4-3。

表4-3 常用漱口溶液及其作用

名称	作用
0.9%氯化钠注射液	清洁口腔，预防感染
0.02%呋喃西林溶液	清洁口腔，广谱抗菌
1%～3%过氧化氢溶液	抗菌除臭，用于口腔有溃烂、出血者
1%～4%碳酸氢钠溶液	改变细菌生长环境，用于真菌感染
2%～3%硼酸溶液	酸性防腐剂，抑制细菌生长
0.1%醋酸溶液	用于铜绿假单胞菌感染
0.08%甲硝唑溶液	用于厌氧菌感染
复方硼砂溶液（朵贝尔溶液）	除臭、抑菌

（三）计划

1. 患者准备

患者理解口腔护理的目的、方法及注意事项，口唇干裂的清醒患者应预先用饮水管吸温开水含漱，以湿润口唇，避免张口时出血。

2. 环境准备

环境宽敞、明亮，移去障碍物以便于操作。

3. 用物准备

（1）治疗盘内铺无菌治疗巾内备：治疗碗 2 个（内盛含有漱口溶液的棉球若干个、弯血管钳 1 把、镊子 1 把）、压舌板、治疗巾、纱布（一次性口腔护理包内有以上物品，漱口溶液临时倒取）、弯盘、漱口杯、吸水管、棉签、手电筒，必要时备张口器。

（2）根据病情准备相应的漱口液。

（3）按需备外用药。常用的有液状石蜡、锡类散、冰硼散、新霉素、西瓜霜等。

（4）必要时备手套。

4. 护士准备

衣帽整洁，洗手，戴口罩。

（四）实施

特殊患者口腔护理步骤见表 4-4。

表 4-4 特殊口腔护理

流程	步骤详解	要点与注意事项
1. 至床旁		
（1）核对	备齐用物，携至床旁放妥，核对	◇昏迷患者必须核对腕带
（2）解释	向患者及其家属解释操作配合及注意事项。与清醒患者约定操作不适时，示意停止操作的手势	◇取得患者的信任、理解与配合
（3）安置体位	协助患者侧卧或将头偏向一侧，面向护士	◇避免误吸多余水分，且便于操作
（4）观察	①颌下铺治疗巾，弯盘置于口角旁（图 4-6）	◇保护枕头、床单、患者衣服不被沾湿
	②湿润口唇，嘱患者张口，一手持手电筒，一手用压舌板轻轻撑开颊部，观察口腔情况	◇昏迷、牙关紧闭者用开口器张口，放置时应从臼齿处放入
（5）取义齿	有活动义齿者，协助取下义齿浸泡内冷水杯内。	◇取义齿前应戴手套
2. 操作		
（1）助漱口	①酌情戴手套	◇患者有接触传播疾病，或操作者手上有伤口时，操作前应戴手套

续表

流程	步骤详解	要点与注意事项
	②协助患者用吸水管吸漱口液漱口	◇昏迷患者禁用漱口液漱口，以防患者将溶液吸入呼吸道内
(2) 依序擦洗	①嘱患者咬合上下齿，用压舌板撑开一侧颊部，用弯血管钳夹取含漱口液的棉球，纵向擦洗牙齿外侧，从磨牙至门齿（图 4-7）	◇棉球不宜过湿，以不滴水为宜 ◇一次只能夹取一个棉球，且要夹紧 ◇擦洗顺序为先上后下，由里到外，一个棉球只擦一遍
	②同法擦洗对侧	◇擦洗时动作宜轻，避免钳尖触及牙龈或口腔黏膜，对凝血功能差者尤应注意
	③嘱患者张口，依次擦洗一侧牙齿的上内侧面、上咬合面、下内侧面、下咬合面，再弧形擦洗颊部	
	④同法擦洗对侧	◇勿触及咽部、软腭，以免引起恶心
	⑤弧形擦洗硬腭	
	⑥由内向外擦洗舌面、舌下襞周围，弧形擦洗硬腭	
(3) 漱口	①擦洗完毕后协助患者漱口后，用纸巾擦去口角处水渍	◇昏迷患者禁忌漱口
	②必要时协助患者佩戴义齿	
(4) 观察上药	再次观察口腔情况，检查口腔是否清洁酌情使用外用药	◇可用冰硼散、锡类散、西瓜霜等涂在溃疡处；口唇干裂可涂液状石蜡
3. 操作后整理	①撤去治疗巾协助患者取舒适卧位，整理床单位	◇保持患者舒适，病房整洁、美观
	②清理用物，洗手，记录	

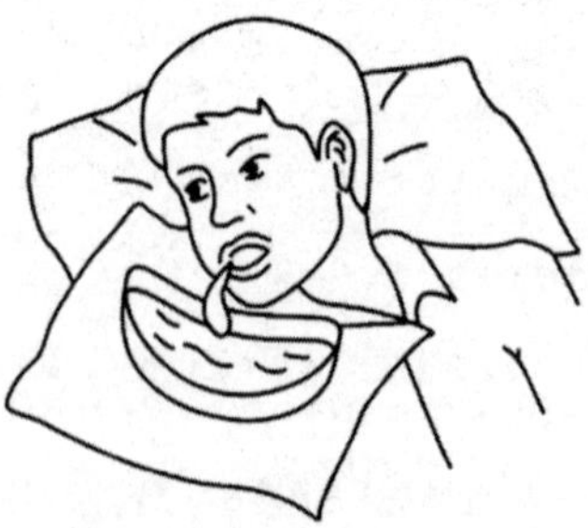

图 4-6　弯盘置于口角

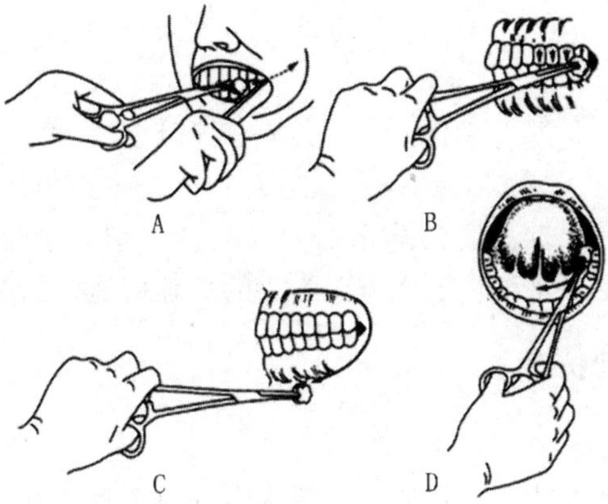

图 4-7 特殊口腔护理擦洗法

（五）评价

（1）护患沟通良好，患者获得口腔保健与护理的知识，主动配合操作。

（2）操作安全、顺利，患者口腔清洁，感觉舒适无异味，未发生误吸窒息。

（3）护士操作规范，动作快捷轻柔，未损伤患者口腔黏膜及牙龈。

（4）护士观察仔细，判断正确，及时获得患者病情变化的动态信息。

（六）健康教育

（1）向患者介绍口腔护理的目的、配合方法及注意事项，嘱患者保持口腔清洁卫生，避免感染。

（2）若有不适及时告诉护士，切勿自行用药，或用力摩擦。

（3）长期使用抗生素或激素类药物者，应注意观察口腔是否有真菌感染。

（七）其他注意事项

（1）昏迷患者口腔护理前后须清点棉球数量，以免棉球遗落口腔引起误吸窒息。

（2）按消毒隔离原则处置传染病患者的用物。

第四节　晨晚间护理

护理人员根据患者的病情需要及生活习惯，于晨间及晚间所提供的以满足日常清洁卫生需要为主的护理措施，称晨晚间护理。

一、晨间护理

（一）意义

（1）使患者清洁、舒适，预防压疮及肺炎等并发症的发生。

（2）保持病床和病房整洁。

（3）护士可借机观察和了解患者病情，为诊断、治疗和调整护理计划提供依据。

（4）密切护患关系。

（二）内容

晨间护理一般于晨间诊疗工作前完成。

1. 能离床活动、病情较轻的患者

鼓励患者自行洗漱，包括刷牙、漱口、洗脸、梳发等，既可促进患者离床活动，使全身的肌肉、关节得到运动；又可增强其康复信心。护士协助整理床单位，根据清洁程度更换床单等。

2. 病情较重、不能离床活动的患者

如危重、高热、昏迷、瘫痪、大手术后或年老体弱患者。

（1）协助患者完成日常清洁需要。例如，协助患者排便、刷牙、漱口，病情严重者应给予口腔护理；协助洗脸、洗手、梳头；协助患者翻身并检查全身皮肤有无受压变红，用湿热毛巾擦洗背部，酌情进行皮肤按摩。

（2）整理床单位，按需要更换衣服和床单。

（3）了解患者睡眠情况及病情变化，给予必要的心理护理和健康教育，鼓励患者早日康复。

（4）适当开窗通风，保持病房空气新鲜。

二、晚间护理

（一）意义

（1）创造良好的睡眠环境，使患者能舒适入睡。

（2）了解病情变化，并进行心理护理。

（二）内容

（1）协助患者进行日常清洁卫生工作，如刷牙、漱口或特殊口腔护理、洗脸、洗手，擦洗背部、臀部，女患者给予会阴清洁护理，用热水泡脚。睡前协助排便，整理床单位，酌情更换衣服、增减衣被。

（2）调节室内温度和光线，保持病房安静，空气流通。

（3）患者入睡后应加强巡视，观察患者睡眠情况。长期卧床生活不能自理者定时协助翻身，预防压疮。

（三）协助卧床患者使用便盆

1. 目的

保护病室整洁，空气清新，使患者清洁，舒适易入睡协助卧床患者排便，满足患者的生理需要观察了解病情和患者心理需求，做好心理护理。

2. 评估

（1）患者：自理程度、病情、意识和配合能力，目前卧位。

（2）环境：温度是否适宜，是否有其他人在场，是否有人进食等。

（3）用物：衣物及便器是否清洁、无破损。

3. 计划

（1）患者准备：了解便盆使用的目的及配合方法。

（2）环境准备：关闭门窗，屏风遮挡，请异性回避，冬季视情况调节室温。

（3）用物准备：便盆和便盆巾，一次性手套，手纸（患者自备），必要时备温水和屏风。

（4）护士准备：衣帽整洁，洗手，戴口罩。

4. 实施

协助卧床患者使用便盆步骤见表 4-5。

表 4-5 协助卧床患者使用便盆

流程	步骤详情	要点与注意事项
1. 保护床单	解释后，酌情铺橡胶单和中单于患者臀下	◇或使用一次性垫巾，以保护床单位不被沾湿。已有垫巾者不需另铺
2. 脱裤	协助患者脱裤	◇必要时抬高床头以利于排便
3. 放便盆	(1) 能配合患者（图 4-8A）：协助患者屈膝、一手托起患者腰骶部，同时嘱患者抬高臀部；另一手将便盆置于患者臀下后。嘱患者放下臀部	◇便盆阔边朝向患者头端，开口端朝向足部；患者臀部抬起足够高，才可放入便盆，不可强塞便盆
	(2) 不能自主抬高臀部者或侧卧者，将便盆侧立患者臀后（图 4-8B），护士一手扶住便盆使贴近臀部，另一手帮助患者转向平卧；检查患者的臀部是否在便盆中央	◇注意便盆方向正确
4. 待排便	把卫生纸和呼叫器放于患者易取处，告知呼叫器使用方法	◇患者排便时应避免不必要的打扰
5. 排便后处理	(1) 确认患者已排便后，护士戴上手套	◇必要时
	(2) 协助擦净肛门	
	(3) 嘱患者抬高臀部，或托起患者腰骶部，迅速取出便盆	◇不可硬拉便盆
	(4) 盖上便盆巾	
	(5) 嘱患者自行穿裤，或协助患者穿裤	
	(6) 处理便盆，脱去手套	◇注意观察患者大小便性状情况，以协助诊断和治疗
	(7) 整理床单位，取舒适卧位，洗手	
	(8) 记录大便的颜色、性质及量	◇必要时进行

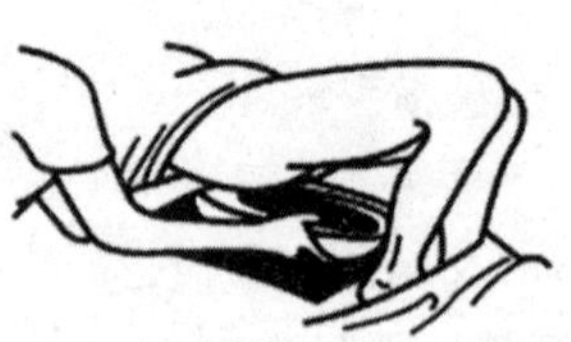

A. 协助能配合的患者使用便器

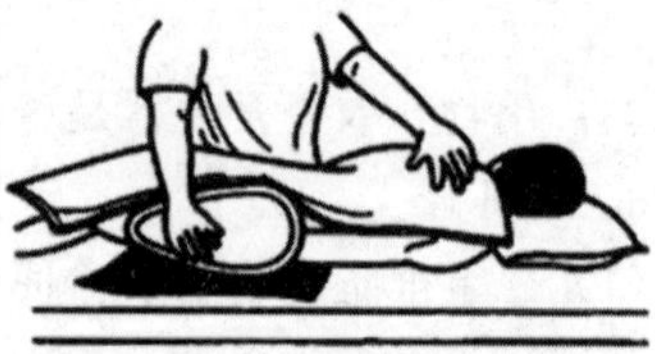

B. 协助不能自主抬高臀部的患者使用便器

图 4-8 给便盆法

5. 评价

(1) 护患沟通良好，患者主动配合。

(2) 护士操作规范，动作轻稳、协调、顺利。

(3) 患者自觉舒适，满意，未受损伤。

6. 健康教育

(1) 向患者介绍便盆的使用方法及注意事项。

(2) 指导患者及其家属掌握便盆的具体使用方法。

(3) 向患者及其家属讲解卧床患者使用便盆的必要性。

(四) 卧有患者床整理法

1. 目的

(1) 使病床平整无皱褶、无碎屑，患者睡卧舒适，预防压疮，保持病房整洁美观。

(2) 整理床单位时，协助患者变换卧位姿势，减轻疲劳，预防压疮及坠积性肺炎。

2. 评估

(1) 患者：自理程度、病情和意识，皮肤受压情况，有无各种导管，伤口牵引等能否翻身，床单位的具体情况（凌乱程度和清洁程度）等。

(2) 环境：环境是否适宜进行床单位整理，如是否有人进食、换药或进行其他治疗等。

(3) 用物：用物是否备齐，床档是否处于备用状态。

3. 计划

(1) 患者准备：向患者及其家属解释卧有患者床整理法的目的和注意事项，取得合作，病情允许可暂时放平床头。

(2) 环境准备：环境宽敞、明亮，安静必要时关闭门窗。

(3) 用物准备：床刷，一次性刷套或半干的、浸有消毒液的扫床巾，污巾盆，必要时备床档。

(4) 护士准备：衣帽整洁，洗手，戴口罩。

4. 实施

卧有患者床整理步骤见表 4-6。

表 4-6　卧有患者床整理法

流程	步骤详解	要点与注意事项
1. 核对解释	(1) 备齐用物，携至床旁放妥，核对并检查床单位	◇确认患者的需要
	(2) 向患者及其家属解释操作配合及注意事项	◇取得患者的信任、理解与配合
2. 安置体位	移开床旁桌椅，酌情放平床头和床尾支架	◇便于彻底清扫
3. 扫床单	(1) 将枕头移向对侧，协助患者翻身侧卧于对侧，背向护士	◇必要时在对侧设床档，严防患者坠床
	(2) 松开近侧各层被单，用扫床巾包裹床刷，依次扫净近侧中单、橡胶单	◇将患者枕下及身下各层彻底扫净
	(3) 将近侧中单，橡胶单搭在患者身上	
	(4) 自床头至床尾扫净大单上碎屑	
	(5) 将扫净单逐层拉平铺好	
	(6) 将枕头移向近侧，协助患者侧卧于已整理侧	◇面向患者协助翻身，必要时设床档以防坠床
	(7) 转至对侧，同上法逐层扫净、铺好各单	
4. 整理盖被	协助患者取舒适卧位，整理盖被，将棉胎与被套拉平，叠成被筒为患者盖好	◇动作幅度勿过大，以免产生气流使患者受凉
5. 拍松枕头	取下枕头，拍松后放于患者头下	
6. 整理	(1) 按需支起床上支架，还原床旁桌椅，保持病房整洁美观	
	(2) 整理用物	◇一次性刷套投入医疗废物桶，非一次性扫床巾应一人一巾，用后集中清洗、消毒，传染病患者的用物应先消毒
	(3) 洗手，酌情记录	

5. 评价

(1) 护患沟通良好，患者主动配合。

(2) 护士操作规范，动作轻稳、协调、安全、顺利。

(3) 患者自觉舒适，未发生坠床等意外事件，床单位美观舒适。

6. 健康教育

(1) 向患者介绍卧有患者床整理的目的、配合方法及注意事项。

(2) 使患者及其家属了解卧有患者床整理的重要意义。

(3) 教会家庭病床的家属正确进行卧有患者床整理的方法。

（五）卧有患者床更换床单法

1. 目的

（1）使病床保持洁净干燥，平整无皱褶、无碎屑，患者睡卧舒适，保持病房整洁美观。

（2）整理床单位时，协助患者变换卧位姿势，减轻疲劳，预防压疮及坠积性肺炎。

2. 评估

（1）患者：自理程度、病情和意识，能否翻身侧卧，床上用品的清洁程度，是否需要排便。

（2）环境：温度是否适宜，场地是否宽敞，光线是否充足。同室病友是否有人进食、换药或进行其他治疗等。

（3）用物：用物是否备齐，床档是否处于备用状态，必要时还需准备干净衣裤。

3. 计划

（1）患者准备：理解操作的目的、注意事项，主动配合操作。

（2）环境准备：环境宽敞、明亮，移去障碍物以便于操作。酌情调整室温，关闭门窗。

（3）用物准备：清洁的大单、中单、被套、枕套，床刷、一次性刷套或扫床巾，按需要备患者衣裤、床档等，必要时备便盆。

（4）护士准备：衣帽整洁，洗手，戴口罩。

4. 实施

卧有患者床更换床单法见表 4-7。

5. 评价

（1）护患沟通良好，解释符合临床实际，患者主动配合。

（2）护士操作规范熟练，手法轻稳，运用省力原则，动作应协调一致。

（3）患者舒适安全，未暴露。

6. 健康教育

（1）向患者介绍卧有患者床更换床单的目的、配合方法及注意事项。

表 4-7　卧有患者床更换床单法

流程	步骤详情	要点与注意事项
1. 床旁		
（1）核对	备齐用物，携至床旁放妥，核对	◇确认患者的需要
（2）解释	向患者及其家属解释操作配合及注意事项	◇取得患者的信任、理解与配合
（3）移桌椅	①移开床旁桌距床边 20 cm，移开床旁椅距床尾 15 cm	◇移动距离与铺备用床同
	②将清洁被服按更换顺序放于床尾椅上	
	③病情允许可放平床头和床尾支架	
2. 换床单		
（1）松被	酌情拉起对侧床档，松开床尾盖被，协助患者侧卧对侧，背向护士，枕头随之移向对侧	◇能翻身者 ◇动作轻稳，防坠床
（2）扫单	①松开近侧各单，将污中单正面向内卷入患者身下	
	②扫净橡胶单上的碎屑，搭在患者身上	◇采用湿式方法清扫
	③将污大单正面向内卷入患者身下，扫净床褥碎屑，并拉平床褥	
（3）铺近侧单	①取清洁大单，将清洁大单中线与床中线对齐展开	◇中线与床中线对齐
	②将远侧半幅正面向内卷紧塞入患者身下（图 4-9），近侧半幅自床头、床尾、中部按顺序展开拉紧铺好	◇表面平整，无皱褶；拉紧各单，特别注意患者身下各层单子
	③放下橡胶单，铺上清洁中单，将远侧半幅正面向内卷紧塞入患者身下，近侧半幅中单连同橡胶单一并塞于床垫下铺好	◇大单包斜角，四角平整，无松散；表面平整，无皱褶
（4）改变卧位	移枕头并协助患者翻身侧卧于铺好的一侧，面向护士	◇酌情拉起近侧床档，放下对侧床档
（5）铺对侧单	①转至对侧，松开各单，将污中单卷至床尾大单上，扫净橡胶中单上的碎屑后搭于患者身上，然后将污大单从床头卷至床尾，与污中单一并放在护理车污衣袋内或护理车下层	
	②扫净床褥上碎屑，依次将清洁的大单、橡胶中单、中单逐层拉平铺好	◇采用湿式方法清扫；表面平整，无皱褶
	③移枕于床正中，协助患者平卧	
3. 换被套	①松开被筒，解开污被套尾端带子，取出棉胎盖患者身上，并展平	◇减少暴露患者；棉胎潮湿者应更换
	②将清洁被套正面向内平铺在棉胎上	
	③一手伸入清洁被套内，抓住被套和棉胎上端一角，翻转清洁被套，同法翻转另一角	

续表

流程	步骤详情	要点与注意事项
	④翻转清洁被套，整理床头棉被，一手抓棉被下端，一手将清洁被套往下拉平，同时顺手将污被套撤出放入护理车污衣袋或护理车下层	
	⑤棉被上端可压在枕下或请患者抓住，护士至床尾将清洁被套逐层拉平系好带子，铺成被筒为患者盖好	◇被筒对称，两边与床沿齐，被尾整齐，中线正，内外无皱褶
4. 换枕套	取出枕头，更换清洁枕套，拍松枕头	
5. 协助整理	①枕套开口背门，放于患者头下	
	②支起床上支架，还原床旁桌椅，协助患者取舒适卧位，整理床单位，保持病房整洁美观	
	③扫床巾集中消毒清洗，污被服送供应室	◇一次性刷套投入医疗废物桶
	④洗手，记录	

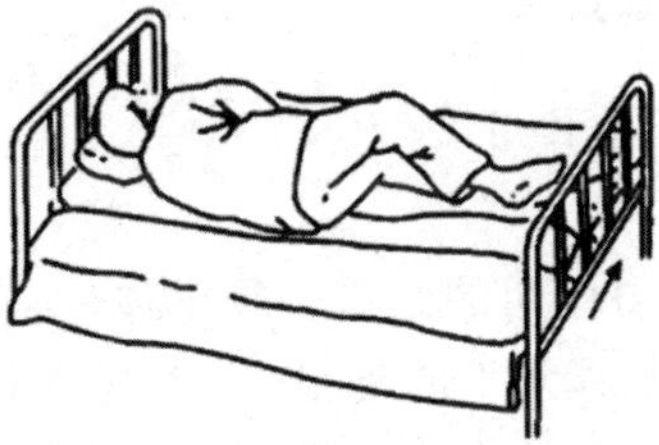

图 4-9 能侧卧患者更换床单法

(2) 让患者及其家属了解卧有患者床更换床单的意义。

(3) 教会家庭病床患者的家属进行卧有患者床更换床单的方法。

第五章　给药的护理

第一节　概　述

一、药物的基本知识

（一）药物的基本作用

1. 药理效应

药理效应是药物作用的结果，是机体反应的表现，实际上是促使机体器官原有功能水平的改变。一般分为以下两点。

（1）兴奋剂：使机体系统和器官活性增高，如：呼吸兴奋剂。

（2）抑制剂：使机体系统和器官活性降低，如：镇静、安眠药。

2. 药物作用的临床效果

（1）治疗作用：是指药物作用的结果有利于改变患者的生理、生化功能或病理过程，使患者机体恢复正常。包括以下几种。①对因治疗：用药目的在于消除原发致病因子，彻底治愈疾病。例如抗生素杀灭体内致病微生物，起“治本”作用。②对症治疗：用药目的在于改善疾病症状，起“治标”作用。如：休克、心力衰竭、脑水肿、哮喘时所采取的对症治疗。③补充治疗：也称替代治疗。用药的目的在于补充营养物质或内源性活性物质（如激素）的不足。可部分地起到对因治疗的作用，但应注意解决引起该物质缺乏的病因。

（2）不良反应：凡不符合用药目的，并为患者带来痛苦的反应统称为不良反应。包括：①不良反应是药物固有的作用，指药物在治疗剂量下出现与治疗目的无关的作用，对患者可能带来不适或痛苦。如阿托品用于解胃肠痉挛时，可引起口干、心悸、便秘等不良反应。②毒性反应：绝大多数药物都有一定的毒性，可发生急性或慢性中毒；致畸胎、致癌、致突变等。③后遗效应：指停药以后血浆药物浓度已降至阈浓度以下时残存的生物效应。如：服巴比妥类催眠药后，次日晨的宿醉现象。④特殊反应：与药理作用无关，难以预料的不良反应。包括变态反应、变态反应。

（二）药物的种类、领取和保管

1. 药物的种类

常用药物的种类依据给药的不同途径可分为如下几点。

（1）内服药：包括片剂、丸剂、散剂、胶囊、溶液、酊剂和合剂等。

（2）注射药：包括水溶液、混悬液、油剂、结晶和粉剂等。

（3）外用药：包括软膏、搽剂、酊剂、洗剂、滴剂、粉剂、栓剂、涂膜剂等。

（4）其他类：粘贴敷片、胰岛素泵、植入慢溶药片等。

2. 药物的领取

药物的领取需凭医生的处方进行。通常门诊患者按医生处方在门诊药房自行领取药物，住院患者的药物领取由住院药房（又称中心药房）根据医生处方负责配备、病区护士负责领取，一般如下。

（1）病区设有药柜，存放一定基数的常用药，按期根据消耗量领取补充。

（2）剧毒药、麻醉药类，病区内设有固定数，使用后凭专用处方和空瓶领取补充。

（3）患者日常治疗用药根据医嘱由中心药房专人负责配药、核对，病区护士负责再次核对并领取。

3. 药物的保管

药物的性质通常决定了药物的保管方法。

（1）药柜位置符合要求并保持整洁：药柜应放在通风、干燥、光线明亮并应避免阳光直射处；药柜由专人负责并保持清洁；药物放置整齐，标签醒目。

（2）药物应分类存放标签明确：药物应按内服、外用、注射、剧毒等分类放置，并按有效期的先后序排列；剧毒药、麻醉药应加锁专人保管，班班交接。药瓶标签明确、字迹清楚，注明药物名称、剂量、浓度。一般内服药用蓝色边标签、外用药用红色边标签、剧毒药和麻醉药用黑色边标签，当标签脱落或辨认不清应及时处理。

（3）定期检查药品质量以确保安全：按照规定定期检查药品质量，如发现药品有沉淀、浑浊、异味、变色、潮解、变性，超过有效期等，应立即停止使用。

（4）根据药物不同性质分别保存。①易挥发、潮解、风化的药物以及芳香性药物均须装瓶密盖保存。如乙醇、干酵母、糖衣片等。②易燃、易爆的药物，须密闭并单独存放于阴凉低温处，远离明火，以防意外。如环氧乙烷、乙醚、乙醇等。③易氧化和遇光变质的药物，应用深色瓶盛装或放在黑纸遮光的纸盒内，置于阴凉处。如维生素C、氨茶碱、盐酸肾上腺素等。④遇热易破坏的药物，应置于干燥阴凉（约20 ℃）处或按要求冷藏于2～10 ℃的冰箱内：如疫苗、清蛋白、青霉素皮试液等。⑤患者个人专用药，应单独存放并注明床号、姓名。

（三）给药途径

根据患者和药物双方面的因素，确定给药的途径。不同途径给药时药物吸收的量和程度可不同，因而影响药物作用的快慢和强弱。目前临床常用的给药途径有以下几点。

1. 口服给药法

口服给药法是最常用的给药途径。药物经口服至消化道，主要经肠壁吸收，经门脉至肝脏，再经血循环达全身各部分的组织细胞，从而发挥全身疗效。多数药物口服虽然方便有效，缺点肠道是吸收较慢，欠完全。不适用于昏迷及婴儿等不能口服的患者。

2. 注射给药法

把无菌药液注射到皮内、皮下、肌肉或静脉，被毛细血管吸收，再经血循环被组织利用，药物可全部吸收，一般较口服快。

3. 吸入给药法

雾化气体或挥发性药物自雾化装置从口、鼻吸入，从而达到局部或全身治疗的目的。

4. 舌下含服法

药物舌下含服经口腔黏膜吸收，不经过肝门静脉，故可避免首关消除，吸收较迅速。

5. 直肠给药法

一些油性栓剂可由肛门给药，由直肠吸收。

6. 黏膜给药法

某些药物可经直肠、阴道、尿道、口腔、咽喉、眼结膜及鼻黏膜吸收。

二、给药原则

（一）根据医嘱给药

严格按医嘱执行，对有疑问的医嘱，了解清楚后才能给药，不能盲目执行。

（二）严格执行查对制度

1. 三查

操作前、操作中、操作后查（查七对内容）。

2. 七对

对床号、姓名、药名、浓度、剂量、方法、时间。

（三）正确实施给药

1. 备药

严格遵守操作规程，认真负责，精力集中。正确掌握给药剂量备好的药物应及时使用，避免久置引起药物污染或药效降低等。

2. 给药

给药前查对无误后，向患者做好解释，以取得合作。护士要以真诚和蔼的态度、熟练的技术给药，以减轻患者的恐惧、不安与痛苦。并给予相应的用药指导，对易发生变态反应的药物，使用前了解过敏史，必要时做过敏试验。

（四）用药后的观察

观察用药后疗效和不良反应，对易引起变态反应及毒副反应较大的药物更应注意，必要时做好记录。发现给药错误，及时报告、处理。

三、给药次数和时间

给药次数和时间取决于药物的半衰期，以维持有效血药浓度和发挥最大药效为最佳选择，同时考虑药物的特性及人体的生理节奏。

（一）给药时间

1. 清晨空腹给药

由于胃肠内基本无食物干扰，服药后可迅速进入小肠，吸收并发挥药效，奏效快。但空腹给药应注意选择无刺激性或刺激性较小的药物，以免影响患者食欲，加重痛苦。

2. 饭前给药

指饭前 30 min 给药。如口服健胃药，能促进胃酸分泌，增进食欲；口服收敛剂鞣酸蛋白，可迅速进入小肠，分解出鞣酸，达到止泻作用；口服胃黏膜保护药，使其充分作用于胃壁，可起保护作用；应用抗酸药，由于胃空容易发生效应；应用肠道抗感染药和利胆药，使药物不被胃内容物稀释，尽快进入小肠，发挥疗效。

3. 饭时给药

饭前 10～15 min 或饭后给助消化药和胃蛋白酶合剂等，可及时发挥作用。

4. 饭后给药

临床用的口服药多在饭后给服，如阿司匹林、水杨酸钠、硫酸亚铁等，因饭后胃内容物多，与其混合可避免对胃黏膜的刺激，以便减轻恶心、呕吐等消化道症状。

5. 睡前治疗（睡前 15～30 min）

诱导催眠药应在睡前服，如安定、安眠酮、水合氯醛等，有利于适时入眠；缓泻药也在睡前服，如酚酞、液体石蜡、大黄等。服后 8～12 h 生效，于翌晨即可排便。

（二）给药次数

已经证明药物的生物利用度、血药浓度、药物的生物转化和排泄等均有其本身的昼夜节律性改变，即昼夜间的不同时间机体对药物的敏感性不同。如肾上腺皮质激素于每日上午 7～8 时为分泌高峰，午夜则分泌最小。如果早 7～8 时给予肾上腺皮质激素类药物，则对下丘脑垂体促皮质激素释放的抑制程度要比传统的分次给药轻得多。因此，临床上须长期应用皮质激素做维持治疗的患者，多采用日总量于早晨一次给予，这样可提高疗效，减轻不良反应。因此，最佳的给药时间和次数，要根据机体对药物反应的节律性来确定。另外，给药的次数还应根据半衰期确定，半衰期短的药物应增加给药次数，如每 4 小时 1 次，每 6 小时 1 次。在体内排泄慢的药物应延长给药时间。

四、护士在给药过程中的职责

给药是一个连续的过程，在这一过程中患者的安全至关重要，护士应做到以下几点。

（1）掌握药物的名称、主要成分、药理作用（包括相互作用和不良反应）和有期限性药的作用。

（2）为使药物达到应有的疗效，应掌握合理的给药时间。给药的时间是根据药物的吸收、有效血液浓度的持续时间与排泄的快慢而决定的。为了使药物在血液中保持有效浓度，以达到治疗目的，所以护士必须在指定时间给药，使药物能达到应有的疗效。

（3）掌握准确的给药途径：给药途径是根据患者疾病情况，预期疗效及药物种类不同而选用。同一药物可采用多种给药途径如口服、皮下、肌内注射、静脉等，而达到同一的治疗目的。

(4) 掌握准确的剂量和浓度，了解药物的极量、中毒量与致死量，药物的剂量随年龄、体重与体表面积而异。用药需要达到一定剂量才能起到治疗作用。在一定范围内，药物的治疗作用随其剂量的加大而增强，但是超过了一定的范围，则会使患者发生中毒，甚至死亡，因此在用药时必须掌握准确的剂量。

(5) 掌握哪些药物易发生变态反应：评估患者的药物史、过敏史，使用过程中应按需进行过敏试验，加强病情观察。

(6) 服用某些特殊药物，应密切观察病情和疗效。记录患者用药期间的反应。计划并评价患者用药期间的护理措施。

(7) 参与药物的保管、贮存。

(8) 指导患者安全用药，如：指导患者掌握服药的剂量、时间等。

(9) 保护用药者的权力，确保其安全与舒适。

(10) 对有疑问的医嘱应“质疑”，拒绝提供不安全的药物。

五、给药的目的

采用不同途径、不同方法给药，能够满足患者的不同需要，通过给药可达到以下目的。

(一) 预防疾病、增强体质

各种疫苗、免疫增强剂、维生素、微量元素可提高机体免疫力、抵抗疾病的能力，达到预防的作用。

(二) 治疗疾病及减轻症状

如各种抗生素可控制感染，抗风湿、抗结核等药物都能达到治疗的目的。止痛药可减轻疼痛，缓解患者症状。

(三) 协助诊断

可利用药物的特殊性质与排泄特点协助诊断：如造影剂可做心脏造影，协助诊断冠状动脉狭窄；利用酚红的排泄可检测肾功能等。

第二节 口服给药法

药物经口服后，被胃肠道吸收和利用，起到局部治疗或全身治疗的作用。

一、摆药

（一）用物

药柜（内有各种药品）、药盘（发药车）、小药卡、药杯、量杯（10～20 mL）、滴管、药匙、纱布或小毛巾、小水壶内盛温开水、服药单。

（二）操作方法

1. 准备

洗净双手，戴口罩，备齐用物，依床号顺序将小药卡插于药盘上，并放好药杯。

2. 按服药单摆药

一个患者的药摆好后，再摆第二个患者的药，先摆固体药再摆水剂药。

（1）固体药：左手持药瓶（标签在外）、右手掌心及小指夹住瓶盖，拇指、示指和中指持药匙取药，不可用手取药。

（2）水剂：先将药水摇匀，左手持量杯，拇指指在所需刻度，使与视线处于同一水平，右手持药瓶，标签向上，然后缓缓倒出所需药液。应以药液低面的刻度为准。同时有几种水剂时，应分别倒入另一药杯内。更换药液时，应用温开水冲洗量杯。倒毕，瓶口用湿纱布擦净，然后放回原处。

3. 其他

（1）药液不足 1 mL 须用滴管吸取计量。1 mL＝15 滴，滴管须稍倾斜。为使药量准确，应滴入已盛好少许冷开水药杯内，或直接滴于面包上或饼干上服用。

（2）患者的个人专用药，应注明姓名、床号、药名、剂量，以防差错。专用药不可借给他人用。

(3) 摆完药后，应根据服药单查对一次，再由第二人核对无误后，方可发药。如需磨碎的药，可用乳钵研碎。用清洁巾盖好药盘待发。清洗滴管、乳钵等，清理药柜。

二、发药

(一) 用物

温度适宜的开水、服药单、发药车。

(二) 操作方法

1. 准备

发药前先了解患者情况，暂不能服药者，应作交班。

2. 发药查对，督促服药

按规定时间，携服药单送药到患者处，核对服药单及床头牌的床号、姓名，并呼唤患者姓名，准确听到回答后再发药，待患者服下后方可离开。

3. 合理掌握给药时间

(1) 抗生素、磺胺类药物应准时给药，以保持在血液中的有效浓度。

(2) 健胃、助消化药物宜在饭前或饭间服。对胃黏膜有刺激的药宜在饭后服。

(3) 对呼吸道黏膜有安抚作用的保护性止咳剂，服后不宜立即饮水，以免稀释药液降低药效。

(4) 某些由肾脏排出的药物，如磺胺类，尿少时可析出结晶，引起肾小管堵塞，故应鼓励多饮水。

(5) 对牙齿有腐蚀作用和使牙齿染色的药物，如铁剂，可用饮水管吸取，服后漱口。

(6) 服用强心苷类药物应先测脉率、心率及节律，若脉率低于 60 次/分或节律不齐时不可服用。

(7) 有配伍禁忌的药物，不宜在短时间内先后服用，如呋喃坦丁与碳酸氢钠溶液等碱性药液。

(8) 安眠药应就寝前服用。

发药完毕，再次与服药单核对一遍，看有无遗漏或差错。药杯集中处理。清洁药盘放回原处。需要时做好记录。

(三) 注意事项

(1) 严格遵守三查七对制度（操作前、中、后查，对床号、姓名、药名、剂量、浓度、时间、方法），防止发生差错。

(2) 老、弱、小儿及危重患者应协助服药，鼻饲者应先注入少量温开水，后将研碎溶解的药物由胃管注入，再注入少量温开水冲胃管。更换或停止药物，应及时告诉患者，若患者提出疑问，应重新核对清楚后再给患者服下。

(3) 发药后，要密切观察服药后效果及有无不良反应，若有反应应及时与医生联系，给予必要的处理。

三、中心药站

有些医院设有中心药站，一般设在距各病房中心的位置，以便全院各病区领取住院患者用药。

病区护士每日上午于查房后把药盘、长期医嘱单送至中心药站，由药站专人处理医嘱、摆药、核对。口服药摆 3 次/日量，注射药物按一日总量备齐。然后由病区护士当面核对无误后，取回病区，按规定时间发药，发药前须经另一人核对。

各病区另设一药柜，备有少量常用药、贵重药、针剂等，作为临时应急用。所备之药须有固定基数，用后及时补充，交接班时按数点清。

第三节　注射给药法

注射给药是将无菌溶液经皮内、皮下、肌内、静脉途径注入体内，发挥治疗效能的方法。

一、药液吸取法

（一）从安瓿内吸取药液

将安瓿尖端药液弹至体部，用乙醇消毒安瓿颈部及砂锯，用砂锯锯出痕迹，然后重新消毒安瓿颈部，以消毒棉签拭去细屑，掰断安瓿。将针尖的斜面向下放入安瓿内的液面中，手持活塞柄抽动活塞吸取所需药量。吸毕将安瓿套于针头上或套上针帽备用。

（二）从密封瓶内吸取药液

开启铅盖的中央部分，用碘酒、乙醇消毒瓶盖，待干。往瓶内注入与所需药液等量空气（以增加瓶内压，避免瓶内负压，无法吸取），倒转药瓶及注射器，使针尖斜面在液面下，轻拉活塞柄吸取药液至所需量，再以示指固定针栓，拔出针头，套上针帽备用。

若密封瓶或安瓿内系粉剂或结晶时，应先注入所需量的溶剂，使药物溶化，然后吸取药液。（密封瓶内注入稀释液后，必须抽出等量空气，以免瓶内压力过高，当再次抽吸药液时，会将注射器活塞顶出而脱屑）。

黏稠、油剂可先加温（遇热变质的药物除外），或将药瓶用双手搓后再抽吸；混悬液应摇匀后再吸取。

（三）注射器内空气驱出术

一手指固定于针栓上，拇指、中指扶持注射器，针头垂直向上，一手抽动活塞柄吸入少量空气，然后摆动针筒，并使气泡聚集于针头口，稍推动活塞将气泡驱出。若针头偏于一侧则驱气时，应使针头朝上倾斜，使气泡集中于针头根部，如上法驱出气泡。

二、皮内注射法

将少量药液注入表皮与真皮之间的方法。

（一）目的

（1）各种药物过敏试验。

（2）预防接种。

(3) 局部麻醉的起始步骤。

(二) 用物

(1) 注射盘或治疗盘内盛2%碘酒、70%乙醇、无菌镊（浸泡于消毒液瓶内）、砂锯、无菌棉签、开瓶器、弯盘。

(2) 1 mL 注射器、$4\frac{1}{2}$号针头，药液按医嘱。

(三) 注射部位

(1) 药物过敏试验在前臂掌侧中、下段。

(2) 预防接种常选三角肌下缘。

(四) 操作方法

(1) 备齐用物至患者处，核对无误，说明情况以取得合作。

(2) 患者取坐位或卧位，选择注射部位，以70%乙醇消毒皮肤，待干。

(3) 排尽注射器内空气，示指和拇指绷紧注射部位皮肤，右手持注射器，针尖斜面向上，与皮肤呈5°刺入皮内，放平注射器平行将针尖斜面全部进入皮内，左手拇指固定针栓，右手快速推注药液0.1 mL。也可右手持注射器左手推注药液，使局部可见半球形隆起的皮丘，皮肤变白，毛孔显露。

(4) 注射毕，快速拔出针头。

(5) 清理用物，归还原处，按时观察。

(五) 注意事项

忌用碘酒消毒皮肤，并避免用力反复涂擦。注射后不可用力按揉，以免影响结果的观察。

三、皮下注射法

将少量药液注入皮下组织的方法。

(一) 目的

(1) 需迅速达到药效和此药不能或不宜口服时采用。

(2) 局部供药，如局部麻醉用药。

(3) 预防接种。

（二）用物

注射盘，1～2 mL注射器，5～6号针头，药液按医嘱。

（三）注射部位

上臂三角肌下缘、上臂外侧、股外侧、腹部、后背、前臂内侧中段。

（四）操作方法

（1）备齐用物携至患者处，核对无误，向患者解释以取得合作。

（2）助患者取坐位或卧位，选择注射部位，皮肤作常规消毒(用2%碘酒以注射点为中心，呈螺旋形向外涂擦，直径在5 cm以上，待干，然后用70%乙醇以同法脱碘两次，待干)。

（3）持注射器排尽空气。

（4）左手示指与拇指绷紧皮肤，右手持注射器、示指固定针栓，针尖斜面向上，与皮肤呈30°～40°，过瘦者可捏起注射部位皮肤快速刺入针头1/2～2/3，左手抽动活塞观察无回血后缓缓推注药液。

（5）推完药液，用干棉签放于针刺处，快速拔出针头后，轻轻按压。

（6）清理用物、归原处洗手记录。

（五）注意事项

（1）持针时，严格无菌操作右手示指固定针栓，切勿触及针柄，以免污染。

（2）针头刺入角度不宜超过45°，以免刺入肌层。

（3）对皮肤有刺激作用的药物，一般不作皮下注射。

（4）少于1 mL药液时，必须用1 mL注射器，以保证注入药量准确无误。

（5）需经常作皮下注射者，应建立轮流交替注射部位的计划，以达到在有限的注射部位吸收最大药量的效果。

四、肌内注射法

将少量药液注入肌肉组织的方法。

(一) 目的

(1) 与皮下注射同，注射刺激性较强或药量较多的药液。

(2) 注射药物用于不宜或不能作静脉注射口服，且要求比皮下注射发挥疗效更迅速。

(二) 用物

注射盘、2～5 mL 或 10 mL 注射器，6～7 号针头，药液按医嘱。

(三) 注射部位

一般选肌肉较丰厚、离大神经、大血管较远的部位，其中以臀大肌、臀中肌、臀小肌最为常选，其次为股外侧肌及上臂三角肌。

1. 臀大肌内注射射区定位法

(1) 十字法：从臀裂顶点向左或向右侧，引一水平线，然后从该侧髂嵴最高点作一垂直平分线，其外上 1/4 处为注射区，但应避开内角（即髂后上棘与大转子连线）。

(2) 连线法：取髂前上棘和尾骨连线的外上 1/3 交界处为注射区。

2. 臀中肌、臀小肌内注射射区定位法

(1) 构角法：以示指尖与中指尖分别置于髂前上棘和髂嵴下缘处，由髂嵴、示指、中指所构成的三角区内为注射区。

(2) 三横指法：髂前上棘外侧三横指处（以患者自己手指宽度为标准）。

3. 股外侧肌内注射射区定位法

在大腿中部外侧，位于膝上 10 cm，髋关节下 10 cm，此处血管少，范围较大，约 7.5 cm，适用于多次注射。

4. 上臂三角肌内注射射区定位法

上臂外侧、自肩峰下 2～3 横指，但切忌向前或向后，以免损伤臂丛神经或桡神经，向后下方则可损伤腋神经。故此只能作小剂量注射。

（四）患者体位

为使患者的注射部位肌肉松弛，应尽量使患者体位舒适。

（1）侧卧位：下腿稍屈膝，上腿伸直。

（2）俯卧位：足尖相对，足跟分开。

（3）仰卧位：适用于病情危重不能翻身的患者。

（4）坐位：座位稍高，便于操作。非注射侧臀部坐于座位上，注射侧腿伸直。一般多为门诊或急诊患者所取。

（五）操作方法

（1）备齐用物携至患者处，核对无误后，向患者解释，以取得合作。

（2）助患者取合适卧位，选注射部位，戴手套按常规消毒皮肤，待干。

（3）排尽空气，左手拇指、示指分开并绷紧皮肤，右手执笔式持注射器，中指固定针栓，以前臂带动腕部的力量，将针头垂直快速刺入肌肉内。一般进针至针头 2/3，瘦者或小儿酌减，固定针栓（图 5-1）。

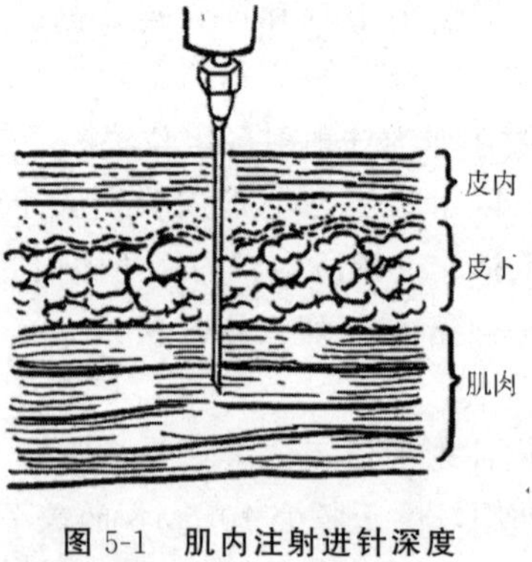

图 5-1　肌内注射进针深度

（4）松左手，抽动活塞，观察无回血后，缓慢推药液。如有回血，可拔出少许再行试抽，无回血方可推药，仍有回血，须另行注射。

（5）推完药用干棉签放于针刺处，快速拔出针头后，即轻压片刻。并对患者的配合致以谢意。

（6）清理用物、归还原处。

（六）肌内注射引起疼痛的原因

（1）注射针头不锐利或有钩，致使进针或拔针受阻。

（2）患者体位不良，致使注射部位肌肉处于紧张状态。

（3）注射点选择不当，未避开神经或注射部位肌肉不丰厚。

（4）操作不熟练，进针不稳，固定不牢，针头在组织内摆动，推药过快等。

（5）药物刺激性强，如硫酸阿托品、青霉素钾盐等。

（七）注意事项

（1）切勿将针柄全部刺入，以防从根部衔接处折断。万一折断，应保持局部与肢体不动，速用无菌止血钳夹住断端取出。若全部埋入肌肉内，即请外科医生诊治。

（2）臀部注射，部位要选择正确，偏内下方易伤及神经、血管，偏外上方易刺及髋骨，引起剧痛及断针。

（3）推药液时必须固定针栓，推速要慢，同时注意患者的表情及反应。如系油剂药液更应持牢针栓，以防用力过大针栓与针头脱开，药液外溢；若为混悬剂，进针前要摇匀药液，进针后持牢针栓，快速推药，以免药液沉淀造成堵塞或因用力过猛使药液外溢。

（4）需长期注射者，应经常更换注射部位，并用细长针头，以避免或减少硬结的发生。若一旦发生硬结，可采用理疗、热敷或外敷活血化瘀的中药如蒲公英、金黄散等。

（5）两岁以下婴幼儿不宜在臀大肌处注射，因幼儿尚未能独立行走，其臀部肌肉一般发育不好，有可能伤及坐骨神经，应选臀中肌、臀小肌处注射。

（6）两种药液同时注射又无配伍禁忌时，常采用分层注射法。当第一针药液注射完，随即拧下针筒，接上第二副注射器，并将针头拔出少许后向另一方向刺入拭抽无回血后，即可缓慢推药。

五、静脉注射法

（一）目的

（1）药物不宜口服、皮下或肌内注射时，需要迅速发生疗效者。

（2）作诊断性检查，由静脉注入药物，如肝、肾、胆囊等检查须注射造影剂或染料等。

（二）用物

注射盘、注射器（根据药液量准备）7～9 号针头或头皮针头，止血带、胶布、药液按医嘱。

（三）注射部位

（1）四肢浅静脉：肘部的贵要静脉、正中静脉、头静脉；腕部、手背及踝部或足背浅静脉等（图 5-2）。

（2）小儿头皮静脉：额静脉、颞静脉（图 5-3）。

（3）股静脉：位于股三角区股鞘内，在腹股沟韧带下方，紧靠股动脉内侧约 0.5 cm 处，如在髂前上棘和耻骨结节之间划一连线，股动脉走向和该线的中点相交（图 5-4，图 5-5）。

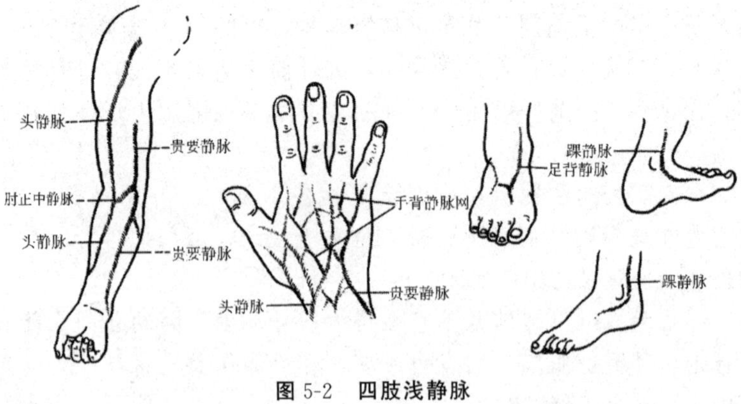

图 5-2　四肢浅静脉

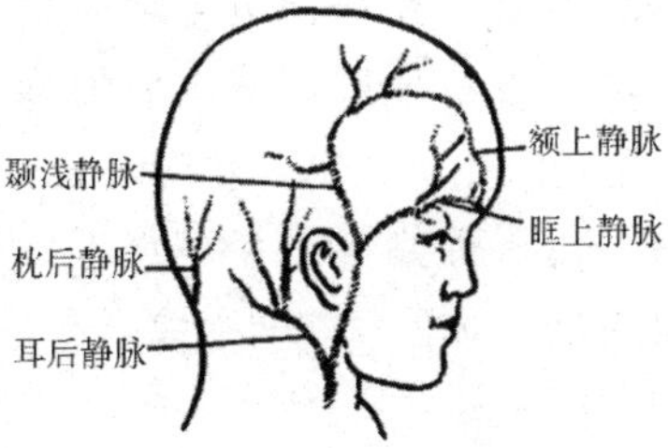

图 5-3 小儿头皮静脉

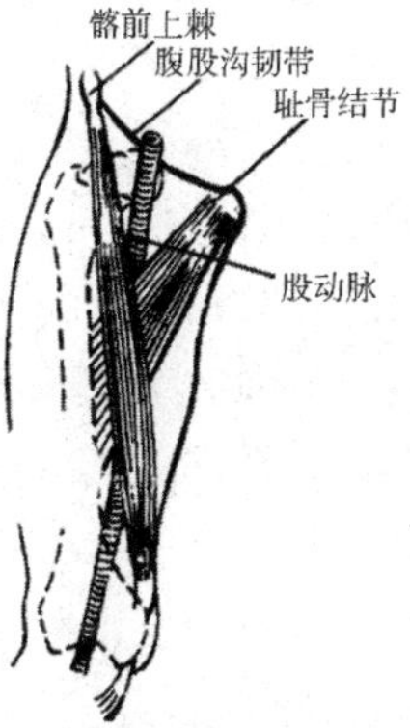

图 5-4 股动脉

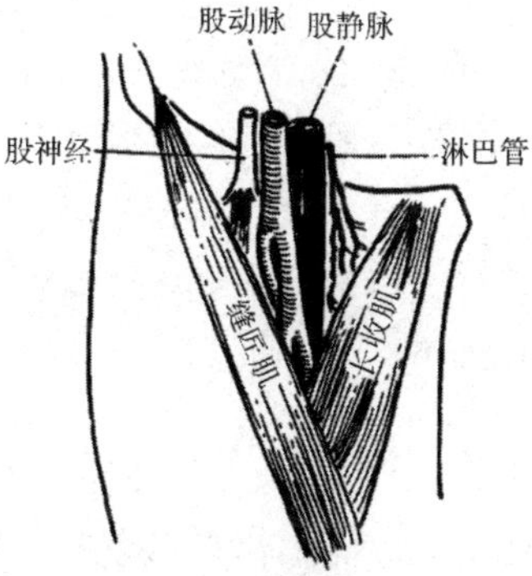

图 5-5 股静脉

（四）操作方法

1. 四肢浅表静脉注射术

（1）备齐用物携至患者处，核对无误后，说明情况，以取得合作。

（2）选静脉，在注射部位上方近心端 6 cm 处扎止血带，止血带末端向上。皮肤常规消毒，待干，同时嘱患者握拳，使静脉显露。备胶布 2～3 条。

（3）注射器接上头皮针头，排尽空气，在注射部位下方，以一手绷紧静脉下端皮肤并使其固定。另一手持针头使其针尖斜面向上，与皮肤呈 15°～30°，由静脉上方或侧方刺入皮下，再沿静脉走向刺入静脉，见回血后将针头与静脉的角度调整好，顺静脉走向推进 0.5～1 cm 左右后固定。

（4）松止血带，嘱患者松拳，用胶布固定针头。若采血标本者，则止血带不放松，直接抽取血标本所需量，也不必胶布固定持抽到需用量后，迅速拔出针头，干棉球压迫止血。

（5）推完药液，以干棉签放于穿刺点上方，快速拔出针头后按压片刻，无出血为止。对患者的配合致以谢意。

（6）清理用物，归原处。

2. 股静脉注射术

常用于急救时作加压输液、输血或采集血标本。

（1）患者仰卧，穿刺侧下肢伸直略外展（小儿应有人扶助固定），局部常规消毒皮肤，同时消毒术者左手示指和中指。

（2）于股三角区扪股动脉搏动最明显处，予以固定。

（3）右手持注射器，排尽空气，在腹股沟韧带下一横指、股动脉搏动内侧 0.5 cm 或呈 45°或 90°角刺入，抽动活塞见暗红色回血，提示已进入股静脉，固定针头，根据需要推注药液或采集血标本。

（4）注射或采血毕，拔出针头，用无菌纱布加压止血 3～5 min，以防出血或形成血肿。对患者或家属的配合致以谢意。

（5）清理用物，归原处，血标本则及时送检。

（五）注意事项

（1）严格执行无菌操作规则，防止感染。

（2）穿刺时务必沉着，切勿乱刺。一旦出现血肿，应立即拔出，按压局部，另选它处静脉注射。

（3）注射时应选粗直、弹性好、不易滑动而易固定的静脉，并避开关节及静脉瓣。

（4）需长期静脉给药者，为保护静脉，应有计划地由小到大，由远心端到近心端选血管进行注射。

（5）对组织有强烈刺激的药物，最好用一负等渗生理盐水注射器先行试穿，证实针头确在血管内后，再换注射器推药。在推注过程中，应试抽有无回血，检查针梗是否仍在血管内，经常听取患者的主诉，观察局部体征，如局部疼痛、肿胀或无回血时，表示针梗脱出静脉，应立即拔出，更换部位重新注射，以免药液外溢而致组织坏死。

(6) 药液推注的速度，根据患者的年龄、病情及药物的性质而定，并随时听取患者的主诉和观察病情变化，以便调节。

(7) 股静脉穿刺时，若抽出鲜红色血，提示穿入股动脉，应立即拔出针头，压迫穿刺点 5～10 min，直至无出血为止。一旦穿刺失败，切勿再穿刺，以免引起血肿，有出血倾向的患者，忌用此法。

(六) 静脉注射失败的常见原因

(1) 穿刺未及静脉，在皮下及脂肪层留针过多。

(2) 针头刺入过深，穿过对侧血管壁，可见回血，如只推注少量药液时，患者有痛感，局部不一定隆起。

(3) 针尖斜面刺入太少，一半在管腔外，虽可见回血，但当推注药液时局部隆起，患者诉胀痛。

(4) 外观血管很清楚，触之很硬，针头刺入深度及方向皆正确，但始终无回血。大多因该血管注射次数过多，或药液的刺激，使血管壁增厚，管腔变窄，而难以刺入。

(5) 皮下脂肪少，皮肤松弛，血管易滑动，针头不易刺入。

(七) 特殊情况下静脉穿刺法

(1) 肥胖患者：静脉较深，不明显，但较固定不滑动，可摸准后由静脉上方 30°～40°再行穿刺。

(2) 消瘦患者：皮下脂肪少，静脉较滑动，穿刺时须固定静脉上下端。

(3) 水肿患者：可按静脉走向的解剖位置，用手指压迫局部，以暂时驱散皮下水分，显露静脉后再穿刺。

(4) 脱水患者：静脉塌陷，可局部热敷、按摩，待血管扩张显露后再穿刺。

第四节　滴入给药法

一、眼滴药法

（一）目的

（1）防治眼病。

（2）眼部检查：如散瞳验光或查眼底。

（3）用于诊断性染色，如滴荧光素检查结膜、角膜上皮有无缺损或泪道通畅试验。

（二）用物

治疗盘内按医嘱备眼药水或眼药膏，消毒干棉球罐，弯盘，治疗碗内置浸有消毒液的小毛巾。

（三）操作方法

（1）洗净双手，戴口罩。备齐用物携至患者处，核对无误后向患者解释，以取得合作。

（2）助患者取仰卧位或坐位，头略后仰，用干棉球拭去眼分泌物、眼泪。

（3）嘱患者眼向上视，左手取一干棉球置于下眼睑处，并轻轻拉下，以露出下穹隆部，右手滴一滴眼药于下穹隆部结膜囊内后，轻提上眼睑覆盖眼球，使药液充满整个结膜囊内。

（4）以干棉球拭去溢出的眼药水，嘱患者闭眼 1～2 min。

（四）注意事项

（1）用药前严格遵守查对制度，尤其对散瞳、缩瞳及腐蚀性药物更要谨慎。每次为每位患者用药前，均须用消毒液消毒手指，以免交叉感染。

（2）药液不可直接滴在角膜上，并嘱患者滴药后勿用力闭眼，以防药液外溢。

（3）若用滴管吸药，每次吸入不可太多，亦不可倒置，滴药时不可距眼太近，应距眼睑 2～3 cm。勿使滴管口碰及眼睑或睫毛，以免污染。

(4) 若滴阿托品、毒扁豆碱、呋索碘铵等有一定毒性的药液，滴药后应用棉球压迫泪囊区 2～3 min，以免药液经泪道流入泪囊和鼻腔，被吸收后引起中毒反应，对儿童用药时应特别注意。

(5) 易沉淀的混悬液，如可的松眼药水，滴药前要充分摇匀后再用，以免影响药效。

(6) 正常结膜囊容量为 0.02 mL，滴眼药每次一滴即够用，不宜太多，以免药液外溢。

(7) 一般先右眼后左眼，以免用错药，如左眼病较轻，应先左后右，以免交叉感染。角膜有溃疡或眼部有外伤或眼球手术后，滴药后不可压迫眼球，也不可拉高上眼睑。

(8) 数种药物同时用，前后两种药之间必须稍有间歇，不可同时滴入，如滴眼药水与涂眼膏同时用，应先滴药水，后涂眼膏。

二、鼻滴药法

(一) 目的

治疗鼻部疾病或术前用药。

(二) 用物

治疗盘内按医嘱备滴鼻药水或药膏、无菌干棉球罐、弯盘。

(三) 操作方法

(1) 备齐用物至患者处，说明情况，以取得合作。嘱患者先排出鼻腔内分泌物，或先行洗鼻。

(2) 仰头位：适用于后组鼻窦炎或鼻炎患者。助患者仰卧，肩下垫枕头垂直后仰或将头垂直后仰悬于床缘，前鼻孔向上，手持一棉球以手指轻轻拉开鼻尖，使鼻孔扩张。一手持药液向鼻孔滴入每侧 2～3 滴，棉球轻轻塞于前鼻孔。

(3) 侧头位：适用于前组鼻炎患者。卧向患侧，肩下垫枕，使头偏患侧并下垂，将药液滴入下方鼻孔2～3 滴，棉球轻轻塞入前鼻孔。

(四) 注意事项

(1) 滴药时，滴瓶或滴管应置于鼻孔上方，勿触及鼻孔，以免污染药液。

(2) 为使药液分布均匀和到达鼻窦的窦口，滴药后可将头部略向两侧轻轻转动，保持仰卧或侧卧3～5 min，然后捏鼻起立。

三、耳滴药法

(一) 目的

(1) 治疗中耳炎、外耳道炎或软化耵聍。

(2) 麻醉或杀死耳内昆虫类异物。

(二) 用物

治疗盘内按医嘱备滴耳药无菌干棉球罐、弯盘、小棉签。

(三) 操作方法

(1) 备齐用物至患者处，说明情况，以取得合作。

(2) 助患者侧卧，患耳向上或坐位偏向一侧肩部，使患耳向上。先用小棉签清洁耳道。

(3) 手持棉球，然后轻提患者耳郭（成人向上方，小儿则向下方）以拉直外耳道。

(4) 顺外耳道后壁缓缓滴入 3～5 滴药液，并轻提耳郭或在耳屏上加压，使气体排出，药液易流入。然后用棉球塞入外耳道口。

(5) 滴药后保持原位片刻再起身，以免药液外流。

(四) 注意事项

(1) 若系麻醉或杀死耳内软化耵聍，每次滴药量可稍多些。以不溢出外耳道为度。滴药前也不必清洁耳道。每天滴5～6 次，3 d 后予以洗出或取出。并向患者说明滴药后耵聍软化，可能引起耳部发胀不适。若两侧均有耵聍，不宜两侧同时进行。

(2) 若系昆虫类异物，滴药目的在于使之麻醉或窒息死亡便于取出，可滴乙醚（有鼓膜穿孔者忌用，因为可引起眩晕）或乙醇。也可用各种油类如 2%酚甘油、各种植物油、甘油等。使其翅或足粘着以限制活动，并因空气隔绝使之窒息死亡。滴后2～3 min便可取出。

第五节 吸入给药法

一、氧气雾化吸入法

氧气雾化吸入法是利用氧气或压缩空气的压力，使药液形成雾状，使患者吸入呼吸道，以达到治疗目的。

（一）目的

（1）治疗呼吸道感染，消除炎症和水肿。

（2）解除支气管痉挛。

（3）稀释痰液，帮助祛痰。

（二）用物

（1）氧气雾化吸入器。

（2）氧气吸入装置一套（不用湿化瓶）或压缩空气机一套。

（3）药物根据病情而定。要求药液为水溶性、黏稠度低、对黏膜无刺激性、pH 呈中性、对患者无变态反应时方可作雾化吸入用。

（三）氧气雾化吸入器的原理

雾化吸入器（图 5-6）为一特制的玻璃装置，共有 5 个口，球形管内盛药液，A 管口接上氧气或压缩空气，当手按住 B 管口时，迫使高速气流从 C 管口冲出，则 D 管口附近空气压力突然降低，形成负压，而球内药液面大气压强比 D 管口压强大。因此，球管内药液经 D 管被吸出上升至 D 管口时，又被 C 管口的急速气流吹散成为雾状微粒，从 E 管口冲出，被吸入患者呼吸道。

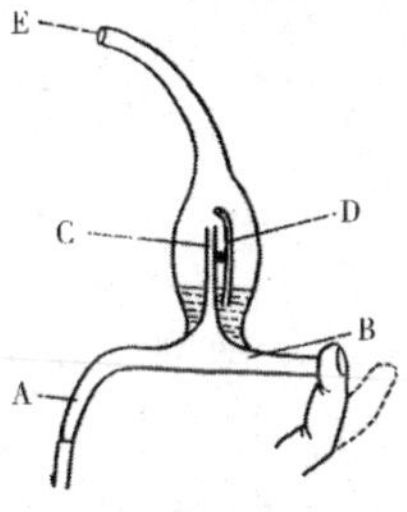

图 5-6 雾化吸入器

（四）操作方法

（1）按医嘱抽取药液，并用生理盐水或蒸馏水稀释至3～5 mL后注入雾化器。

（2）能起床者可在治疗室内进行。不能下床者则将用物携至患者处，核对无误后向患者解释，以取得合作。

（3）助患者取舒适卧位，半卧位或坐位，助患者漱口，以清洁口腔。

（4）氧气将雾化器A管口与氧气胶管相连接，调节氧流量达6～10 L/min，使药液喷成雾状，即可使用。

（5）助患者持雾化器，将喷气E管口放入口中，并嘱紧闭口唇，吸气时以手指按住B管口，呼气时松开B管口。如此反复进行，若患者感到疲劳，可松开手指，休息片刻再进行吸入，直到药液全部雾化为止。一般10～15 min即可将5 mL药液雾化完。

（6）治疗结束，取下雾化器，关闭氧气，助患者漱口，询问患者有无需要，整理床单。

（7）清理用物，按要求消毒、清洁雾化器，待干后备用。

（五）注意事项

（1）对初次治疗者，应教给使用氧气雾化器的方法。嘱患者吸入时，应作深吸气，以使药液到达支气管，呼气时，须将手指离开B管口，以防药液丢失。

（2）氧气雾化器的药液必须浸没D管底部，否则药液不能喷出。

（3）氧气装置上的湿化瓶要取下，否则湿润的氧气将使雾化器的药液被稀释。

二、超声波雾化吸入法

超声波雾化吸入是应用超声波声能，将药液变成细微的气雾，随患者的吸气而进入呼吸道及肺泡。超声波雾化的特点是雾量大小可以调节、雾滴小而均匀，直径在5 μm以下。药液随患者深而慢的呼吸可到达终末支气管及肺泡。

（一）目的

（1）消炎、镇咳、祛痰。

（2）解除支气管痉挛，使气道通畅，从而改善通气功能。

（3）呼吸道烧伤或胸部手术者，可预防控制呼吸道感染。

（4）配合人工呼吸器，湿化呼吸道或间歇雾化吸入药液。

（5）应用抗癌药物治疗肺癌。

（二）用物

治疗车上放超声波雾化器一套，药液，蒸馏水。

（三）超声波雾化的原理

超声波雾化器通电后超声波发生器输出高频电能，使水槽底部晶体换能器发生超声波声能，声能振动雾化罐底部的透声膜，作用于雾化罐内的液体，破坏了药液表面的张力和惯性，成为微细的雾粒，通过管道随患者吸气而进入呼吸道，吸入肺泡。

（四）操作方法

（1）水槽内放冷蒸馏水。蒸馏水要浸没雾化罐底部的透声膜。

（2）按医嘱将药液 30～50 mL 放入雾化罐内，检查无漏水后，放入水槽内，将水槽盖盖紧。

（3）备齐用物携至患者处，核对无误后说明情况，以取得合作。

（4）接通电源，先开电源开关，指示灯亮，预热 3 min，定时 15～20 min 再开雾化开关，指示灯亮，根据需要调节雾量（高档 3 mL/min、中档 2 mL/min、低档 1 mL/min），一般用中档。

（5）患者吸气时，将面罩置于口鼻上，呼气时启开，或将口含嘴放口中，闭口作深吸气，呼气时张口。

（6）治疗毕，先关雾化开关，再关电源开关，否则电子管易损坏。若有定时装置则到“OFF”位雾化自动停止，这时要关上电源开关。助患者取舒适卧位，整理床单。

（7）放掉水槽内水，按要求消毒清洗雾化罐、送风管、面罩或吸气管等，并擦干备用。

（五）注意事项

（1）水槽内无水切勿开机，否则会烧毁机心。

（2）若需连续使用时，须间歇 30 min，并更换水槽内蒸馏水，保证水温不超过 50 ℃。

（3）水槽底部的压电晶体片和雾化罐的透声膜，质脆且薄易破损，操作中不可用力按压，操作结束只能用纱布轻轻吸水。

（4）每次用毕切断电源开关，雾量调节应旋至“0”位。

第六章　社区妇女儿童的保健与护理

妇女是人类的母亲，儿童是世界的未来，母婴安全是社会发展水平的标志，并受到全人类的共同关注。WHO 在《2000 年世界卫生报告》中指出，卫生系统主要包括所有以促进、恢复和维护健康为主要目标的活动，因此，改善人群健康是卫生系统的目标。妇女和儿童作为家庭和社会的核心组成部分，其健康水平和健康意识对整个国家的民族素质和卫生水平产生直接影响，因此，在 19 世纪末 20 世纪初，以关注妇女和儿童两个脆弱人群的母婴保健被纳入公共卫生的重要内容，由此可见，关注妇女和儿童的健康已成为世界性的趋势和各国卫生系统努力的目标。作为社区卫生服务“六位一体”的功能之一，加强与妇女儿童保健相关的工作势在必行。社区护理人员应该掌握与妇女儿童保健相关的理论和技能。

第一节　概　述

一、社区妇女儿童保健的重要性

妇女儿童的健康状况不仅直接影响到家庭及社会的健康水平，而且决定了一个国家未来的综合素质。但由于受到社会、经济、文化及生理等因素的影响，妇女儿童的整体健康及生存状况相对较差，依然是社会的脆弱人群，这使得妇女儿童对健康促进有着持久的需求，对公共卫生服务的需求较大。因此，妇幼卫生状况和水平是反映一个国家或地区发展程度最基本、最重要的指标。

（一）妇女儿童是需要社会关照的特殊群体

妇女在历时30年左右的生育期中，要经历妊娠、分娩、产褥、哺乳及避孕等生理过程，而儿童则要经历新生儿期、婴幼儿期、学龄前期、学龄期及青春期的生长发育才能进入到成年阶段，由于妇女和儿童处于不同时期，从生理特点、健康状况到生存方式，都需要有与普通成人不同的健康需求，她们是一支脆弱的群体，需要社会特殊的关照。因此，占社会总人口2/3以上的妇女儿童保健成为社区卫生服务的重要内容之一。

（二）妇女儿童的健康关系到综合国力的提高

妇女的健康直接关系到后代的健康和出生人口的素质，而儿童的健康则直接决定了一个国家未来的综合素质，因此，加强妇女儿童保健是对发展生产力最重要的投资，并关系到综合国力的提高。

（三）妇女儿童健康是衡量卫生系统绩效的重要指标

妇女儿童的健康水平是反映医疗卫生综合效果的重要指标，WHO将孕产妇死亡率和婴儿死亡率作为评价卫生系统绩效的指标，旨在强调大力发展社区卫生服务，促进母婴安全，提高妇女和儿童的健康水平。

二、社区妇女儿童保健的内涵

社区妇女儿童保健是针对妇女儿童不同阶段的生理、心理特点及保健需求，以预防为主，以保健为中心，以维护妇女儿童的身心健康和促进母婴安全为目标，以群体为对象，针对妇女儿童在不同阶段存在的健康问题，提供良好的健康教育和健康服务，以提高妇女儿童的健康水平。

WHO在20世纪90年代提出了生殖健康的概念，指出生殖健康是指在生命所有阶段的生殖功能和生殖过程中，生理、心理和社会适应状态良好，没有疾病和虚弱。生殖健康的内涵是人们能够进行负责、满意和安全的性生活，不担心传染疾病和意外妊娠；

能生育，并有权决定是否生育和生育的时间；能安全妊娠和分娩，保障婴儿存活并健康成长；能知情选择和获得安全、有效、可接受的节育措施。由此可见，生殖健康涵盖了母亲安全、计划生育、性健康、儿童生存与发展等多个方面，强调维护妇女儿童的合法权利和地位，重视男性在促进妇女儿童健康方面的责任和义务，赋予妇幼保健更深刻的含义和更广阔的范围。

三、妇女儿童保健相关的政策与法规

我国的妇幼保健法制建设得到了国家和党的一贯重视，1949 年第一届政治协商会议通过的《共同纲领》第 48 条规定："注意保护母亲、婴儿和儿童的健康"。在十一届三中全会后，妇幼保健法制建设更是得到了迅速发展，在政策的引导下，各地建立、健全了三级妇幼保健网，健全了分级分工和逐级转诊等制度，促进了我国妇幼保健事业的发展。

（一）全国城市围产保健管理办法

1987 年卫生部颁布了《全国城市围产保健管理办法（试行）》，旨在促进母婴的健康与安全，实现优生优育提高民族健康水平。该管理办法是在总结 20 世纪 70 到 80 年代城市围产保健工作经验的基础上制定的，管理办法中系统规定了围产保健的具体内容、保健机构分工及保健管理措施等，目的是为了进一步提高管理水平，明确各级医疗保健机构的职责，做到临床和保健相结合，以降低孕产妇死亡率、围产儿死亡率、残疾儿出生率和提高新生儿的健康素质。目前这一管理办法已于 2011 年 6 月 23 日废止。

（二）农村孕产妇系统保健管理办法

1989 年卫生部颁布了《农村孕产妇系统保健管理办法（试行）》，该管理办法是在总结农村开展孕产妇系统保健管理工作经验的基础上制定，对农村孕产妇从怀孕开始到产后 42 天进行系统的检查、监护和保健指导。通过建立健全村、乡、县三级医疗保健网，实行统一的管理，做到预防为主，防治结合，达到减少孕产期合并症、并发症和难产的发病率，降低孕产妇、围产儿死亡率，提高出生人口素质的目的。该办法指出农村孕产妇系统保健应以提高产科质量为中心，筛选高危孕妇为重点，实行分级分工管理，提高保健质量。

（三）中华人民共和国母婴保健法

1994年第八届全国人民代表大会常务委员会第十次会议通过了《中华人民共和国母婴保健法》，1995年正式实施。该法律的颁布旨在保障母亲和婴儿健康，提高出生人口素质，是我国贯彻《儿童权利公约》保护儿童权利的重大举措和后续行动。《母婴保健法》贯彻以保健为中心、保健和临床相结合、面向群众、面向基层和预防为主的工作方针，系统规定了婚前保健服务、孕产期保健服务及新生儿期保健服务的具体内容，规定了各级医疗机构的职责，并对边远贫困地区妇女儿童的保健服务给予了法律的保证。《母婴保健法》的颁布标志着我国母婴保健工作由行政管理步入法制管理的轨道。

（四）中国儿童发展纲要

2001年国务院颁布了《中国儿童发展纲要（2001～2010）》，从儿童健康、教育、法律保护和环境四个领域提出了儿童发展的主要目标和策略措施。该纲要指出：坚持“儿童优先”原则，保障儿童生存、发展、受保护和参与的权利，提高儿童整体素质，促进儿童身心健康发展。儿童健康的主要指标达到发展中国家的先进水平，儿童教育在基本普及九年义务教育的基础上，大中城市和经济发达地区有步骤地普及高中阶段教育，逐步完善保护儿童的法律法规体系，依法保障儿童权益，优化儿童成长环境，使困境儿童受到特殊保护。该纲要的实施使我国儿童生存、保护、发展的环境和条件得到明显改善。而《中国儿童发展纲要（2011～2020）》除坚持“儿童优先”原则外，更强调保障儿童利益最大化、确保所有儿童享有平等的权利和机会以及鼓励儿童参与家庭、文化和社会，为儿童创造更好的生存和发展环境。

（五）中国妇女发展纲要

2001年，国务院颁布了《中国妇女发展纲要（2001～2010年）》，确定了妇女与经济、妇女参与决策和管理、妇女与教育、妇女与健康、妇女与法律、妇女与环境六个优先发展领域的主要目标和策略措施。纲要指出要保障妇女获得平等的就业机会和分享经济资源的权利，提高妇女的经济地位；保障妇女的各项政治权利，提高妇女参与国家和社会事务管理及决策的水平；保障妇女获得平等的受教育机会，普遍提高妇女受教育程度和终身教育水平；保障妇女享有基本的卫生保健服务，提高妇女的健康水平和预期寿命；保障妇女获得平等的法律保护，维护妇女的合法权益；优化妇女发展的社会环境和生态环境，提高妇女生活质量，促进妇女事业的持续发展。该纲要的实施使我国妇女在政治、经济、教育、健康等领域取得了全面进步。而《中国妇女发展纲要（2011～2020》中，将妇女与健康作为最重要的发展领域，以保障妇女平等享有基本医疗卫生服务，提高妇女的生命质量和健康水平。

（六）中华人民共和国人口与计划生育法

2001年第九届全国人民代表大会常务委员会第二十五次会议通过了《中华人民共和国人口与计划生育法》，该法律的颁布旨在实现我国人口与经济、社会、资源、环境的协调发展，加强母婴保健，提高人口素质。该法律指出应当积极开展以人为本的计划生育优质服务，保障妇女享有计划生育权利，坚持实行计划生育基本国策，提倡晚婚晚育，依法保障女婴和女孩的生存发展权利。《人口与计划生育法》的颁布标志着国家以法律的形式确立了计划生育基本国策的法律地位。

（七）孕前保健服务工作规范

2007年卫生部发布了《孕前保健服务工作规范（试行）》，该工作规范发布的背景是2003年颁布的新的《婚姻登记条例》中，将婚前医学检查由强制性改为自愿性。该工作规范强调以提高出生人口素质，减少出生缺陷和先天残疾发生为宗旨，为准备怀孕的夫妇提供健康教育与咨询、健康状况评估、健康指导为主要内容的保健服务。孕前保健不但是婚前保健的延续，更是孕产期保健的前移。

四、社区妇女儿童保健的现状及展望

我国政府一向致力于将保障妇女儿童健康作为经济和社会发展的重要组成部分，通过颁布一系列与妇幼保健相关的法律法规，极大地促进了我国妇幼保健事业的发展。根据1980年和1986年卫生部颁布的《妇幼卫生工作条例》，由妇幼（婴）保健院、所（站），妇女保健所（院），儿童保健所，计划生育技术指导所及妇产（婴）医院组成的妇幼卫生专业机构为妇女及儿童提供保健服务，大大改善了妇女儿童的健康状况。到1991年，我国婴儿死亡率下降至50.2‰，孕产妇死亡率下降至80.0/10万。

从20世纪90年代开始，我国政府通过签署国际公约、颁布两纲及《母婴保健法》促进了我国妇幼保健工作的法制化发展。1997年国务院在《关于卫生改革与发展的决定》中，提出大力发展社区卫生服务，完善县、乡、村三级卫生服务网，将妇幼保健作为社区“六位一体”功能的重要组成部分。在政策的引导下，全国建立健全了妇幼保健服务网络，改善了妇幼卫生管理与服务，制订了妇幼保健工作方针，强调以保健为中心，以保障生殖健康为目的，实行保健和临床相结合，面向群体，面向基层和预防为主，实施了“降消”项目、中国妇女健康行动、开展出生缺陷防治和爱婴行动、加强儿童疾病防治，加强基层妇幼卫生工作、实施母子系统保健项目及综合性妇幼卫生保健项目等一系列行动和措施，切实改善了妇女儿童健康水平。从妇幼卫生监测数据看，2007年与2000年比较，全国婴儿死亡率由32.2‰降到15.3‰，5岁以下儿童死亡率由39.7‰降到18.1‰，孕产妇死亡率由53.0/10万降到36.6/10万，均已实现新两纲的目标要求。大大促进我国妇女儿童健康状况不断改善，妇幼卫生主要指标的不断改善，得到了国际社会的充分肯定和尊重。

尽管我国在妇女保健方面做了大量的工作，婴儿死亡率和孕

产妇死亡率有明显降低，但与政府承诺的目标相比，还有一定的差距。未来“儿童优先、母亲安全”仍是我国妇女儿童保健工作的首要任务，除降低孕产妇死亡率、婴儿死亡率外，更重要的是尊重妇女儿童的权利，转变服务理念，为妇女儿童生命的各个阶段提供优质服务。继续完善和提高以生殖健康为核心的围产期保健、青春期保健和围绝经期保健，加强妇女精神卫生保健、劳动环境保护及传染性疾病的防治仍然是未来社区妇女保健的重要内容。继续加强出生缺陷和先天性畸形的防治、加强传染性疾病和非传染性疾病的防治，重视儿童精神卫生和心理发育、预防环境对儿童的不良影响，促进儿童的全面发展是未来社区儿童保健的重要内容。

第二节　社区妇女儿童保健的相关理论与应用

一、弗洛伊德的性心理发展理论

（一）理论产生背景

弗洛伊德（Freud S）是奥地利精神病学家，被誉为“现代心理学之父”。1905 年，他通过精神分析法观察人的行为，创建了性心理发展理论。弗洛伊德认为性本能是个性发展过程中具有重要意义的因素，他的理论注重儿童性心理发展、儿童对自己身体的关注是建立于他人关系基础之上。

（二）理论的主要观点

弗洛伊德认为儿童从出生到成年要经历五个发展阶段，儿童在这些阶段中获得的经验决定了他们成年的人格特征。

1. 口唇期

口唇期（oral stage）指从出生到 1 岁，婴儿期所有的愉悦之源来自口唇的活动，婴儿通过吸吮、咬、咀嚼、吞咽等活动来获得快乐与安全感。这种口唇的满足有助于婴儿情绪及人格的正常发展。

2. 肛门期

肛门期（anal stage）指1～3岁，随着肛门括约肌的发育和排便控制能力的形成，1～3岁的儿童愉悦的中心转移到排泄所带来的快乐及自己对排泄的控制，这段时期排便环境和氛围对儿童的个性产生深远的影响。

3. 性蕾期

性蕾期（phallic stage）指3～6岁，该期儿童对性器官开始发生兴趣，他们察知两性的区别并感到好奇。这段时期女孩容易产生“恋父情结”，男孩则容易产生“恋母情结”，健康的发展在于与同性别的父亲或母亲建立起性别认同感。

4. 潜伏期

潜伏期（latent stage）指6～12岁，该期儿童早期的性欲冲动被压抑到潜意识领域，精力和能量都放在知识的获取和玩耍上，儿童的兴趣不再限于自己的身体，转而注意周围环境的事物，因此，该期儿童的愉悦感主要来自对外界环境的体验，这对以后的人际交流产生重要影响。

5. 生殖期

生殖期（genital stage）指12岁以上，随着青春期的来临，儿童生殖系统开始成熟，性激素开始分泌，潜意识中的性欲冲动开始涌现。生殖器官成为主要关注的中心和愉悦的源泉，注意力转移到性伴侣上，但他们同样会将能量放在寻求友谊、自我发展上。

（三）理论的应用

性心理发展理论的主要贡献在于发现了潜意识及其在人类的个性发展及行为中所起的作用。性心理发展理论有助于社区护士正确理解和评估不同年龄阶段儿童外在的焦虑、紧张、恐惧等不良情绪和反常行为所折射出的内心需求，以采取针对性措施。例如：在口唇期，应促进母乳喂养，当婴儿患病禁食时，如果没有医学禁忌证，应指导给予安慰奶嘴；在肛门期，护士应指导家长培养儿童良好的排便习惯；在性蕾期，鼓励家长参与照护过程，鼓励儿童对性别的认同；在潜伏期，注意保护儿童的隐私，同时引导儿童将精力投入到学习和运动中去；在生殖期，提供必要的性知识教育，女孩来月经要进行经期卫生指导等。根据不同年龄阶段的心理发展特点提供有效地护理措施，促进儿童的健康发展。

二、埃瑞克森的心理社会发展理论

（一）理论产生背景

埃瑞克森（Erikson E）是美籍丹麦裔心理学家，该理论建立在弗洛伊德的精神心理理论基础上，强调文化及社会环境对人发展的影响，他认为生命的历程就是不断达到心理社会平衡的过程。埃瑞克森用生物学中的“关键时期”和“后生性”这两个概念来描述儿童个性发展关键时期中的核心冲突。每一阶段核心冲突的顺利解决都是建立在前一阶段核心冲突解决基础上。

（二）理论的主要观点

埃瑞克森将人的一生分为八个心理社会发展阶段，每个阶段都有一些特定的发展问题，这些问题的解决影响着儿童健康人格的形成和发展。他将儿童时期心理社会发育分为五个阶段。

1. 婴儿期（0～1 岁）

“信任与不信任”是该期心理社会发展的关键问题。健康人格首要的特征是建立一种基础信任感，信任感的形成标志儿童完成了婴儿期最重要的任务，也是儿童在此期最满意的体验。与弗洛伊德的“口唇期”相对应，这段时期是婴儿对各种感观刺激的感受期，婴儿不仅用口，还用视觉、抓取等方式接触外界事物。信任感的建立必须与具体的人和事物相联系，因此该期照护者持续地关爱至关重要，这有助于儿童信任感的发展。反之，当婴儿缺乏信任体验或基本需求没有满足时，就会产生不信任感，婴儿会把对外界的恐惧和怀疑情绪带入以后的发展阶段。因此，这一阶段，使婴儿对环境和未来产生乐观和信心是最理想的发展结果。

2. 幼儿期（1～3 岁）

“自主与羞怯或怀疑”是该期心理社会发展的关键问题。随着小儿对自己的身体、行为、环境的控制能力加强，他们希望实践新获得的动作技能，例如走、爬、跳，并用自己的脑力进行选择、做出决定，逐渐建立了自主感。此期与弗洛伊德的“肛门期”相对应，自主感的建立以肛门括约肌自主控制能力的形成为标志。此期儿童开始独立的探索，通过模仿他人的动作和行为进行学习。当这种自主行为受到他人嘲笑或羞辱或当他们在本来有能力自理的领域被强迫依赖他人时，消极的怀疑和羞怯感就会形成。此期因尚未形成社会规范的概念，儿童的任性行为达到高峰，喜欢说“不”来满足独立自主的需要。因此，该阶段理想的发展结果是自我控制。

3. 学龄前期（3～6岁）

“主动与罪恶感”是该期心理社会发展的关键问题。随着身体活动能力和语言的发展，此期儿童有强烈的想象力和好奇心，开始主动探索周围的世界，因而产生一种自我意识。该阶段与弗洛伊德的“性蕾期”相对应，主要特征是活跃的、入侵性行为。该期儿童不再只听从他人的指示，他们乐于自己创造游戏活动，有时会违背父母和他人的意愿行事，同时又因其行为或想象被指责而容易产生罪恶感。此期给予儿童积极鼓励和正确引导有助于自主性的发展。因此，该期积极的结果是建立儿童的方向感和目标感。

4. 学龄期（6～12岁）

“勤奋与自卑”是该期心理社会发展的关键问题。此期是儿童成长过程中的决定性阶段，此期儿童学习大量的文化知识和技能，并在完成任务中获得乐趣，该相当于弗洛伊德的潜伏期。该期是儿童社会关系形成的决定性阶段，儿童在该期学会和他人竞争、合作，在实践中出色完成任务并受到鼓励时，可获得自我价值感和勤奋感。但如果对他们的期望过高，或当他们认为自己不能达到他人为自己设立的标准时，就会产生一种自卑感。此期顺利发展的结果是学会与他人竞争，求得创造与自我发展。

5. 青春期（12～18 岁）

“自我认同与角色混淆”是该期心理社会发展的关键问题。此期青少年关注自我，开始建立自我认同。该期与弗洛伊德的生殖期相对应。此期由于体格生长发育迅速，青少年开始关注自己在他人眼中的形象，他们将其自我观念和价值标准与社会观念整合，并开始作职业规划。随着自我认同的建立，他们不再依赖父母和同伴的看法，真正开始独立。如果不能很好解决核心冲突，则会产生角色混淆。该期的理想的结果是奉献和忠诚他人，并实现自身价值和理想。

（三）理论的应用

心理发展理论有助于护理人员认识儿童发展过程中所面临的问题或矛盾，并认识到疾病常常引起这些矛盾的激化并影响儿童心理的正常发展，借助此理论，护理人员可以准确认识到影响儿童健康的问题，采取有效的护理措施。在婴儿期，鼓励父母多陪伴婴儿，对住院的婴儿，护理人员应经常抱抱婴儿；在幼儿期，指导父母鼓励幼儿自己动手吃饭、穿衣、刷牙等活动，促进其自主感的发展；在学龄前期，鼓励儿童表达自己的感受，尊重儿童做出的决定；在学龄期和青春期，指导其积极应对学习的压力，树立正确的价值观和人生观。

三、皮亚杰的认知发展理论

（一）理论产生背景

皮亚杰（Piaget J）是瑞士心理学家，皮亚杰通过对儿童行为的长期观察，提出了儿童认知发展理论。该理论认为儿童的智力起源于他们的动作和行为，儿童对经常变化的外部环境不断做出新反应，促进了智力的发展。

（二）理论的主要观点

皮亚杰认为逻辑思维能力的发展有四个主要阶段，每个阶段的出现都有一定的顺序性和连续性，必须建立在前一阶段认知发育基础上。智力的发展过程是逐渐成熟的、程序化的，分为以下四个阶段。

1. 感觉运动阶段

感觉运动阶段（sensorimotor stage）指0～2岁，该阶段受感官活动指导，形成简单的学习过程，期间经历六个亚阶段，儿童从反射性活动逐渐形成简单的、重复的行为。本阶段的主要特征是形成自主协调运动，能够将自己同环境区分开时，形成自我观念的雏形。在感觉运动的后阶段，儿童开始运用语言和象征性思维。

2. 前运算阶段

前运算阶段（preoperational stage）指2～7岁，该阶段儿童能用语言、符号、象征性游戏等来表达外部事物，主要的认知发育特征是以自我为中心，此期的儿童只能够站在自身的角度看待事物，其行为往往没有明确的理由。该阶段儿童的思维是具体的，有形的，儿童会根据事物与自己的联系或其用途来解释事物。

3. 具体运算阶段

具体运算阶段（concrete operational stage）指7～11岁，在该年龄阶段，儿童的思维逐步变得有逻辑性，能够对事物进行分类、整理、排序和组织，但尚不能进行抽象思维。此期儿童不再以自我为中心，而是能够考虑他人的利益，即开始有了社会化的概念。

4. 形式运算阶段

形式运算阶段（formal operational stage）指11～15岁，该阶段以适应性和灵活性为特征，青少年可进行抽象思维，运用抽象符号，并能通过系列观察得出逻辑性的结论。尽管他们有时会将理想和现实相混淆，但仍然能够处理和解决一些现实的矛盾。

（三）理论的应用

皮亚杰理论过于强调人类发展的生物学因素，忽视了导致个体差异和认知发育差异的因素，但该理论为了解儿童的思维提供了框架。认知发展理论可帮助护理人员了解不同发展阶段儿童的思维和行为方式，采取合适的语言和方式与其沟通，设计合适的活动及有激发性的健康教育方案，例如根据儿童的认知发展特点，提供相应的玩具、故事书、绘画，并提供适合的读物解释治疗和健康照护过程等。

四、库伯格的道德发育理论

（一）理论产生背景

库伯格（Kohlberg L）是美国儿童发展心理学家，他继承了皮亚杰的理论，提出了道德发展阶段理论。库伯格借助道德两难的问题情景，来探讨儿童对道德判断的内在认知心理历程。

（二）理论的主要观点

库伯格认为，儿童的道德判断随其认知发展的程度而改变，根据儿童至青少年的道德发展，按其道德推理思维的不同，分为三个时期六个阶段。

1. 前习俗阶段（1～6岁）

该阶段儿童已具备关于是非善恶的社会准则和道德要求，但他们是从行动的结果及与自身的利害关系来判断是非的。该阶段又分为两个时期。

（1）惩罚与服从导向期：儿童认为凡是权威就是好的，遭到权威的批评的就是坏的。他们道德判断的理由是根据是否受到惩罚或服从权力，而不考虑惩罚或权威背后的道德准则。

（2）工具性的相对主义导向期：儿童首先考虑的是准则是否符合自己的需要，有时也包括别人的需要。人际关系常被看成是交易的关系，对自己有利的就好，不利的就不好。好坏以自己的利益为准。

2. 习俗阶段（6～12岁）

在习俗阶段儿童有了满足社会的愿望，比较关心别人的需要。该阶段包括两个时期。

（1）好孩子导向期：儿童认为一个人的行为正确与否，主要看他是否为别人所喜爱，是否对别人有帮助或受别人称赞。

（2）法律和规则导向期：遵守规则，完成任务，尊重权威，维持社会规则才是正确的行为。

3. 后习俗阶段（12～19岁）

在后习俗阶段，儿童开始对道德价值和道德原则做出自己的解释，而不受权威和规则制定者的控制。该阶段的两个时期。

（1）社会契约导向期：在该阶段，个人看待法律较为灵活，认识到法律、社会习俗仅是一种社会契约，是可以改变的，而不是固定不变的。

（2）普遍的道德原则导向期：该阶段个人在判断道德行为时，不仅考虑到适合法律的道德准则，同时也考虑到未成文的有普遍意义的道德准则。道德判断已超越了某些规章制度，更多地考虑道德的本质，而非具体的准则。

（三）理论的应用

库伯格从发展心理学的角度来论述道德发展，强调道德发展是认知发展的一部分，道德判断同逻辑思维能力有关，并且，社会环境对道德发展有着巨大的刺激作用。因此，在对儿童进行道德教育时，应根据儿童的认知和道德发展阶段，循循善诱地促进其发展；其次，学校、家庭和社会要创造良好的条件，通过开展各种道德教育活动，促进儿童道德判断能力的发展。

第三节　社区妇女儿童的健康管理

根据卫生部颁布的《国家基本公共卫生服务规范（2011年版）》，妇女和儿童保健是公共卫生服务的重要内容之一，对孕产期妇女和儿童提供系统的保健管理，有利于降低孕产妇死亡率和婴儿死亡率，改善妇女和儿童的健康状况。

一、新生儿健康管理

（一）新生儿家庭访视

社区护士在新生儿出院后，根据“出生报告制”合理安排时间，及时进行家庭访视，并建立新生儿健康管理卡和预防接种卡。社区护士对新生儿进行3次家庭访视，在新生儿出院后3天内进行初次访视；第2次访视在新生儿出生后2周，第三次访视在出生后第4周。每次访视要详细填写访视记录，评估新生儿的健康状况，并对家长进行健康指导。

（1）新生儿健康状况评估：了解围产期情况、新生儿出生情况、预防接种情况，在开展新生儿疾病筛查的地区了解新生儿疾病筛查情况等。观察家居环境，重点询问喂养、睡眠、大小便情况。观察精神、面色、呼吸、皮肤、五官、黄疸、脐部情况、外生殖器、臀部等。进行体格检查，为新生儿测量体温、身长、体重等。

（2）建立《0～6岁儿童保健手册》。

（3）新生儿保健指导：根据新生儿的具体情况，有针对性地对家长进行母乳喂养、沐浴、脐部护理、预防接种和常见疾病预防的指导。如新生儿未接种卡介苗和第1剂乙肝疫苗，应提醒家长尽快补种。如未接受新生儿疾病筛查，告知家长到具备筛查条件的医疗保健机构补筛。

（4）异常新生儿的管理：对于低出生体重、早产、双多胎或有出生缺陷的新生儿根据实际情况增加访视次数。对体温超过38.5℃或物理降温4小时无效，或者体温低于35℃或不吃奶、呼吸频率过快（超过60次或出现呼吸暂停）、瞳孔发白，怀疑先天性白内障、眼睛分泌物过多、婴儿对声音无反应等要给予转诊。

（二）新生儿满月健康管理

新生儿满28天后，指导家长利用接种第二针乙肝疫苗的时机，带新生儿在乡镇卫生院、社区卫生服务中心进行随访。重点询问和观察新生儿的喂养、睡眠、大小便、黄疸等情况，对其进行体重、身长测量、体格检查和发育评估。

二、婴幼儿健康管理

婴幼儿的健康管理均应在乡镇卫生院、社区卫生服务中心进行，偏远地区可在村卫生室、社区卫生服务站进行，时间分别在3个月、6个月、8个月、1岁、1岁半、2岁、2岁半、3岁时，共8次。有条件的地区，建议结合儿童预防接种时间增加随访次数。

（一）婴幼儿健康状况评估

询问上次随访到本次随访之间的婴幼儿喂养、患病等情况，定期进行体格检查，测量身高、体重、胸围、头围等，以评估婴幼儿生长发育和心理行为发育状况。

（二）婴幼儿生长发育监测

1. 生长发育评价指标

（1）体重：体重是衡量儿童营养状况和生长发育的重要指标。儿童的体重可根据以下公式粗略计算：

1～6个月婴儿的体重（kg）＝出生体重＋月龄×0.7

7～12个月婴儿的体重（kg）＝6＋月龄×0.25

2～12岁儿童的体重（kg）＝年龄×2＋8

（2）身高（身长）：儿童出生时身长平均为50 cm，出生后前半年平均每月增长2.5 cm，后半年平均每月增长1.25 cm，至6个月时身长平均65 cm，1岁时身高平均75 cm。2岁以后每年增长5～7 cm。婴儿期身长的增长以躯干为主，幼儿期开始以下肢为主。至青春期，进入生长发育的第二个高峰，体格迅速增长。2～12岁儿童的身高可根据以下公式粗略计算：

身高（cm）＝年龄×7＋70

（3）头围：头围的大小反映了大脑和颅骨的发育。出生时头围为33～34 cm，前半年每月大约增加1.5 cm，后半年每月增加0.5 cm。6个月时平均头围43 cm，1岁时46 cm，2岁时达48 cm。

（4）胸围：胸围反映了肺与胸廓的发育。出生时儿童的胸围为32 cm，比头围小1～2 cm，1岁时胸围约等于头围，以后胸围超过头围。

（5）头颅：头颅由6块扁骨组成，骨与骨之间形成囟门。前囟是一菱形间隙，出生时大小约 1.5～2 cm（对边中点的连线长度），1 岁半前闭合。后囟呈三角形间隙，在出生后 6～8 个月闭合。

（6）牙齿：儿童在 4～10 个月开始出牙，1 岁尚未出牙视为异常，2～2.5 岁出齐，乳牙共 20 颗。6 岁左右开始出第一恒牙，7～8 岁乳牙按萌出顺序开始脱落代以恒牙。

2. 生长发育的评价

（1）标准差法：又称均值离差法，是我国评价儿童体格生长状况最常用的方法。标准差法是用体格生长指标（按年龄）的均值为基准值，以标准差为离散度，划分评价等级，一般认为均值±2 个标准差（包含 95%的总体）范围内的被检儿童为正常儿。

（2）百分位法：是世界各国常用的评估儿童体格生长的方法。百分位数法是以体格生长指标（按年龄）的中位数（即第 50 百分位 P50）为基准值，一般认为第 3～97 百分位（包含 95%的总体）范围内的被检儿童为正常儿。

（3）曲线图法：即生长发育图法。根据儿童体格生长指标（按年龄）参考值得均值±2 个标准差（或第 3 及第 97 百分位的数值），绘制两条标准生长曲线。将被检儿童的体格测量数值按年龄标识，并连成一条曲线，与标准生长曲线进行比较，以评价个体儿童的生长发育状况及群体儿童的生长趋势。

（4）指数法：是对两项指标的相互比较，综合评价儿童的体格生长、营养状况和体型。儿童常用的指数是 Kaup 指数。Kaup 指数表示单位面积的体重数，＜12 为营养不良，12～13.4 为偏瘦，13.5～18 为正常，19～20 为营养优良，＞20 为肥胖。计算公式如下：

$$\text{Kaup 指数}=\frac{\text{体重（kg）}}{[\text{身长（cm）}]^2}\times 10^4$$

（三）婴幼儿保健指导

对家长进行母乳喂养、辅食添加、心理行为发育、意外伤害预防、口腔保健、常见疾病防治等健康指导。

（四）进行贫血及听力筛查

在婴幼儿6～8个月、18个月、30个月时分别进行血常规检测。在6个月、1岁、2岁、3岁时使用听性行为观察法进行听力筛查。

（五）定期预防接种

在每次进行预防接种前均要检查有无禁忌证，若无，体检结束后接受疫苗接种。我国免疫规划疫苗包括乙肝疫苗、卡介苗、脊髓灰质炎疫苗、百白破疫苗、麻疹疫苗和白破疫苗等6种，2008年卫生部发布了扩大免疫规划，在以上6中规划疫苗的基础上，将甲肝疫苗、流脑疫苗、乙脑疫苗及麻腮风疫苗也纳入国家免疫规划，要求对适龄儿童进行常规接种。儿童免疫规划程序见表6-1。

表6-1　儿童免疫规划程序

疫苗	接种月/年龄	接种剂次	接种部位	接种途径	接种剂量	注意事项
乙肝疫苗	0、1、6月龄	3	上臂三角肌	肌内注射	5 μg/0.5 mL	出生24 h内接种第一剂，第1、2剂之间间隔≥28 d，第3剂在第1剂接种后6个月（5～8月龄）接种，与第2剂间隔≥60 d
卡介苗（减毒活结核菌混悬液）	生后24 h至2个月内	1	左上臂三角肌上端	皮内注射	0.1 mL	2个月以上小儿接种前做硬结核菌试验（1∶2000），阴性方能接种
脊髓灰质炎减毒活疫苗糖丸	2、3、4月龄，4周岁	4	—	口服	每次1丸三型混合糖丸疫苗	第1、2剂次，第2、3剂次间隔均≥28 d。冷开水送服或含服，服后1 h内禁用热开水
百日咳菌液、白喉类毒素、破伤风类毒素	3、4、5月龄，18～24月龄	4	上臂外侧三角肌	肌内注射	0.5 mL	第1、2剂次，第2、3剂次间隔均≥28 d
白破疫苗	6周岁	1	上臂三角肌	肌内注射	0.5 mL	—
麻风疫苗（麻疹疫苗）	8月龄	1	上臂外侧三角肌下缘	皮下注射	0.5 mL	儿童8个月接种1剂次麻风疫苗，麻风疫苗不足部分继续使用麻疹疫苗
麻腮风疫苗（麻腮疫苗、麻疹疫苗）	18～24月龄	1	上臂外侧三角肌下缘	皮下注射	0.5 mL	儿童18～24月龄接种1剂次麻腮风疫苗，麻腮风疫苗不足部分使用麻腮疫苗替代，麻腮疫苗不足部分继续使用麻疹疫苗

续表

疫苗	接种月/年龄	接种剂次	接种部位	接种途径	接种剂量	注意事项
乙脑减毒活疫苗	8 月龄，2 周岁	2	上臂外侧三角肌下缘	皮下注射	0.5 mL	—
乙脑灭活疫苗	8 月龄（2 剂次），2 周岁，6 周岁	4	上臂外侧三角肌下缘	皮下注射	0.5 mL	第 1、2 剂次间隔 7～10 d
A 群流脑疫苗	6～18 月龄	2	上臂外侧三角肌附着处	皮下注射	30 μg/0.5 mL	第 1、2 剂次间隔≥3 个月
A+C 流脑疫苗	3 周岁，6 周岁	2	上臂外侧三角肌附着处	皮下注射	100 μg/0.5 mL	2 剂次间隔≥3 年；第 1 剂次与 A 群流脑疫苗第 2 剂次间隔≥12 个月
甲肝减毒活疫苗	18 月龄	1	上臂外侧三角肌附着处	皮下注射	1 mL	—
甲肝灭活疫苗	18 月龄，24～30 月龄	2	上臂外侧三角肌附着处	肌内注射	0.5 mL	2 剂次间隔≥6 个月

三、学龄前儿童健康管理

社区卫生机构为 4～6 岁儿童每年提供一次健康管理服务。散居儿童的健康管理服务应在乡镇卫生院、社区卫生服务中心进行，集体儿童可在托幼机构进行。

（一）学龄前儿童健康状况评估

询问上次随访到本次随访之间的膳食、患病等情况，进行体格检查，测量身高体重等，进行血常规检测和视力筛查，评估儿童生长发育和心理行为发育状况。

（二）学龄前儿童保健指导

对家长进行合理膳食、心理行为发育、意外伤害预防、口腔保健、常见疾病防治等健康指导。

（三）健康问题处理

对健康管理中发现的有营养不良、贫血、单纯性肥胖等情况的儿童应当分析其原因，给出指导或转诊的建议。对口腔发育异常（唇腭裂、高腭弓、诞生牙）、龋齿、视力异常或听力异常儿童应及时转诊。

四、学龄期儿童及青少年健康管理

社区卫生机构为学龄期儿童及青少年每年提供一次健康管理服务，包括健康状况的评估、保健指导及健康问题处理。

（一）儿童及青少年健康状况评估

询问上次随访到本次随访之间的营养、患病等情况，进行体格检查，测量身高体重等，进行血常规检测、口腔检查及视力筛查，评估儿童及青少年生长发育和心理行为发育状况。

（二）儿童及青少年保健指导

对儿童及青少年进行合理膳食、心理行为发育、口腔保健、常见疾病防治、性知识教育等健康指导。

（三）健康问题处理

对健康管理中发现的有骨骼畸形、贫血、单纯性肥胖、性发育异常、学习困难等情况的儿童及青少年应当分析其原因，给出指导或转诊的建议。

五、孕前健康管理

社区卫生服务机构或医疗保健机构应为准备怀孕的夫妇提供健康教育与咨询、健康状况评估及健康指导等主要保健服务。

（一）健康教育与咨询

通过询问、讲座及健康资料的发放等，向计划怀孕的夫妇讲解孕前保健的重要性，介绍孕前保健服务内容及流程，提供健康教育服务。

（二）健康状况检查

通过询问既往疾病史、孕育史、家族史、营养、职业、生活方式、运动情况及社会心理等了解准备怀孕夫妇的一般情况；在知情选择的基础上进行孕前医学检查，主要包括体格检查，实验室检查如血尿常规、肝功能、阴道分泌物检查，以及辅助检查如心电图、B超等，必要时进行激素和精液检查。与此同时，对可能影响生育的疾病进行专项检查，包括严重的遗传性疾病如地中海贫血；可能引起胎儿感染的传染病及性传播疾病，如乙型肝炎、结核病、弓形体、风疹病毒、巨细胞病毒、单纯疱疹病毒、梅毒螺旋体及艾滋病病毒等；精神疾病；其他影响妊娠的疾病，如高血压病和心脏病、糖尿病及甲状腺疾病等。

（三）健康指导

遵循普遍性指导和个性化指导相结合的原则，对计划怀孕的夫妇进行怀孕前、孕早期及预防出生缺陷的指导。

六、孕期健康管理

目前我国已建立了对孕产妇进行系统保健管理的三级网络，实行孕产期系统保健的三级管理。在城市，开展医院三级分工和妇幼保健机构三级分工，实行孕产妇划片分级分工，并健全转诊制度。在农村开展了由县医院和县妇幼保健站、乡卫生院、村妇幼保健人员组成的三级分工。通过三级分工，一级机构为孕产妇提供定期检查，一旦发现异常，及早将高危孕妇转诊至上级医院进行监护处理。

（一）孕早期健康管理

在孕12周前，到孕妇居住地的乡镇卫生院、社区卫生服务中心为孕妇建立《孕产妇保健手册》，并进行第1次产前检查。

1. 孕妇健康状况评估

询问既往史、家族史和个人史等，观察体态、精神状况和面色等，并进行一般体检、妇科检查和血常规、尿常规、血型、肝功能、肾功能和乙型肝炎等检查，有条件的地区建议进行血糖、阴道分泌物、梅毒血清学试验、HIV抗体检测等实验室检查。

2. 开展孕早期保健指导

孕早期在对个人卫生、心理和营养保健指导时，要特别强调避免致畸因素和疾病对胚胎的不良影响，同时进行产前筛查和产前诊断的宣传告知。

3. 高危孕妇筛查

对孕妇进行高危因素筛查，对具有妊娠危险因素和可能有妊娠禁忌证或严重并发症的孕妇，及时转诊到上级医疗卫生机构，并在 2 周内随访转诊结果。

（二）孕中期健康管理

在孕 16～20 周、21～24 周各进行 1 次产前检查，对孕妇的健康状况和胎儿的生长发育情况进行评估和指导。

1. 孕妇健康状况评估

通过询问、观察、一般体格检查、产科检查、实验室检查等，对孕妇健康和胎儿的生长发育状况进行评估，识别需要做产前诊断和需要转诊的高危孕妇。

2. 开展孕中期保健

进行孕期心理、运动及营养指导外，还应进行预防出生缺陷的产前筛查和产前诊断的宣传告知。

3. 高危孕妇筛查

对孕妇进行高危因素筛查，发现有异常的孕妇，要及时转至上级医疗卫生机构。出现危急征象的孕妇，要立即转上级医疗卫生机构。

（三）孕晚期健康管理

在孕 28～36 周、37～40 周各进行 1 次随访，指导孕妇去有助产资质的医疗卫生机构各进行 1 次产前检查。

1. 孕妇健康状况评估

通过询问、观察、一般体格检查、产科检查、实验室检查等，对孕妇健康和胎儿的生长发育状况进行评估。

2. 开展孕晚期保健指导

对孕产妇进行自我监护、促进自然分娩、母乳喂养等方法以及孕期并发症和合并症防治等指导。

3. 高危孕妇筛查

对随访中发现的高危孕妇应根据就诊医疗卫生机构的建议督促其酌情增加随访次数。随访中若发现有意外情况，建议其及时转诊。

七、产后健康管理

（一）产后家庭访视

乡镇卫生院、村卫生室和社区卫生服务中心（站）在收到分娩医院转来的产妇分娩信息后，应合理安排时间，分别在出院后3～7 d、产后14 d和28 d进行三次家庭访视，有异常情况适当增加访视次数。通过家庭访视，进行产褥期健康管理，加强母乳喂养和新生儿护理指导。

1. 产妇健康状况评估

通过观察、询问和检查，了解产妇一般情况，测量体温和血压，检查乳房、子宫、恶露、会阴及腹部伤口恢复等情况。

2. 进行产褥期保健指导

对产妇进行个人卫生、心理、营养、运动、康复及新生儿照护等指导。

3. 异常情况的处理

对母乳喂养困难、产后便秘、痔疮、会阴或腹部伤口等问题进行处理。发现有产褥感染、产后出血、子宫复旧不佳、妊娠合并症未恢复者以及产后抑郁等问题的产妇，应及时转至上级医疗卫生机构进一步检查、诊断和治疗。

（二）产后42 d健康检查

在产后42～56 d，乡镇卫生院、社区卫生服务中心为正常产妇做产后健康检查，异常产妇到原分娩医疗卫生机构检查。

1. 产妇健康状况评估

通过询问、一般体检和妇科检查，必要时进行辅助检查对产妇恢复情况进行评估。

2. 进行产后保健指导

对产妇应进行性保健、避孕、预防生殖道感染、纯母乳喂养6个月、婴幼儿营养等方面的指导。

八、围绝经期健康管理

社区卫生服务机构应为本社区的围绝经期妇女建立健康档案，定期进行妇科疾病的普查，并针对围绝经期的生理和心理改变提供保健指导。

（一）完善健康档案

建立围绝经期妇女健康档案，根据围绝经期妇女健康危险因素，设计定期体检表，为妇女提供定期体检，以及早发现妇女的健康问题，提出针对性的防治措施。

（二）加强妇科疾病的普查

定期为围绝经期妇女提供妇科疾病的普查，每年一次宫颈细胞学检查、B超检查、血、尿常规检查等。

（三）围绝经期保健指导

通过开展专题讲座、宣传海报、发放宣传手册等，为围绝经期妇女提供关于日常保健、运动、自我监测、心理调适等方面的保健指导。

九、社区妇幼保健的评价指标

近年来，随着医学与科学技术的发展，社区妇幼保健在理论、技术和方法上取得了很大的进步，妇幼保健工作也取得了巨大成绩。但我国母婴安全工作发展不平衡，全国各地之间孕产妇死亡率、婴儿死亡率等有很大差异，社区妇幼保健工作在城乡、地区间差距悬殊。因此，需要定期对社区妇幼保健工作进行质量和效果评价，明确存在的问题，确定工作重点和采取适宜的应对策略，不断提高妇幼保健质量。

（一）社区妇幼保健工作统计指标

该指标用于衡量保健工作数量和质量，包括孕产期保健指标、儿童保健指标和妇科疾病普查普治指标等。

1. 孕产期保健指标

$$早孕建册率=\frac{辖区内孕\ 12\ 周之前建册的人数}{该地段时间段内活产数}\times 100\%$$

$$孕妇健康管理率=\frac{辖区内孕期接受\ 5\ 次及以上产前随访服务的人数}{该地改时间内活产数}\times 100\%$$

$$孕产妇产前检查覆盖率=\frac{期内接受一次及以上产前检查的产妇数}{期内孕妇总数}\times 100\%$$

$$产后访视率=\frac{辖区内产后\ 28\ 天内接受产后访视的产妇数}{该地改时间内活产数}\times 100\%$$

2. 儿童保健指标

$$新生儿访视率=\frac{年度辖区内接受\ 1\ 次及以上访视的新生儿人数}{年度辖区内活产数}\times 100\%$$

$$儿童健康管理率=\frac{年度辖区内接受\ 1\ 次及以上随访的\ 06\ 岁儿童数}{年度辖区内应管理的\ 0\sim 6\ 岁儿童数}\times 100\%$$

$$儿童健康体检率=\frac{年度辖区内接受健康体检的儿童数}{年度辖区内应该接受体检的儿童数}\times 100\%$$

3. 妇科疾病普查普治指标

$$普查率=\frac{期内实查人数}{期内应查人数}\times 100\%$$

$$患病率=\frac{期内患妇科疾患者数}{期内受检查妇女人数}\times 10\ 万/10\ 万$$

$$总治愈率=\frac{治愈妇科疾病例数}{患妇科疾病总例数}\times100\%$$

（二）社区妇幼保健质量指标

产后出血、产后感染及重度妊娠期高血压疾病是威胁产妇生命的三大主要并发症，儿童营养不良是影响儿童正常生长发育的重要并发症，加强这些并发症的防治，是社区妇幼保健的主要任务之一，也是衡量保健质量的重要指标。

女性围绝经期的早期表现比较明显，可通过以下指标判断是否进入围绝经期。

1. 高危孕妇发生率

$$高危孕妇发生率=\frac{期内高危孕妇数}{期内孕（产）妇总人数}\times100\%$$

2. 妊娠高血压疾病发生率

$$妊娠高血压疾病发生率=\frac{期内患患者数}{同期产妇总人数}\times100\%$$

3. 产后出血率

$$产后出血率=\frac{期内产后出血人数}{同期产妇总人数}\times100\%$$

4. 产褥感染率

$$产褥感染率=\frac{期内产褥感染人数}{期内产妇总人数}\times100\%$$

5. 死产率

$$死产率=\frac{某地某时期孕28周以上死产数}{该地同期孕28周以上死产数+活产数}\times100\%$$

6. 5 岁以下儿童中、重度营养不良患病率

$$5\text{岁以下儿童中、重度营养不良患病率}=\frac{\text{某时期中、重度低体重儿童数}}{\text{同期 5 岁以下儿童数}}\times 100\%$$

（三）社区妇幼保健效果指标

孕产妇死亡率和围生儿死亡率是衡量妇幼保健工作的两个主要的效果指标，为了促进母婴安全，降低这两个率不仅是妇幼工作的主要指标，也是衡量各国卫生系统绩效的主要指标之一。

1. 围生儿死亡率

围生儿死亡是指妊娠满 28 周至出生后 7 d 内死亡的胎儿及新生儿。因此，围生儿死亡率计算公式如下：

$$\text{围生儿死亡率}=\frac{\text{孕 28 足周以上死胎、死产数}+\text{生后 7 日内新生儿死亡数}}{\text{孕 28 足周以上死胎、死产数}+\text{生后 7 日内新生儿死亡数}+\text{活产数}}\times 1000‰$$

2. 孕产妇死亡率

根据世界卫生组织的定义，孕产妇死亡是指妊娠开始至产后 42 d 内，因各种原因引起的死亡，但意外死亡如车祸、自杀除外。计算公式如下：

$$\text{孕产妇死亡率}=\frac{\text{年内孕产妇死亡数}}{\text{年内孕产妇总数}}\times 10\text{ 万}/10\text{ 万}$$

3. 新生儿死亡率

$$\text{新生儿死亡率}=\frac{\text{期内生后 28 日内新生儿死亡数}}{\text{同期活产数}}\times 1000‰$$

4. 婴儿死亡率

$$\text{婴儿死亡率}=\frac{\text{某时期内婴儿死亡人数}}{\text{同期活产婴儿数}}\times 1000‰$$

5.5 岁以下儿童死亡率

$$5\text{岁以下儿童死亡率}=\frac{\text{某时期5岁以下儿童死亡数}}{\text{同期活产数}}\times 1000‰$$

6. 妇女某病死亡率

$$\text{妇女某病死亡率}=\frac{\text{期内某病死亡人数}}{\text{同期平均妇女人数}}\times 10\text{万}/10\text{万}$$

第四节　社区新生儿的保健指导

新生儿期指从胎儿娩出脐带结扎至出生后 28 d，是从完全依赖母体生活的宫内环境到宫外环境生活的过渡时期。

一、新生儿期保健的意义

新生儿各个系统器官尚未发育完善，对外界环境适应性差，免疫功能低下，易患各种疾病，且病情变化快，所以新生儿期是儿童发病率、死亡率最高的时期。新生儿期死亡人数占婴儿期死亡总人数的 60％～70％，而出生后 7 d 内死亡者，又占新生儿期死亡总数的 70％左右。因此，加强社区新生儿保健，定期进行家庭访视，具有重要意义。

二、新生儿期的保健指导

通过家庭访视，社区护士应全面评估新生儿生长发育及喂养情况，根据新生儿期的保健要求并结合新生儿的实际情况，为家长提供以下保健指导。

（一）喂养

新生儿期的食物以乳类为主，可以有三种喂养方式：母乳喂养、人工喂养和混合喂养。根据产妇和新生儿的实际情况，建议产妇选择合理的喂养方式。

1. 母乳喂养

母乳是新生儿最理想的食品。母乳喂养是最自然、最合理的喂养方式，若母亲和婴儿无禁忌证，应鼓励母乳喂养（母乳喂养的指导见产后保健部分）。

2. 人工喂养

母亲由于各种原因不能喂哺新生儿时，可选用动物乳如牛、羊乳或其他代乳品喂养，称为人工喂养。人工喂养虽不如母乳喂养优质、经济、方便、卫生，但如果能选择优质乳品，合理调配，注意消毒，也能满足新生儿的营养需求，保证新生儿正常的生长发育。目前常用的人工喂养方法有牛乳喂养、配方乳喂养和羊乳喂养。

（1）牛乳喂养。①牛乳的调配：在给婴儿喂养牛乳时，应先进行稀释（加水或稀米汤）、加糖（每 100 mL 加糖 5～8 g）来调配。出生后 1～2 周内的新生儿可用 2∶1 牛乳（鲜牛乳 2 份，加水 1 份，并加入适量的糖调配），以后逐渐增加至 3∶1 或 4∶1，1 个月后，可喂全牛乳；②小儿所需牛乳量的计算：根据新生儿每日所需总能量和液体量来计算牛乳、水及糖的需要量。婴儿每日约需能量 400～450 kJ/kg（100～120 kcal/kg），每日需水量 150 mL/kg。8%的糖牛乳（每 100 mL 牛乳加糖 8 g）约提供能量 400 kJ，故按能量需要计算，婴儿每日约需 8% 糖牛乳 100～110 mL/kg。例如：3 个月婴儿，体重 5 kg，每日需喂 8%糖牛乳量为 110 mL/kg×5 kg＝550 mL（鲜牛乳 550 mL、糖 44 g），每日需水量为 150 mL/kg×5 kg＝750 mL，除牛乳外每日尚需供水为 750－550＝200（mL）。以上所需牛乳量、水量可分次喂新生儿。

（2）配方乳喂养：牛乳因为蛋白质比例不合适、饱和脂肪酸高、糖含量低等不适合新生儿的消化吸收，所以现在很少采用纯牛乳喂养，而大多采用经过改良的配方乳进行喂养。配方乳改良了蛋白质的比例，降低了饱和脂肪酸的含量，加入乳糖、植物油等，使其成分接近人乳，有利于婴儿的消化吸收和满足营养需求。配方乳在配制时，可根据说明书冲调或按重量1∶8（30 g乳粉加240 g水）或按体积1∶4（1匙乳粉加4匙水）冲调成乳汁，再按小儿所需牛乳量进行计算。根据不同年龄阶段小儿的生理特点和营养需求，提供多种配方乳，如早产儿配方乳、新生儿配方乳、较大婴儿配方乳及各种特殊配方乳。

（3）羊乳喂养：羊乳的成分与牛乳相似，但乳清蛋白含量较牛乳高，易消化。但羊乳中叶酸和维生素 B_{12} 含量很低，容易导致巨幼细胞性贫血。在农村地区，有很多家长仍选择羊乳喂养，所以应给小儿补充叶酸和维生素 B_{12}。

人工喂养的注意事项：①一般人工喂养每3～4小时1次，在新生儿期每日喂6～8次，每次喂养的量从50 mL逐渐增加到120 mL；②人工喂养的乳品的量和浓度应根据小儿的月龄和体重计算，按小儿的食欲调整，避免过稀、过少或过浓、过多；③选择容易清洗的奶瓶，奶头软硬适中，奶头孔的大小根据小儿的吸吮能力而定；④调配好的奶可先滴一滴在手腕内侧，温度适宜再喂养新生儿；⑤喂奶时将奶瓶倾斜保持奶汁充满奶嘴，以免小儿吞入大量空气；⑥每次喂养完毕，及时清洗奶瓶和奶嘴，每天将用具煮沸5～10 min进行消毒。

3. 混合喂养

在母乳不足或各种原因不能全部以母乳喂养时，需用部分牛乳、配方乳、羊乳或其他代乳品喂养婴儿称为混合喂养。有两种添加方法：①补授法：因为母乳不足需要添加一定量的牛乳或代乳品以满足小儿需要。采用补授法时应先给予母乳喂养，再添加乳品或代乳品，避免吸吮刺激减少而使乳汁分泌骤减。②代授法：由于母亲各种原因不能给小儿母乳喂养，因此在一天内有数次完全以牛乳或代乳品代替母乳喂养。采用代授法的母亲在无法哺乳期间仍要将乳汁挤出，并保证母乳喂养次数每天不少于3次，以免乳汁分泌减少。

（二）日常保健指导

1. 居住环境

社区护士通过评估新生儿的居住环境，指导家长使新生儿居住环境应保持适宜的温度，大约在 22～24 ℃，湿度保持在 50%左右。寒冷季节要注意保暖，使新生儿体温维持在 36～37 ℃。并注意开窗通风，避免长时间使用空调。寒冷季节教会家长正确使用热水袋或其他保暖用品，防止烫伤。

2. 衣着

新生儿的衣服应式样简单，采用柔软的棉布制作，不用纽扣。尽量宽松易于穿脱，并使新生儿有自由活动的空间。

3. 臀部护理

新生儿由于小便次数较多，如果不注意及时更换和臀部护理，特别是一次性尿布的频繁使用，容易发生尿布疹。指导家长在白天尽量使用棉质尿布，并及时更换，大小便后及沐浴后，涂护臀膏。在保暖措施得当的条件下，让新生儿每天晒屁股 1～2 次，每次 10 min 左右，以预防尿布疹的发生。

4. 沐浴及抚触

指导家长婴儿沐浴的方法及注意事项，调节好室温和水温，浴室温度控制在 25～28 ℃，水温控制在 38～40 ℃，可以手腕内侧来测试温度。沐浴后可指导家长为新生儿进行抚触，不仅可以促进婴儿的生长发育，而且有利于增进母子感情。

（三）预防新生儿感染指导

1. 预防新生儿肺炎

新生儿由于分泌型 IgA 的缺乏，呼吸道抵抗能力较差，发生上呼吸道感染时容易导致新生儿肺炎。因此，应指导家长寒冷季节及开窗通风时注意保暖；家人感冒时，应戴口罩后接触新生儿；减少亲友探视以避免交叉感染；新生儿沐浴时调节好浴室温度，沐浴时间不宜超过半个小时。

2. 预防脐部感染

新生儿脐带一般在出生后 7～10 d 脱落。若新生儿沐浴后脐部处理不当、一次性尿布使用不当等易导致新生儿脐部发生感染，甚至败血症。所以社区护士应指导家长正确使用一次性尿布，并做好脐部护理：每次沐浴后，用棉签涂75%乙醇于脐部，并保持脐部清洁、干燥。若发现新生儿脐部红肿或有分泌物时，应及时就诊。

3. 预防肠道感染

新生儿由于免疫功能的不完善，容易发生肠功能紊乱及肠道感染，特别是人工喂养的新生儿。因此，应指导家长在母乳喂养前应洗手，清洁乳头。人工喂养者正确调配牛奶的浓度，每次喂养后，用具应及时清洁，用开水冲洗，有条件者定期消毒。并指导家长正确判断母乳喂养及人工喂养新生儿的大便性状、次数。如果新生儿大便性状改变、次数增多时，应首先了解是否由于喂养不当，如牛奶浓度过浓或过早添加辅食。如果调整喂养仍未改善，并且伴新生儿哭闹、拒食或精神差等，应及时就诊。

（四）教会家长识别异常症状

1. 发热

教会家长正确使用肛表，新生儿出现体温过高时，应首先检查衣服是否穿得过多，环境温度是否过高。如确为发热，应及时就诊，在医生指导下服用药物。

2. 黄疸

新生儿由于肝脏功能尚不完善，出生后体内大量的红细胞被破坏，释放的胆红素在短时间内无法排出，所以新生儿出生后会出现生理性黄疸。而部分新生儿由于母乳喂养不当（新生儿吸吮次数少，摄入量少而使肠蠕动减慢，肠肝循环增加使新生儿血液中胆红素浓度升高）使黄疸时间延长。因此，教会家长正确识别生理性黄疸和病理性黄疸。①生理性黄疸：黄疸在新生儿出生后2～3 d出现，黄疸仅限于面部。一般10～14 d后逐渐消失。部分新生儿虽然黄疸时间较长，但停止母乳喂养后，黄疸很快消失。②病理性黄疸：如果黄疸颜色加深、范围扩大，应及时就诊。

（五）促进新生儿信任感发展

新生儿与亲人之间良好的情感联结是小儿心理社会发展的基础。鼓励家长与新生儿进行交流、拥抱、抚触、说话等，帮助新生儿发展信任感，不仅有利于亲子感情的建立，也有利于小儿良好个性的培养和智力的发育。

第五节　社区婴幼儿的保健指导

婴幼儿期是指出生后 28 天到 3 周岁，其中，婴儿期是从出生后 28 天到 1 周岁，幼儿期是从 1 周岁到 3 周岁。

一、婴幼儿期保健的意义

婴幼儿期儿童生长发育迅速，对营养需求高，开始添加辅食，但由于消化和吸收功能未发育完善，容易发生消化不良及营养紊乱；从母体获得的免疫力逐渐消失，而自身的免疫力低下，容易患感染性疾病。此外，此期儿童语言和动作能力明显发展，但缺乏自我保护意识，容易发生意外事故。因此，加强喂养指导，定期体格检查，加强生长发育监测，按计划预防接种，促进儿童感知觉发展，是该期的保健重点，对改善我国婴幼儿健康状况，降低婴儿死亡率具有重要意义。

二、婴幼儿期保健的指导

（一）合理喂养

婴儿期的食物仍然以奶及奶制品为主，继续鼓励母乳喂养，指导合理添加辅食和断奶，根据婴幼儿消化和吸收特点，合理安排断奶后的饮食，并从幼儿饮食逐渐过渡到普通饮食。

1. 继续鼓励母乳喂养

WHO 倡导出生后 4 个月内坚持纯母乳喂养，4～6 个月后所有的婴儿均开始添加辅食。随着婴儿的成长，对奶量需求的增多，可采取定时喂养，逐渐减少喂养次数，增加每次的奶量。4 个月以内，3～4 h 喂养一次，4 个月后，适当减少喂养次数，增加每次的奶量。

2. 合理添加辅食

随着婴儿对营养需求的增多，仅乳类已不能满足婴儿生长发育的需要，而婴儿消化功能的逐渐成熟和乳牙的萌出，需要为婴儿增加食品的种类。

（1）添加辅食的原则：添加辅食时应遵循由少到多、由稀到稠、由细到粗、由一种到多种的原则，辅食内不加盐和味精，不能以成人食物代替辅食。在患病期间，不添加新的辅食。

（2）添加辅食的顺序：根据婴儿生长发育的需要及消化吸收功能的情况，逐渐添加辅食。添加顺序见表 6-2。

表 6-2　添加辅食顺序

月龄	添加辅食
1～4 个月	菜汤，水果汁，维生素 A、D 制剂
5～6 个月	米糊、营养米粉，稀粥，蛋黄，鱼泥，菜泥，果泥，豆腐，动物血
7～9 个月	烂面，碎菜，蛋，鱼，肝泥，肉末，饼干，馒头片，熟土豆等
10～12 个月	厚粥、软饭，拌面，豆制品，碎菜，碎肉，带馅食品等

（3）添加辅食的注意事项：开始添加辅食应在婴儿状况良好、情绪愉悦的时候，婴儿较容易接受。婴儿对食物的接受存在个体差异，一种新食物可能需要 1～2 d 至 1 周的时间。而家长不要因为婴儿拒绝而不再添加辅食。在添加辅食的过程中，通过观察婴儿的大便情况，来判断添加的辅食是否得当。

3. 断奶

随着辅食的添加，训练儿童使用杯子喝水或汤匙进餐，为断奶做好准备。婴儿 8～12 月时，逐渐减少母乳喂养的次数，先停止夜间母乳喂养，逐步停止白天母乳喂养，整个过程不少于 1 个月。切忌通过在乳头涂辣椒、药水或与母亲隔离等方式，强迫断乳，以免对婴儿的心理健康造成不良影响。如果婴儿体弱多病或母亲乳汁充足，可适当延缓断乳时间。

4. 断奶后的饮食指导

断奶是指终止母乳喂养，但乳类（牛奶或配方奶）仍是婴儿期主要的食物，因为牛乳或配方乳仍是优质蛋白和钙的重要来源，所以断乳后，应添加牛乳或配方乳以满足婴儿的营养需求。此外，断乳后要安排好婴儿的辅食，一日三餐加上、下午点心，注意干湿搭配，食物的烹调宜碎、细、软、烂，平衡膳食。

（二）定期健康检查与生长发育监测

按照卫生部制定的《国家基本公共卫生服务规范》的要求，按期进行体格检查，了解儿童生长发育状况，及早发现影响生长发育的因素，及早处理。

（三）培养良好的生活习惯

1. 饮食习惯

从婴儿期就应培养良好的饮食习惯，每次喂养时间不要过长，避免养成边玩边进食的习惯。从 4 个月开始，训练用小匙喂养。鼓励幼儿自己使用餐具，独立进餐，饮食逐渐过渡到多样化，避免挑食、偏食，创造愉悦的进餐环境，细嚼慢咽，避免进餐时责骂孩子。

2. 排尿排便习惯

2～3 个月开始训练排尿习惯，适当减少夜间的喂哺次数，以减少夜间的排尿次数，白天在小儿睡前、睡后或吃奶后给小儿把尿。9～12 个月后，可以在早上醒来和晚上临睡前训练小儿坐便盆排便，时间不要过长，每次 5 min 左右。1 岁半训练不兜尿布，夜间按时将小儿叫醒排尿，避免尿床。应指导家长以鼓励和赞赏的方法来训练幼儿学习控制大小便。

3. 睡眠习惯

充足的睡眠是婴幼儿健康成长的保证。2 个月婴儿每天睡眠需要 16～18 h，12 个月婴儿每天需要 13～14 h，其中包括 1～2 h 午睡。从婴儿起，养成良好的睡眠习惯，创造安静舒适的环境，早睡早起，避免养成夜间醒来玩耍的习惯。

（四）鼓励自理能力的发展

幼儿具有较强的自主意识，喜欢独立完成一些事情。家长应鼓励、帮助其自主性的发展，培养幼儿的自理能力，如进食、洗手、整理自己的玩具等。避免家长过分溺爱或替孩子包办，剥夺幼儿学习生活自理的机会，也造成幼儿过分依赖他人的个性。

（五）促进运动发展，培养良好的性格特征

根据婴幼儿的发育情况，鼓励和训练儿童爬、站、走以促进其运动功能的发展。通过与婴儿的哺养、抚触、关爱、护理，促进婴儿对亲人及周围环境的安全感的建立，并促进其情感、感知觉的积极发展。家庭是小儿出生后赖以生存的第一个环境，家人的行为及教养方式在小儿性格的形成上打下最初的烙印。因此，家长应为小儿提供良好的成长环境，培养婴儿良好的性格特征。

（六）预防意外损伤

婴儿尚无危险意识，因此，容易发生各种意外损伤，如烫伤、触电、高空坠落或从床上跌落、异物误入五官、误食药物等。因此，加强家长安全教育至关重要，做好居住环境及生活用品的安全管理，妥善看管孩子。

（七）按时预防接种及预防常见疾病

社区护士督促家长按计划完成基础计划免疫，预防传染病发生。此外，婴幼儿期是呼吸道疾病、胃肠道疾病、营养性疾病的好发时期，社区护士应指导家长做好此类疾病的预防保健。

1. 婴幼儿肺炎

肺炎在寒冷季节及气候骤变时好发，多见于 3 岁以下的婴幼儿。常见的病原体为细菌和病毒，感染的途径大多经呼吸道入侵。由于婴幼儿的呼吸道抵抗力差，在上呼吸道感染时，极容易导致肺炎。人工喂养小儿及体质较差如营养不良、贫血、佝偻病等小儿容易发生肺炎。预防措施主要包括：增加户外活动，增强抗病能力；尽量避免到人多的公共场所，减少感染的机会；季节变换时注意增减衣服，防止感冒；指导家长识别上呼吸道感染的早期症状及常用药物的名称、剂量、用法，使疾病在早期得到有效控制；积极治疗原发疾病如贫血、佝偻病、先天性心脏病等。

2. 婴幼儿腹泻

腹泻是儿童时期的常见病，多见于5岁以下的儿童，是导致儿童营养不良、影响儿童生长发育的重要原因之一。病原体感染、人工喂养不当（如用具不清洁、牛乳温度过低等）及辅食添加不合理均可导致腹泻。预防措施包括：加强环境卫生及饮食卫生宣教；辅食添加要由少到多，循序渐进；人工喂养用具及时清洁，定期消毒，牛乳温度适宜，喂养完毕剩余牛乳不要反复放入冰箱饮用。

3. 营养不良

营养不良是由于热量和蛋白质摄入不足引起的一种慢性营养缺乏症，多发生于3岁以下的婴幼儿。造成营养不良的主要原因有喂养不当、疾病、先天不足等因素。营养不良不仅影响着儿童生理和智力的发育，而且就全世界范围而言，是造成5岁以下儿童死亡的主要的原因之一。因此，应指导家长积极预防营养不良：合理喂养，支持母乳喂养，合理添加辅食；在经济条件差的地区，若辅食以淀粉为主，指导家长在食物内添加植物油或动物油提高热能摄入，或添加豆类和蛋类以增加蛋白质的摄入；及时治疗胃肠道疾病；定时进行体重监测，及早发现营养不良，制定合理的治疗方案。

4. 单纯性肥胖

肥胖是由于长期热量的摄入大于热量的消耗，造成体内脂肪积聚过多的一种疾病。表现为体重异常增加，诊断标准：（实测体重－标准体重）/标准体重，＞10%为超重；＞20%为肥胖。近年来，物质生活水平提高使肥胖的发生呈上升趋势。不合理的喂养方式、运动过少、遗传因素、社会经济因素等是导致肥胖发生的原因。肥胖儿童容易发生心肺功能障碍，降低了儿童的运动能力，并对其心理发展也产生不良影响。此外，儿童时期的肥胖与成年后心血管疾病和糖尿病的发生密切相关。肥胖的预防措施包括：使家长意识到儿童肥胖的危害性，为儿童制定合理的食谱，适当限制高脂肪、含糖量高的食物，保证优质蛋白质的摄入量，增加蔬菜、水果的摄入；避免养成吃零食的习惯；增加体育锻炼是预防肥胖较好的方法；定期体格检测，及早发现超重，及时采取预防措施。

5. 维生素D缺乏性佝偻病

佝偻病是由于体内维生素D不足引起钙磷代谢失调，导致骨髓改变为主要特征的一种慢性营养性疾病，多发生于3岁以内的婴幼儿。佝偻病的发生与钙缺乏及日照时间少密切相关。佝偻病不仅影响小儿的神经、肌肉、造血及免疫等系统器官的功能，而且使机体抵抗力下降容易诱发多种感染性疾病。预防佝偻病的保健指导内容包括：增加户外活动，让婴幼儿多接受日光照射；提倡母乳喂养，因母乳中钙、磷比例适宜为2∶1，易于吸收；人工喂养的婴儿可选择强化维生素D的配方乳；及时添加辅食，特别是含钙丰富的食物；小儿生后2周开始，每日口服预防剂量维生素D 400～800 IU。

6. 贫血

营养性缺铁性贫血是儿童期的常见病，多发生于6个月～3岁的婴幼儿。据统计，我国6个月～6周岁儿童缺铁性贫血的患病率为20%～40%。造成缺铁性贫血的原因主要是体内铁储备不足、铁摄入不足、铁的需要量增加和胃肠道疾病导致铁的吸收减少等因素，其中最主要原因是食物中铁的摄入不足。贫血不仅影响小儿的生长发育，而且使机体的抵抗力下降，因此，社区护士应指导家长预防婴幼儿贫血；母乳喂养的母亲应多吃含铁丰富的食物；及时添加辅食，增加含铁丰富的食物，如蛋黄、肝泥、肉末、动物血等，同时添加果汁以促进铁的吸收；预防感染性疾病及胃肠道疾病；定时进行贫血监测，以便早发现早治疗。

第六节 社区学龄前儿童的保健指导

学龄前期是指从3周岁至入小学前（6～7岁）的一段时期。此期大多数儿童进入学龄前教育，即幼儿园。

一、学龄前期保健的意义

学龄前期儿童智力发展快，自理能力和机体的抵抗力增强，是性格形成的关键时期。学龄前期儿童大部分进入幼儿园，幼儿园可以为儿童提供更合理的生活作息、更系统的学前教育及锻炼儿童的独立生活能力，为进入小学打好基础。但集体儿童的心理问题、传染病、食物中毒等发生率较散居儿童高。并且，此期儿童独立意识逐渐增强，与外界接触增多和活动范围扩大，因此容易发生各种意外。因此，继续监测儿童的生长发育、加强早期教育，预防意外伤害，对促进儿童的健康发展仍具有重要意义。

二、学龄前期保健的指导

此期儿童基本进入幼儿园，因此，社区护士应与家长、老师密切联系，并通过卫生监督、安全监督、营养监督等促进和确保幼儿园环境整洁、照明良好、锻炼安全、营养合理，为儿童提供安全、健康的生存环境。

（一）入园体检及定期体检

儿童在入园前必须到当地医疗卫生机构的儿童保健门诊进行全身体格检查，凭健康检查表和预防接种证入园或托儿所，儿童离开园3个月以上，再入园则需要重新体检。

患传染病儿童应该及时隔离，痊愈后入园前必须递交医疗单位的证明。对有传染病接触史的儿童，必须经过医学观察，观察期满且无症状再复查，正常者可入园。有下列疾患的儿童不宜入园：严重先天性心脏病、腭裂。而癫痫、中度以上智力低下的儿童可建议送专门机构进行系统康复锻炼。对学龄前期儿童定期进行体格检查，了解生长发育和健康状况，筛查近视、营养不良、贫血、寄生虫等常见病，及时进行治疗。

幼儿园的工作人员参加工作前必须进行健康检查，持有健康检查单位签发“健康证明书”，方可上岗，以后每年进行一次体检。精神病患者、HBsAg阳性者，有严重生理缺陷者不可在托幼机构工作。下列疾病患病期间不得在幼儿园工作：患有国家法定传染病（包括急、慢性期）、滴虫性及真菌性阴道炎、化脓性皮肤病的人员。经治疗痊愈后，须有医院或防疫部门的证明，才能恢复工作。工作人员如有传染病密切接触史，须向托幼机构负责人报告，暂时调离岗位，接受医学观察。

（二）晨间检查

日托儿童每天进班前，全托儿童每天晨起后由保健人员检查，观察儿童精神、脸色，必要时测量体温，重点检查咽喉部有无红肿，腮腺有无肿大，皮肤有无皮疹等，发现问题及时处理。

（三）营养指导

随着儿童活动量增大，对营养的需求增多。此期儿童要保证热量和蛋白质的摄入，每天三餐加上、下午点心，并培养健康的饮食习惯，不挑食、不偏食、少吃零食，要做到均衡饮食。此外，注意培养儿童良好的进餐礼仪，鼓励儿童参与餐桌的布置，并借机进行用餐卫生和防止烫伤的教育。

（四）加强体格锻炼

此期儿童对各种活动及游戏有浓厚的兴趣，因此，开展安全、健康、积极的活动，特别是户外活动及游戏、体操、舞蹈，不仅能增强儿童体质，还可以寓教于乐，促进儿童智力的发育，陶冶情操。

（五）培养独立生活能力及良好的个性

此期儿童的自理能力逐渐增强，因此，是培养孩子良好的饮食、睡眠及大小便习惯的关键时期。此外，逐渐培养儿童独立穿衣、刷牙、洗脸、进食、洗澡等自理能力。而良好的家庭氛围及教养方式可以培养儿童懂礼貌、爱劳动、团结友爱、尊老爱幼的优良品质及积极的个性。

（六）预防龋齿

随着儿童龋齿发生率的升高，培养良好的口腔护理习惯是儿童时期重要的保健内容之一。指导家长选择安全、有效的牙膏及软毛牙刷，并教会儿童正确的刷牙方法，牙齿的三个面中尤其是咬合面要仔细清洁，养成每天早晚刷牙、饭后漱口的好习惯。减少零食及含糖量高的食物的摄入。定期进行口腔检查。

（七）预防接种和传染病的控制

按免疫程序按时进行各种预防接种和加强免疫，通过晨间检查、卫生检查、消毒工作等加强传染病的管理，杜绝急慢性传染病的流行。

（八）意外伤害的预防

学龄前期儿童仍是意外事故的高发人群，因此，安全教育仍是此期的重要保健内容。此期儿童安全教育的内容主要是遵守交通规则、不要在马路上玩耍、不要玩电器、不要到河边玩耍等。

（九）常见心理行为问题矫治

吮拇指、咬指甲、攻击性行为、破坏性行为、遗尿、手淫是此期儿童特别是托幼机构的儿童常见的心理行为问题。社区护士应指导家长和老师正确对待儿童的心理问题，帮助其寻找原因，对吮拇指、咬指甲的儿童给予更多的关爱、呵护和安全感；对有攻击性行为和破坏性行为的儿童应讲道理、帮助其反省；对遗尿和手淫的儿童应提供充足的游戏机会，帮助其树立自信心，避免责怪、讽刺，以免造成儿童心理障碍。

第七节　社区学龄期儿童与青春期少年的保健指导

学龄期是指 6～7 岁至青春期，相当于小学阶段。青春期是由儿童发育到成年的一段过渡时期，从开始出现青春发育征象到生殖功能发育成熟的一段时期称为青春期。世界卫生组织将其范围定为10～20岁，一般男性较女性晚2年。

一、学龄期与青春期保健的意义

学龄期儿童认知和心理发展非常迅速，同伴、学校和社会环境对其影响较大，是德、智、体全面发展的重要时期。进入青春期后，在激素作用下，个体进入生长发育的第二个高峰，性发育也逐渐成熟，并且在心理和社会方面都发生很大变化，是一生中体格、体质、心理和智力发展的关键时期。此期个体的认知、心理社会和行为发展日趋成熟，但由于神经内分泌尚不稳定，也会出现一些特殊的健康问题。因此，需要加强青春期生理和心理卫生教育，培养良好的品德。

二、学龄期及青春期保健的指导

学龄期儿童进入学校教育阶段后，社区护士应密切联系家长、老师，重视儿童青少年德、智、体、美全面发展，共同促进其生理、心理、社会功能完善。

（一）养成良好的生活习惯

在饮食上，培养儿童养成良好的饮食习惯，纠正偏食、喜欢吃零食、暴饮暴食的坏习惯。指导儿童要学会合理安排学习、睡眠、游戏和运动时间，寒暑假制订计划表，避免终日沉溺于看电视、玩游戏中。此期儿童仍是龋齿的好发人群，因此，口腔卫生仍是重要的保健内容。

（二）定期体格检查及预防疾病和意外

至少每年进行一次体格检查，监测生长发育情况，及时纠正营养性疾病和贫血，按时进行预防接种。车祸、运动伤是此期常见的意外伤害，应继续加强安全教育。

（三）近视的预防

此期是近视眼的好发时期，指导儿童青少年养成良好的用眼习惯。读书写字时眼睛要距离书本30 cm以上，并保证良好的光线，避免躺着看书；看电视或用电脑时间不宜超过1 h，每隔

30 min应让眼睛休息一下；教会儿童一些简单有效的视力保健方法，如每天 2～3 次眼睛保健操；定期视力检查可及早发现弱视、斜视、近视，并及早纠正。

（四）培养良好的学习态度，防止学校或家庭虐待

与学习及教育相关的矛盾是导致此期亲子关系和师生关系紧张的重要因素。过度的学习压力或体罚不仅使儿童产生逆反心理，恐惧或拒绝上学，在上学或考试前表现出焦虑、呕吐、腹痛、腹泻、头痛等症状。甚至导致儿童情感障碍、离家出走、自杀等严重后果。因此，应指导家长和老师树立正确的养育观念，激发儿童青少年的学习兴趣，培养良好的学习态度，防止家庭或学校虐待。

（五）心理卫生及性教育

调动家长、老师一起来关心青少年的心理成长。通过健康教育来进行性生理、性心理、性道德、性美学等教育，使其了解生殖器官的解剖与生理、第二性征的发育、遗精、月经来潮现象，解除对性发育的神秘感和对遗精、月经来潮的恐惧，正确对待青春期的各种现象，建立对性问题的正确态度，增强对心理卫生和健康行为的正确引导和教育，明确自己的性别角色，培养自尊、自爱、自强、自信的优良品质。

（六）正确对待青春期特殊行为问题

由于好奇、同伴劝诱或受电视网络影响，青少年吸烟、饮酒、吸毒等有增加趋势。而手淫也是青少年常见的问题。此外，早恋在中学生中日益普遍，且容易发生不正当的性行为，青少年妊娠和性病也影响青少年的健康。资料表明，我国青少年发生初次性行为的年龄在提前，带来诸多社会问题。因此，正确引导青少年的价值观及人生观的形成，培养广泛的兴趣和爱好，积极参加体育锻炼，进行安全性行为的教育，以减少不良行为对青少年的身心损害。

第八节　社区孕妇的孕前保健指导

我国一直以来实行强制性的婚前医学检查政策，实施婚前检查政策能减少出生人口缺陷、提高人口素质。但是基于结婚与妊娠之间较长的时间间隔及婚前检查与产前检查的脱节等原因，婚前检查并未在真正意义上服务于孕期保健，并且该政策的实施使得人们更多关注围婚期保健，而忽视了孕前保健。因此，在 2003 年 10 月 1 日卫生部取消了强制性婚前检查制度，并于 2007 年 2 月 6 日发布《孕前保健服务工作规范（试行）》，以此规范孕前保健工作。

一、孕前保健的意义

孕前保健是指通过在孕前对育龄夫妇进行危险因素评估、孕前健康咨询和有效干预等保健服务，达到降低出生缺陷、低出生体重等不良妊娠结局的一级预防措施。

孕前保健可以促进妇女良好的避孕行为，显著减低非意愿妊娠率。孕前保健还可以通过健康教育，改善育龄夫妇的不良行为或生活方式，如戒烟及饮酒后有效避孕等。同时，孕前保健还可以及早发现高危因素并采取适当的处理措施，确保育龄夫妇在孕前保持良好的生理、心理和社会状态，显著降低自然流产、出生缺陷发生率、早产率、低出生体重率，改善妊娠结局。此外，孕前保健可以显著节约医疗费用，具有良好的成本效果。卫生费用的降低来源于住院次数、住院时间和产后留院时间的减少及新生儿护理时间和护理密度的降低。基于孕前保健的重要性，因此，社区卫生工作者应该通过各种方式向育龄夫妇宣传孕前保健的重要性、时机和主要保健内容。

二、孕前保健的指导

孕前保健至少在计划受孕前 4～6 个月进行，为计划怀孕的夫妇提供孕前检查和咨询。孕前保健主要是在风险评估的基础上，通过信息采集、体格检查及实验室检查，对育龄夫妇进行遗传风险、生育、患病及用药、致畸物接触、不良行为和生活方式、营养状况、心理状况等方面进行全面评估，了解准备怀孕夫妇的健康状况，识别可能导致不良妊娠结局的危险因素，并判断其风险程度，为健康促进和医学干预提供依据。

（一）制订个性化生育保健计划

建议育龄夫妇根据家庭生育计划，在有了生育计划后，制订适合自己的保健计划，包括孕前准备、孕早期最佳保健及孕期检查计划。

孕前准备主要是妊娠前 3 个月的准备，促进育龄夫妇妊娠前保持良好的生理、心理状态，并选择适宜的妊娠时机和有计划的妊娠。目前的产前保健大多是从妊娠 8～12 周开始，忽视了妊娠早期关键时期的保健，因此，怀孕前的保健计划可提高育龄夫妇怀孕早期的自我保健意识，减少妊娠后最初 2 个月暴露于不良环境导致的胚胎发育异常的发生率。孕期检查计划主要包括孕期在何处建立保健手册，在何处进行产前检查以及是否进行母乳喂养的计划。研究发现，很多妇女在孕前已经对是否进行母乳喂养做出选择。此时，专业人员的指导和建议会在一定程度上帮助妇女建立母乳喂养的意向。

（二）避孕和受孕时机指导

1. 避孕指导

育龄夫妇暂无妊娠计划前，指导其做好避孕。选择合适的避孕方法，宜选择短效口服避孕药或外用避孕工具，如安全套等避孕措施。同时，指导育龄夫妇关于紧急避孕的知识，在避孕失败后及时采取措施避免计划外妊娠和不必要的人工流产。长期服用避孕药的妇女，如需要再生育子女时，应在停服避孕药 6 个月以后，待体内存留的避孕药完全排出体外后再妊娠。

2. 适宜的生育年龄

为确保育龄夫妇在生理和生殖功能上发育成熟，女性适宜的生育年龄一般为24～30岁左右，男性最佳生育年龄为25～35岁。这一年龄阶段，男女双方生殖器官发育较完善，精子和卵子质量较好。35岁以后卵巢功能逐渐衰退，卵子中染色体畸变的机会增多，畸胎、流产的几率增加。在我国计划生育政策即晚婚、晚育、节育、优生的指导下，建议育龄夫妇在婚后2～3年生育比较合适，有利于夫妇充分适应婚后生活，为生育做好精神和物质准备。

3. 最佳健康状况

选择夫妇双方工作和学习都不紧张的时期，在生理、心理都处于最佳状态的时机受孕。维持健康的生活方式，加强体育锻炼，营养均衡，远离烟、酒。避免在受孕期间患上肝炎、心脏病、肾病、糖尿病等慢性病，在日常生活中，应注意生殖系统的卫生和护理。同时，远离宠物，避免弓形虫感染。

4. 适宜的怀孕季节

5～7月的季节气候宜人，万物更新，男女双方精神饱满，这使得精卵细胞发育较好，而且多种新鲜蔬菜瓜果可供孕妇选择，为胎儿的发育提供有利的条件。另一方面，5～7月受孕，预产期在明年的3～5月，婴儿出生可以避开酷暑和寒冬，孩子的护理比较容易。而冬末春初是各种病毒性疾病好发的季节，如风疹、流感、腮腺炎等，怀孕早期一旦感染容易造成胎儿畸形、流产等。

5. 最佳受孕时间

选择容易受孕的时间进行性生活能提高受孕的成功率。一般来说，排卵前3天至排卵后1天是女性容易受孕的时期。可通过基础体温测量法或宫颈黏液观察法预测“易孕期”：①基础体温测量法：排卵前体温一直维持正常水平，若体温突然下降，提示24 h内会发生排卵，排卵后基础体温会升高0.3～0.5 ℃。通过基础体温测量，预测排卵的时间。②宫颈黏液观察法：宫颈黏液与激素水平有关，在激素水平较低的月经期前后，黏液量少而稠厚，提示不易受孕。当激素水平逐渐增加，黏液分泌越来越多，越接近排卵期，黏液量增多，清澈透明，拉丝度很高。

(三) 健康行为及生活方式指导

1. 合理营养，增补叶酸

强调合理均衡的营养及维持适宜的体重对妊娠的重要性。叶酸的补充应当从怀孕前 3 个月开始，无危险因素的妇女，建议每天补充叶酸 0.4 mg，既往妊娠有神经管缺陷史者，建议每天补充叶酸 4 mg，可显著降低神经管缺陷儿的发生率。

2. 改变不良生活方式

计划受孕前 3～12 个月，停止吸烟（包括暴露于二手烟环境)、酗酒、咖啡因、违法药物等，以及不良环境暴露对妊娠的影响，与育龄夫妇讨论这些危险因素，并提供相关信息，促进安全妊娠。

3. 减少妊娠并发症的风险

合理饮食与运动，维持正常体重，避免由于体重过轻或过重带来的妊娠期并发症风险。

4. 慎用药物

怀孕前后服用的药物，不论是处方药、非处方药，甚至包括某些减肥药、保健药品，都可能对母儿造成危险，怀孕前后所有药品的使用，都需要仔细阅读说明书并咨询医生的专业建议。

(四) 预防感染指导

提供怀孕前后预防感染的指导，为有需要的夫妇提供关于风疹、乙肝、水痘等疫苗的接种信息，至少在计划妊娠前 3 个月进行接种，特别是在流感季节，应为所有的妇女提供关于流感接种益处的信息。

(五) 缓解压力指导

舒缓工作和生活压力，保持心理健康，保持孕前精神愉悦，预防孕期及产后心理问题的发生。

(六) 识别怀孕指导

指导妇女识别怀孕的早期征兆，但怀孕的症状因人而异，因此，一旦怀疑自己怀孕，应尽早去医院确诊。明确是否怀孕有助于帮助妇女避免暴露于不良环境造成的风险。

1. 停经

生育年龄的妇女，平时月经周期规律，一旦月经过期 10 d 或以上，应疑为妊娠。若停经已达 8 周，妊娠的可能性更大。停经可能是妊娠最早与最重要的症状。但停经不一定就是妊娠，应予以鉴别。哺乳期妇女月经虽未恢复，仍可能再次妊娠。

2. 早孕反应

约半数妇女于停经 6 周左右出现头晕、乏力、嗜睡、食欲缺乏、喜食酸物或厌恶油腻、恶心、晨起呕吐等症状，称早孕反应。可能与体内 hCG 增多、胃酸分泌减少以及胃排空时间延长可能有关。早孕反应症状的严重程度和持续时间因人而异，多于妊娠 12 周左右自行消失。

3. 排尿次数增多

妊娠早期增大的子宫，特别是前倾子宫，在盆腔内压迫膀胱导致孕妇出现尿频。一般在妊娠 12 周以后，当宫体进入腹腔不再压迫膀胱时，尿频症状自然消失。

4. 乳房变化

妇女怀孕后，受体内增多的雌激素及孕激素影响，乳腺腺泡及乳腺腺管增生发育，使乳房逐渐增大。孕妇自觉乳房轻度胀痛及乳头疼痛，初孕妇较明显，乳头及乳晕着色加深，乳晕周围有蒙氏结节显现。而哺乳期妇女一旦受孕，乳汁分泌明显减少。

5. 容易疲劳

怀孕后孕妇会感觉疲劳，甚至头重脚轻，中午容易犯困，这与体内激素水平的变化有关。

6. 基础体温持续升高

受孕后，受体内孕激素的影响，体温持续高温相超过 18 d，早孕可能性比较大。测量基础体温的妇女可以由此判断早期怀孕。

7. 妊娠试验阳性

妊娠后，孕妇尿液含有绒毛膜促性腺激素（hCG），常用试纸法测定孕妇尿中 hCG 判断是否妊娠。若在白色显示区上端呈现一条红色线，为阴性；若在白色显示区上下呈现两条红色线，为阳性，表明受检者尿中含 hCG，可协助诊断早期妊娠。但仍需到医院就诊，以排除宫外孕等异常情况。

（七）异常情况的指导

1. 意外妊娠指导

意外妊娠存在很多潜在的风险，如夫妇没有做好心理、生理和经济上的准备、打乱工作和学习的计划、怀孕前后服用了药物或接触了危险的化学物品、合并疾病等，都可能影响妊娠结局。建议夫妇制订家庭生育计划、在未有怀孕计划前采取有效的避孕措施，可以防止意外妊娠。在意外妊娠发生后，不要轻易选择人工流产，如果有医学相关问题，可咨询医生。

2. 高龄妇女受孕指导

由于经济的发展和生育观的改变，人们的平均生育年龄呈现明显上升趋势，年龄超过 35 周岁的初产妇称为高龄初产妇。女性的生育能力通常在 30 岁开始下降，影响生育能力的疾病的发病率逐渐增加，此外，母亲年龄超过 35 岁后，与新生儿染色体相关的出生缺陷、流产、产科并发症的风险也会升高。因此，社区护士应向生育年龄的夫妇宣传适宜的生育年龄，对高龄妇女，建议其在怀孕前进行孕前检查及咨询，怀孕后尽早进行产前检查，并提供出生缺陷、染色体疾病筛查及预防并发症的相关信息。

3. 流产史妇女受孕指导

很多因素可能会导致自然流产，如吸烟、酗酒、吸毒等不良生活方式，服用某些药物，孕期感染，合并疾病等。既往有过自然流产史的妇女在计划怀孕前，应提前进行孕前检查及咨询，明确可能导致流产的危险因素。在妊娠后早期应保胎超过既往流产月份，并尽早进行产前检查。

第九节　社区孕妇的产前保健指导

一、产前保健的意义

WHO建议，确保母婴安全的服务应当由完善的家庭生育计划、良好的产前保健服务、确保安全分娩的产科服务构成，以达成以下三项行动目标，即及早识别高危因素、减少产科并发症及减少孕产妇死亡率。其中，产前保健是贯彻预防为主，及时发现危及孕妇和胎儿健康的危险因素，减少妊娠合并症、并发症，保障孕妇和胎儿健康，确保孕妇顺利度过妊娠期，维护孕妇健康和胎儿正常生长发育，促进母亲、围产期及新生儿良好结局的重要措施。因此，产前保健是围产期保健的核心内容，也是社区卫生服务重要的一部分，对提高出生人口素质也有着重要的意义。

二、产前检查

（一）建立孕产妇保健手册

为加强对孕产妇的系统管理，我国建立了孕产妇系统保健手册制度，妇女确诊早孕后应尽早到社区卫生服务中心建立孕产妇系统保健手册，保健手册主要记录妇女从怀孕至产褥期结束的主要病史、体征及处理情况，是孕产期全过程的病历摘要，妇女凭保健手册在一、二、三级医疗保健机构定期作产前检查。每次作产前检查时均应将结果填写在手册中，去医院住院分娩时应提交手册，出院时需将住院分娩及产后母婴情况填写完整后将手册移交给产妇所在的基层医疗保健组织，社区卫生服务中心接手册后根据产妇的分娩信息进行产后访视，产后访视结束后将保健手册汇总送至县、区妇幼保健所进行详细的统计分析。

（二）明确孕周和预产期

妇女确诊妊娠后，要尽早明确孕周，以合理安排孕期重要的筛查及实施干预，并推算预产期。可通过末次月经日期来明确孕周和推算预产期。根据末次月经推算预产期的方法是：从末次月经第一日算起，月份减 3 或加 9，日数加 7（农历加 14）。若末次月经记不清楚或者哺乳期无月经来潮而妊娠者，可根据早孕反应、胎动开始时间、宫底高度或 B 超测胎头双顶径等进行推算。

（三）系统的产前检查

(1) 妇女确诊妊娠后应尽早（孕 12 周内）进行初次产前检查，通过收集详细的信息、体格检查、产科检查、实验室检查等进行风险评估，对高危孕妇应尽早转诊，对低危孕妇，按照保健手册的要求按时进行随访和复查。

(2) 每次复查需要评估上次检查结果，询问有无异常状况出现，有无头晕、头痛、眼花、阴道出血、水肿等症状；每次检查均要测量血压、体重、宫底高度、腹围，注意胎儿大小，判断是否与妊娠周数相符；检查胎方位、胎心听诊，查尿蛋白，必要时复查血红蛋白；并将每次产前检查时所得的各项数值，分别记录于妊娠图上，绘制成曲线，观察其动态变化，可以及早发现孕妇和胎儿的异常情况。同时进行孕期保健指导，并预约下次检查时间。

三、孕期保健指导

（一）健康的生活方式指导

1. 合理均衡的膳食

妊娠早期由于早孕反应，所以膳食以清淡饮食为主，避免油腻，多食新鲜的蔬菜和水果。妊娠中期开始，胎儿生长发育迅速使孕妇对各种营养素的需求增加，因此，膳食摄入的原则是以动物蛋白为主，鸡、鸭、鱼、瘦肉、牛奶、鸡蛋等都是动物蛋白的来源，同时增加植物蛋白，适当限制含脂肪、糖类较多的食物，多食新鲜的蔬菜、瓜果类等富含维生素的食物，适当限制食盐的摄入量。

2. 适宜的活动与休息

指导孕妇每天应有 8～9 h 睡眠，午休 1～2 h，睡眠时宜取左侧卧位，缓解增大的子宫对下腔静脉的压迫以促进血液循环；妊娠28周以前可坚持工作，28周以后要适当减轻工作量；妊娠期进行适宜的户外活动可以促进血液循环，改善睡眠和增加食欲，活动的原则是孕妇不觉得疲劳、保证母儿安全。散步是较好的活动方式，建议孕妇每天散步2～3次，每次30 min为宜；另外，游泳、骑自行车也是孕妇较适宜的运动，指导孕妇每次运动10～15 min，休息3～5 min后再进行运动，每周进行3次，运动是否适宜的判断标准是：运动后心率超过140次/分，休息后心率降至90次/分以下，若休息10～15 min后心率不能及时恢复，应降低运动强度；从妊娠中期开始，社区护士还可以采用发放宣传资料、观看录像、直接示范等方式指导孕妇做科学的产前运动操，但有流产、早产征象时应停止。孕期适当的盆底肌锻炼可以增强盆底肌的韧性，有利于分娩的顺利进行。

3. 衣着与个人卫生

妊娠期穿着应宽松、舒适、柔软为宜；保持良好的卫生习惯，包括口腔卫生、勤沐浴和保持会阴部清洁。

4. 适度的性生活

妊娠前3个月及末3个月，均应避免性生活，以防流产、早产及感染。妊娠中期应节制性生活，采取合适的体位，并注意性生活的卫生。对有习惯性流产或早产史的孕妇，在整个妊娠期间要禁止性生活。

5. 居住和工作环境的安全

妊娠期避免长时间看电视或用电脑，家里避免饲养宠物，指导孕妇避免工作环境中的职业危害。

（二）孕期用药指导

多数药物可通过胎盘进入胎儿体内，怀孕早期是胚胎器官形成发育阶段，容易受某些药物的作用造成胚胎发育异常，因此，孕期用药应慎重，在医生指导下合理用药，包括保健品也避免盲目服用。此外，还应该避免由于担心药物对胎儿的不良影响而拒绝必要的药物治疗，造成病情加重，影响母儿健康。

（三）孕期常见症状的应对指导

1. 消化系统症状

指导孕妇妊娠早期的饮食以高热量、易消化、清淡食物为主，避免油腻；多食新鲜的蔬菜、水果；少量多餐，每天进餐5～6次，避免空腹状态，清晨起床时先吃些干的食物；保持愉悦的心情。必要时给予10～20 mg维生素B_6，每日3次口服。

2. 贫血

孕妇于妊娠后半期对铁需求量增多，在饮食方面，多食含铁丰富的食物，多食新鲜的蔬菜、瓜果类等富含维生素的食物，利于铁的吸收。仅靠饮食补充血红蛋白仍然较低时，应适量补充铁剂，如富马酸亚铁0.2 g或硫酸亚铁0.3 g，每日1次口服预防贫血。

3. 腰背痛

妊娠期间由于关节韧带松弛，增大的子宫向前突使躯体重心后移，腰椎向前突使背伸肌处于持续紧张状态，常出现轻微腰背痛。指导孕妇穿低跟鞋，尽量保持上身直立，避免长时间弯腰，若工作需要长时间弯腰，妊娠期间可暂时调离该岗位。若疼痛严重，应减少工作量，多卧床休息，局部可以热敷。

4. 下肢及外阴静脉曲张

由于子宫增大压迫下腔静脉回流，妊娠晚期孕妇容易发生下肢及外阴静脉曲张。指导孕妇妊娠晚期应尽量避免长时间站立，下肢绑以弹性绷带，晚间睡眠时应适当垫高下肢以利静脉回流。

5. 下肢肌肉痉挛

由于孕妇体内缺钙或者钙、磷比例失调导致小腿腓肠肌痉挛，痉挛常在夜间突然发作，下肢着凉或过度疲劳常是诱发因素。指导孕妇从孕20周开始常规补充钙剂。若出现痉挛发作，指导孕妇将痉挛下肢伸直使腓肠肌紧张，并行局部按摩，痉挛常能迅速缓解。

6. 下肢水肿

孕妇于妊娠晚期常出现踝部及小腿下半部轻度水肿，经休息后消退，属正常现象。指导孕妇睡眠时取左侧卧位，同时下肢垫高，促进下肢血液回流。但若下肢水肿明显，经休息后不消退，应考虑妊娠高血压疾病、妊娠合并肾脏疾病或其他合并症，应及时查明病因。

7. 痔疮

由于增大的子宫压迫和腹压增高，痔静脉回流受阻和压力增高导致痔静脉曲张，孕妇在妊娠晚期容易发生痔疮，或者原有的痔疮明显加重。指导孕妇多吃蔬菜，少吃辛辣食物，保持大便通畅，避免用力而加重痔疮。

8. 便秘

受激素影响，妊娠期间肠蠕动及肠张力减弱，孕期运动量减少，孕妇容易发生便秘。指导孕妇每日清晨饮开水一杯，养成按时排便的良好习惯，并多吃含纤维素多的新鲜蔬菜和水果，必要时口服缓泻剂，睡前口服果导片 1～2 片，或用开塞露、甘油栓，使大便滑润容易排出。

9. 仰卧位低血压

妊娠晚期，孕妇若较长时间取仰卧姿势，由于增大的妊娠子宫压迫下腔静脉，使回心血量及心排出量减少，出现低血压。指导孕妇若出现仰卧位低血压，改仰卧位为侧卧位，血压可恢复正常。

（四）孕期家庭监护指导

孕妇大部分时间是在家里度过的，因此，家庭自我监护对孕期保健具有重要意义。指导孕妇及家属进行自我监测，不仅以了解胎儿的宫内情况，还可以促进孕妇和家庭成员之间的融洽。自我监测包括以下几方面。

1. 胎动计数

胎动是胎儿宫内情况良好的表现。孕妇一般在妊娠 18～20 周开始自觉有胎动，妊娠晚期（妊娠 28 周后），胎动明显增加。正常情况下胎动每小时 3～5 次。指导孕妇自测胎动，取左侧卧位，每日早、中、晚各测 1 h 胎动，将 3 次的计数相加乘以 4 得 12 h 的胎动数，每小时胎动数不应少于3次，12 h内胎动数不应少于10次。胎动减少（12 h内胎动累计少于10次，或1 h内无胎动）或胎动突然频繁应及时就诊。告知孕妇一次胎动是胎儿一次运动过程，而不是以胎儿一拳一脚来计数，以免造成胎动过多的假象。

2. 测量体重

妊娠期孕妇体重逐渐增加，妊娠早期体重增加较少，妊娠中期开始体重增加较快。一般妊娠20周开始，平均每周增加0.3～0.5 kg。指导孕妇每天清晨起床后空腹测量体重，一般孕妇体重增长每周不超过0.5 kg，整个妊娠期约增加10～12.5 kg，若增长过快，提示可能双胎、羊水过多、胎儿过大或水肿。体重增长缓慢提示胎儿生长发育迟缓，孕妇摄入不足等。

3. 测量宫底高度及腹围

根据宫底高度了解胎儿在宫内生长情况。妊娠20周后，指导孕妇家属每周测量宫底高度及腹围，以了解胎儿生长发育情况，并记录。若宫底高度或腹围在2～3周内未增加或增加过快，提示可能胎儿宫内发育迟缓或胎儿过大或羊水过多。

4. 听胎心

教会家庭成员妊娠20周后每天听胎心音并记录，正常胎儿心率为120～160次/分。胎心音是否正常可以判断胎儿宫内情况。指导孕妇取仰卧位，胎心听筒与孕妇腹壁接触不留缝隙，听者耳朵贴近听筒，听到胎心音后，持续听1 min并记录。若胎心超过160次/分钟、低于120次/分钟，或者胎心不规则，应及时送医院。

5. 测量血压

在整个妊娠期间，孕妇血压应维持在正常水平，不高于140/90 mmHg。指导孕妇每天在相对固定的时间，在安静状态下测量血压，并记录。如果血压超过正常范围，休息半小时后重新测量，若仍然升高，应及时就诊。

（五）乳房护理的指导

良好的乳房护理可以为产后成功母乳喂养做好准备。指导孕妇随着孕期乳房的增大，选择合适的全棉乳罩，罩杯的大小以覆盖整个乳房为宜，以支撑乳房避免下垂。保持乳房的清洁，指导孕妇每天淋浴时用软毛巾擦拭乳头，增加乳头对摩擦的耐受力，但避免使用肥皂类清洗乳头，以免哺乳时乳头发生皲裂。每天按摩乳房 5 min 以增强乳房的韧性，并指导孕妇正确的按摩方法：用手掌的侧面围绕乳头均匀、轻柔的按摩乳房壁。对乳头扁平或凹陷的孕妇，社区护士应指导其做适当的纠正：①乳头伸展练习：将两拇指和示指平行放在乳头两侧，由乳头向外侧、上方或下方牵拉乳晕皮肤及皮下组织，每日两次，每次 5 min；②乳头牵拉练习：用一手托住乳房，另一手的拇指、中指和示指轻轻向外牵拉乳头，每日两次，每次 15～20 下。但既往有流产史、早产史、或出现早产倾向的妇女，刺激乳头会诱发子宫收缩，孕期要避免刺激乳头。

（六）及早识别并发症的指导

（1）阴道流血伴有或不伴有腹痛：如果阴道流血发生妊娠早期，可能是流产或者宫外孕。妊娠晚期发生阴道流血，可能是前置胎盘、胎盘早剥或者早产。指导孕妇在妊娠任何时期出现阴道流血，都要及时就诊。

（2）阴道流液：妊娠晚期，若孕妇感到突然有液体从阴道流出，可能是胎膜早破。指导孕妇应采取平卧位，以免脐带脱垂，同时保持外阴清洁，并及时送往医院。

（3）头晕、眼花、视物模糊：孕妇在妊娠 20 周后，出现头晕、眼花、视物模糊等不适，可能是妊娠高血压疾病。建议孕妇尽早就诊。

（4）剧烈呕吐：妊娠早期孕妇出现频繁呕吐，不能进食，或者孕 12 周后仍然严重呕吐，可能是妊娠剧吐的表现，指导孕妇应及时就诊。

（5）持续皮肤瘙痒：妊娠晚期孕妇出现皮肤严重瘙痒，夜间加重，可能是肝内胆汁淤积症，指导孕妇及时就诊。

（七）适宜的胎教指导

胎教是有目的、有计划地为胎儿的生长发育实施的最佳措施。适宜的胎教可以促进胎儿宫内的良好发育，并增进母儿感情。胎教有很多种途径，可以倾听舒缓的音乐让胎儿安静、舒适；通过与胎儿的交谈和抚摸进行交流也是较好的方式，可以让胎儿体会到父母的关爱；另外丈夫对妻子的温柔呵护及孕妇保持轻松愉悦的心情，对胎儿的良好发育也是非常有利的。但也有不同的观点，认为胎教的效果未得到证实。

（八）良好心理调适的指导

怀孕是妇女一生中较为重要和富于挑战性的事情，会给妇女带来一定的压力。基于对初为人母的担心、是否有充足的社会支持、经济负担过重、对妊娠带来的负担无所适从、对胎儿健康的担忧、对分娩的恐惧等，妇女在妊娠过程中，会表现出不同程度的焦虑、情绪不稳定。指导孕妇在妊娠期保持良好的心态，不仅有利于胎儿的良好发育，也有利于产后亲子关系的建立，并促进孕妇母亲角色的转换。因此社区护士应评估孕妇的心理－社会状况，为孕妇提供充分的关于妊娠期保健、育儿等方面的信息支持，鼓励孕妇表达自己对妊娠的感受，调动孕妇的家庭支持系统，为孕妇提供良好的情感支持，以促进孕妇对妊娠的良好心理适应。

（九）分娩的准备及临产的识别

1. 分娩准备教育

指导孕妇做好分娩前生理、心理和物品准备，并指导与分娩有关的知识，包括分娩的过程、合理应用放松技巧应对分娩时子宫收缩引起的疼痛和不适、合理运用腹压配合子宫收缩加快分娩的技巧等。此外，介绍分娩镇痛的方法及陪伴分娩的意义。

2. 分娩方式的确定

随着围产医学的发展，剖宫产手术安全性的提高，产前监测手段的过度使用及剖宫产指征的放宽，近年来我国的剖宫产率不断上升。因此，在妊娠 38 周左右，进行分娩评估，通过评估产妇和胎儿情况，确定合适的分娩方式，对无剖宫产指征的妇女，应进行分娩准备的教育，引导其树立对自然分娩的信心，促进自然分娩。

3. 指导孕妇识别临产先兆

在出现临产先兆时，及时将产妇送往医院以确保母婴的安全。临产先兆包括：①子宫不规律收缩：分娩前子宫不规律收缩的特点为宫缩持续时间短且不恒定，间歇时间长并且无规律；子宫收缩的强度无进行性加强；常在夜间出现，白天消失；这时给予镇静剂可抑制宫缩；②见红：在分娩发动前 24～48 h，因宫颈内口附近的胎膜与该处的子宫壁分离，毛细血管破裂经阴道排出少量血液。这是分娩即将开始的比较可靠的征象。但阴道出血量较多时应警惕是否为妊娠晚期出血；③胎儿下降感：妊娠晚期，随着胎先露下降入骨盆，宫底也随着下降，孕妇自觉舒适，呼吸轻快。同时由于胎先露下降压迫膀胱，孕妇出现尿频。

第十节　社区孕妇的产后保健指导

产后保健包括产后访视和产后 42 天健康检查，是围产保健的重要组成部分，直接关系到产妇康复、婴儿健康成长及母乳喂养的成功。

一、产后保健的意义

产褥期对妇女、新生儿、家庭而言，是一个重要的转折时期，在这一时期，妇女会经历强烈的生理和情感体验，并需要适应新的角色和家庭模式的转变，因此，此期存在大量健康问题。良好的产后保健可以及早发现某些影响产妇和新生儿的健康问题，为有特殊需要的母婴提供转诊服务；提供母亲营养咨询和支持，改变不科学的产后饮食习惯，促进母亲的康复和新生儿的正常发育；为新生儿喂养、预防接种等提供咨询；提供母乳喂养的技能和信息支持，促进并维持成功的母乳喂养；提供避孕和性生活指导，减少哺乳期内意外妊娠的发生率；还可以提供心理支持和帮助，促进产妇的心理调适和新的家庭运作模式的形成。

二、产后保健的指导

在产后，按照孕产妇系统保健手册进行家庭访视，对产褥期妇女和新生儿进行健康评估，了解产妇的一般情况、了解子宫复旧情况及产妇的心理调适状况，以便为产妇提供良好的产褥期保健指导。

（一）健康的生活方式指导

1. 适宜的环境

保持居住环境适宜的温度和湿度，勤开窗有利于室内空气清新，这样不仅使产妇得到良好的休息，也有利于新生儿的成长。

2. 良好的卫生习惯

在尊重个人意愿的基础上保持良好的卫生习惯，勤擦身，勤换衣，用软毛牙刷刷牙，保持外阴清洁，产后四周内禁止盆浴。

3. 均衡的营养

产妇不仅自身机体需要恢复，而且还担负着哺育新生儿的责任，因此，合理营养对产妇非常重要。产妇应增加高蛋白食物和营养丰富的汤类，如鱼汤、骨头汤、鸡汤等，以利于乳汁分泌；适当摄入高质量的脂肪不仅有利于婴儿大脑的发育，也有利于脂溶性维生素（如维生素 A、D、E、K）的吸收；新鲜的蔬菜水果也是不可少的，但应避免辛辣、刺激性饮食，禁止烈性酒类、咖啡，禁止吸烟，在医生指导下合理用药和保健品。

4. 适宜的运动

自然分娩者产后 24 h 可下床活动，行会阴切开术或剖宫产的产妇，可推迟至产后第 3 日起床适当活动。产后尽早活动，有助于子宫复旧、体力恢复、排尿及排便，避免或减少静脉栓塞的发生率，且能使骨盆底及腹肌张力恢复，避免腹壁皮肤过度松弛。但尽量避免重体力劳动或蹲位活动，以防子宫脱垂。此外，自然分娩 48 h 后、剖宫产拆线后可进行产后康复操，产后康复操应包括能增强腹肌张力的抬腿、仰卧起坐动作和能锻炼骨盆底肌及筋膜的缩肛动作。产后 2 周时开始加作胸膝卧位，以预防或纠正子宫后倾。上述动作每日 3 次，每次 15 min，运动量应逐渐加大。

（二）促进子宫复旧指导

产后哺乳、适宜的活动、产后康复操和良好的卫生习惯有利于子宫的良好复旧。产后 1 周，在耻骨联合上尚能触及宫底，产后 10 d 后子宫降至骨盆，腹部已不能触及宫底。指导产妇识别异常恶露，正常恶露有血腥味但无臭味，持续 4～6 周，产后 3 d 内为血腥恶露，之后转为浆液性恶露，2 周后转为白色恶露。如果恶露时间延长或有异味，提示子宫复旧不良或感染，应及时就诊。

（三）外阴及腹部伤口的护理

检查外阴伤口或腹部切口愈合情况，有无红肿、裂开和感染迹象。指导产妇每天用水清洗会阴两次，保持会阴清洁。指导会阴部有伤口的产妇休息时尽量向伤口对侧卧位，以免恶露浸润伤口。

（四）母乳喂养技巧指导

1. 宣传母乳喂养的优点和增强母乳喂养的信心

母乳喂养不仅有利于新生儿的生长发育和良好的情感发展及母子感情的建立，而且也有利于母体自身的恢复，还可以减少乳腺小叶增生、乳腺癌的发生几率。社区护士应向母亲及家属宣传母乳喂养的优点，评估影响母乳喂养的因素，为产妇提供母乳喂养的信息，并调动其家庭支持系统，以增强母乳喂养的信心。

2. 指导正确的哺乳方法

哺乳前先给新生儿更换干净的尿布，清洗双手后，用温开水清洁乳房和乳头。指导产妇采取母婴均舒适的体位哺乳，使新生儿贴近母亲，让新生儿含住乳头和大部分乳晕，并注意不能堵住新生儿的鼻子。哺乳时，一般先让新生儿先吸空一侧乳房，再吸吮另一侧，下次哺乳时可以从另一侧乳房开始，这样可以保证新生儿吃到含蛋白质丰富的前乳，又可以吃到含脂肪丰富的后乳。哺乳完毕后，将新生儿竖抱起，轻轻拍其背部将胃内吸入的空气排出，以防溢奶。哺乳后指导母亲将新生儿右侧卧位半小时，以防溢奶或呕吐造成窒息。

3. 哺乳时间指导

以按需哺乳为原则，但尽量减少夜间喂养次数，增加白天喂养次数，以免夜间频繁哺乳影响产妇休息，不利于乳汁分泌。此外，由于新生儿的大脑皮层处于抑制状态而需要较长的睡眠时间，所以应指导产妇，如果白天喂养间隔时间超过 3 小时，可唤醒新生儿进行哺乳。每次哺乳时间控制在 15～20 min，不要超过半小时，避免养成新生儿含乳头睡觉的习惯。

4. 促进乳汁分泌和提高乳汁质量

保持精神愉快、充足的睡眠、多食营养丰富的汤汁有利于促进乳汁的分泌；增加哺乳次数，多次反复吸吮也有利于乳汁分泌；勿过早添加辅食。此外，如果母亲发生乳腺炎或出现其他感染症状时，应暂停母乳喂养，但须定时用吸奶器吸出乳汁以防回奶，并在医生指导下服用药物。由于药物可通过乳汁分泌，因此，哺乳期间母亲应避免随意服用药物。

5. 教会母亲正确挤奶的技术

挤奶对母乳喂养的建立和维持都很有益，在产后 1～2 d 应教会母亲挤奶的技术。指导母亲用拇指和示指放在乳晕处，先向胸壁方向轻按，再相对轻挤乳晕下面的乳窦，将乳汁挤出。在每次哺乳后挤出多余的乳汁不仅可以促及乳汁分泌，还可以预防乳房胀痛。

6. 母乳是否充足的判断

指导母亲通过观测新生儿的喂养及排泄情况来判断母乳是否充足：①每天哺乳次数有 8～10 次；②哺乳时可看到吞咽动作及听到吞咽声；③两次喂养之间新生儿安静、满足，睡眠良好；④每天有 1 次量多或少量多次的软便，至少 6 次小便；⑤新生儿体重增加正常，出生后头 3 个月每月增长 800～1000 g；⑥母亲在哺乳前乳房肿胀感，哺乳时有下乳感，哺乳后乳房较松软。

(五) 乳房护理指导

1. 哺乳期乳房日常护理

指导母亲佩戴合适的棉质胸罩，以支托乳房和改善血液循环；哺乳前柔和的按摩乳房，以刺激泌乳反射；切忌用肥皂或酒精等擦洗乳头，避免引起局部干燥、皲裂；哺乳结束后不要强行拉出乳头，应让婴儿张口使乳头自然从口中脱出。

2. 乳房胀痛、乳头皲裂的预防及护理

尽早哺乳及每次哺乳后挤出多余乳汁，可以预防乳房胀痛。一旦发生乳房胀痛，可以采取以下方法：哺乳前热敷乳房；两次哺乳间按摩乳房或用生面饼外敷乳房以促进乳腺管畅通；每次哺乳时先让婴儿吸吮胀痛一侧的乳房；增加喂奶的次数，并注意饮食清淡。采取舒适的哺乳姿势、避免婴儿长时间吸吮乳头可以预防乳头皲裂。一旦发生乳头皲裂，可以指导产妇：增加哺乳次数，减少每次哺乳的时间；让婴儿含住大部分乳头和乳晕；每次哺乳后，涂少量乳汁于乳头上，乳汁具有抑菌作用并含丰富的蛋白质，可以起到修复表皮的作用；乳头皲裂严重者可暂停哺乳，将乳汁挤出后再喂婴儿。

3. 平坦/凹陷乳头哺乳指导

凹陷乳头产前未能纠正者，或者平坦乳头，指导产妇在哺乳前热敷乳房 3～5 min，同时按摩乳房以引起排乳反射，并向外牵拉乳头，利于新生儿含接。对吸吮失败者，可用玻璃乳罩间接哺乳，或者将乳汁挤出用汤匙喂养。

4. 退乳指导

对因疾病（如妊娠合并心脏病等）或其他原因不适宜哺乳或需要终止哺乳的妇女，社区护士应指导产妇合理退乳。指导产妇避免进食汤类食物，停止吸吮及挤奶。必要时用芒硝 250 g 碾碎装布袋敷于两侧乳房上，受潮变硬后更换，同时可以生麦芽茶 50 g 泡饮。或遵医嘱服用己烯雌酚，通过大剂量的雌激素抑制垂体生乳素的分泌而达到退乳的目的。

（六）产后计划生育指导

产褥期内禁止性生活，产后 6 周后应指导产妇采取妥当的避孕措施。对于产后妇女，不论是否哺乳，宫内节育器都是较好的避孕工具，一般在产后 42 天即可放置。对哺乳的妇女，不宜用含雌激素的避孕药，以免影响乳汁的分泌。但外用避孕工具如避孕套是可供选择的方法之一，单纯孕激素避孕方法如皮下埋植避孕也是较好的避孕方法。

（七）良好的心理调适指导

社区护士应为产妇提供充足的母婴保健的信息支持，鼓励产妇表达自己的感受，并调动产妇的家庭支持系统，帮助其尽快进入独立期，完成心理调适的过程，并促进家庭尽快接受孩子诞生后的新的生活方式，协助产妇完成母亲角色的转变，建立和谐的家庭生活。

第十一节　社区妇女的围绝经期保健指导

长期以来，人们习惯用“更年期”来形容卵巢功能衰退和生殖功能停止的过程，直到 1994 年 WHO 人类生殖规划委员会在日内瓦召开关于 90 年代绝经研究进展工作会议中，提出废除“更年期”术语，推荐使用“围绝经期”一词。围绝经期是每一个妇女都经历的生理过渡时期，是指妇女从生育能力旺盛和性生活正常逐渐衰退到老年的一段过渡时期，即从卵巢功能开始衰退到完全停止的一段时期。此期间最突出的表现是绝经。绝经（menopause）是指月经完全停止 1 年以上。我国城市妇女的平均绝经年龄为 49.5 岁，农村妇女的平均绝经年龄为 47.5 岁。遗传、初潮年龄、孕产次、吸烟及妇科肿瘤等因素会影响绝经年龄的早晚。

一、围绝经期保健的意义

围绝经期是每个妇女都要经历的重要阶段，由于此期卵巢功能衰退，激素水平下降，同时此阶段的妇女也是家庭的主要角色，受内分泌变化及社会和心理因素的影响，围绝经期妇女的保健已成为公共社会问题。因此，针对此阶段妇女的生理和心理特点，提供基于社区的综合性保健服务，提高围绝经期妇女的健康水平，预防老年退化性疾病，维护妇女的身心健康，提高生活质量，对妇女、家庭和社会都有重要意义。

二、围绝经期健康评估

（一）生理特点

在生理上，由于卵巢功能衰退，激素水平下降，进入围绝经期后，妇女月经周期改变，并慢慢绝经，受激素水平的影响，女性生殖器官萎缩，第二性征消退，心血管疾病发病率上升，容易发生骨质疏松、泌尿系统感染等，各系统功能开始退化。受内分泌的影响，自主神经功能失调导致潮热、潮汗、心悸、眩晕等一系列血管舒张和收缩失调的表现。

（二）心理特点

在心理上，围绝经期妇女常产生精神状态和心理状态的变化，容易出现心理疲劳，焦虑、悲观，个性行为的改变及性心理障碍。

（三）生理和心理评估

为了了解围绝经期妇女生理和心理症状的严重程度，同时也可以评价预防措施的治疗措施的效果，可以采用症状评分法进行评估，目前多采用改良的 Kupperman 法。该方法的评价标准是：5～10 分为轻症；10～25 分为中症；25 分以上为重症。具体见表 6-3。

表 6-3 Kupperman 症状评分法

症状	基本分	程度评分			
		0	1	2	3
潮热出汗	4	无	＜3 次/天	3～9 次/天	≥10 次/天
感觉异常	2	无	有时	经常有刺痛，麻木，耳鸣等	经常而且严重
失眠	2	无	有时	经常	经常且严重、需服安定类药
焦躁	2	无	有时	经常	经常不能自控
忧郁	1	无	有时	经常，能自控	失去生活信心
头晕	1	无	有时	经常，不影响生活	影响生活与工作
疲倦乏力	1	无	有时	经常	日常生活受限
肌肉骨关节痛	1	无	有时	经常，不影响功能	功能障碍
头痛	1	无	有时	经常，能忍受	需服药
心悸	1	无	有时	经常，不影响工作	需治疗
皮肤蚁走感	1	无	有时	经常，能忍受	需治疗

三、围绝经期保健指导

（一）预测围绝经期的来临

1. 家族史

妇女围绝经期的年龄与遗传有一定关系，所以，祖母、母亲、同胞姐姐进入围绝经期的年龄可以作为预测。

2. 初潮年龄

妇女初潮年龄与进入围绝经期的年龄相关，初潮年龄越早，进入围绝经期年龄越晚。因此，可以根据初潮年龄预测围绝经期的到来。

3. 月经紊乱现象

既往月经规律的妇女，在围绝经期年龄，如果出现月经紊乱，在排除器质性病变的情况下，应考虑是否进入围绝经期。

4. 围绝经期征兆

妇女在进入围绝经期前会有一些症状出现，如既往正常的妇女，在月经前突然出现乳房胀痛、失眠多梦、肢体水肿等经前期紧张综合征，此外，精神状态和情绪方面也会发生一些改变，这些都提示围绝经期的到来。

（二）健康的生活方式指导

1. 体育锻炼

适宜的体育锻炼不仅可以降低血浆中胆固醇和甘油三酯的水平，还可以促进机体代谢和血液循环，防止衰老。指导围绝经期妇女根据实际情况采取适宜的运动强度和运动方式，如散步、慢跑、太极拳、爬山、跳舞、打网球等运动。但避免过分剧烈的运动。

2. 均衡的膳食

均衡的膳食结构是预防绝经后疾病的有效措施。均衡膳食的原则是：适当控制总热量，供给充足的优质蛋白，适当减少脂肪的摄入量，适量的碳水化合物，保证各种无机盐和维生素的充足供给。

（1）控制热量，预防肥胖：由于内分泌环境改变，围绝经期妇女容易发胖，肥胖会导致糖、脂肪代谢异常，促使动脉硬化症的形成和发展，增加心血管疾病的发病率，因此，饮食上要控制总热量，避免热量过剩引起肥胖。

（2）低脂、低胆固醇饮食：由于围绝经期妇女体内激素水平下降，容易诱发高胆固醇血症，所以，饮食要清淡，减少脂肪和胆固醇的摄入。

（3）增加蔬菜、水果、豆类的摄入：新鲜的蔬菜、水果含有丰富的维生素和纤维素，对缓解高胆固醇血症、促进铁的吸收有一定作用，因此，应增加蔬菜和水果的摄入。而豆类食品，含有高浓度的植物性雌激素，可以在一定程度上改善围绝经期症状，所以建议围绝经期妇女多吃豆类食物。

（4）低盐饮食：由于内分泌改变，围绝经期妇女容易发生水肿、高血压等，因此，适当限制食盐的摄入，每天控制在 3～5 g。

（5）增加钙的摄入：由于激素水平下降，钙质流失增加和沉积减少，故围绝经期妇女容易发生骨质疏松，因此，建议多吃含钙质丰富的食物，如乳制品、豆类、骨头汤、虾皮等，必要时补充钙剂，每天 1000 mg，加服维生素 D，促进钙的吸收。不仅能预防骨质疏松症的发生，而且利于缓解情绪波动。

3. 性生活指导

指导夫妇双方了解围绝经期的生理、心理变化，并使配偶了解到丈夫的理解、尊重、支持和良好的情感交流，对于围绝经期妇女的健康至关重要。并指导夫妇进行适度的性生活，维持家庭的和谐与幸福。

（三）开展妇科疾病普查

定期的妇女病普查能及早发现妇女的常见病和多发病，并通过健康教育提高妇女的自我保健意识，降低发病率，提高妇女的健康水平和生活质量。

1. 妇女乳腺癌筛查

20～39 周岁，不推荐对非高危人群进行乳腺筛查；40～49 周岁，适合机会性筛查，每年 1 次乳腺 X 线检查，推荐与临床体检联合，对致密型乳腺推荐与 B 超检查联合；50～69 周岁，适合机会性筛查和人群普查，每 1～2 年 1 次乳腺 X 线检查，推荐与临床体检联合，对致密型乳腺推荐与 B 超检查联合；70 周岁或以上，适合机会性筛查，每 2 年 1 次乳腺 X 线检查，推荐与临床体检联合，对致密型乳腺推荐与 B 超检查联合。

2. 宫颈癌检查

指导妇女从有性生活开始，每半年到 1 年进行一次宫颈脱落细胞涂片检查，并及时治疗宫颈炎。

3. 常规体检

每年的常规体检主要内容包括体重、血压、胸部 X 线及实验室检查。实验室检查主要包括血脂、血糖等。

（四）围绝经期的避孕指导

由于围绝经期卵巢功能逐渐衰退，阴道分泌物相对较少，有时月经紊乱，但仍有可能意外妊娠。因此，围绝经期妇女应选择安全、有效和适宜的避孕方法。可选择屏障避孕、宫内节育器和避孕栓等避孕方法。原来使用宫内节育器的妇女，如无不适可继续使用至绝经后 1 年取出。但不宜再重新放置宫内节育器。

（五）促进良好心理调适的指导

围绝经期症状的发生除与卵巢功能衰退、激素水平下降有关外，还与个体的心理因素、文化水平、职业特征、社会支持系统等因素相关。所以，社区护士可以通过举办讲座、发放宣传资料、家庭访视等方式，对妇女进行有关围绝经期自我保健的健康教育，讲解围绝经期的生理、心理变化，使其意识到这些变化都是暂时的，绝经期是人生必经的正常阶段。同时，鼓励围绝经期妇女多参与社会活动，保持心胸宽阔，并调动其家庭支持系统，创造和睦的家庭氛围，以促进围绝经期妇女良好的心理调适，健康度过围绝经期。

第七章　社区老年人的保健与护理

随着科学技术和医疗卫生事业的迅猛发展，人民生活水平不断改善，人类寿命不断延长，社会老龄化日益突显。世界人口的快速老龄化，对社会养老保障及老年人医疗、长期照护等提出了严峻的挑战，如何维持和促进老年人健康，尽可能地延长老年人自理生活的能力，实现居家养老，促进社会和谐发展，是社区护理面临的重大课题。

第一节　概　述

一、社区老年人保健与护理的基础知识

（一）基本概念

1. 老年人与人口老龄化

（1）老年人：发达国家 65 岁以上，发展中国家 60 岁以上的人称为老年人。人的老化受遗传、环境和社会生活诸方面影响而有较大的差异，从生理、心理、社会全方位确切定义老年人确实比较困难，一般来说，老年人的概念按大多数人的变化规律从生理年龄上来定义。联合国于 1956 年将 65 岁作为老年人的划分标准，与许多国家的退休年龄一致，但由于发展中国家人口结构比较年轻，也将 60 岁作为老年人的界限。

从 60 岁或 65 岁到死亡这段时间称为老年期。随着人类生活水平提高，平均寿命不断延长，老年期是一段较长的时期，而且老

年期的不同阶段老年人的生理、心理方面亦有很大差别，因此，通常将老年期划分为不同阶段。联合国卫生组织把它划分为：60～74岁为年轻老年人，75～89岁为老老年人，90岁以上为长寿老年人。我国将老年期划分为：60～89岁为老年期，90岁以上为长寿期，而45～59岁为老年前期。

(2) 老年人口系数：老年人口系数（coefficient of aged population）是指老年人口占总人口的比例，即：

$$老年人口系数=\frac{老年人口数量}{人口总数}\times 100\%$$

老年人口系数是判断社会人口是否老龄化和老龄化程度的指标。就一个国家或地区而言，老年人口系数越大，则老龄化程度越深，老年人口越多，老龄问题就愈显重要。但就世界范围或各地区横向比较来说，由于人口的基数不同，各国老年人口系数与老年人口绝对数是不平衡的，我国有13亿多的庞大人口基数，虽然与其他发达国家相比，老年人口系数不大，但老年人数量是世界上最多的，面对的问题就更多。

(3) 人口老龄化：社会人口中老年人口系数超过一定的水平，发达国家7%以上，发展中国家10%以上，称为人口老龄化（population aging）或人口老年化。社会中人口达到了老龄化的标准，这个社会称为老龄化社会或老年化社会。根据老年人口系数的大小，将社会人口发展分为几个阶段（表7-1）。

表7-1　社会人口发展的划分标准（老年人口系数）

社会发展阶段	发达国家（%）	发展中国家（%）
青年型社会	<4	<8
成年型社会	4～7	8～10
老年型社会	≥7	≥10

(4) 老年人口负担系数：老年人口负担系数（burden coefficient of aged population）是指老年人口数量占劳动人口总数的比例，即：

$$老年人口负担系数=\frac{老年人口数量}{15\sim 60\text{岁的人口总数}}\times 100\%$$

15周岁以下和60周岁以上的人口数量占劳动人口的比例称为抚养系数，即抚养比，包括少儿人口负担系数和老年人口负担系数。这一指标只是根据年龄划分来计算的，并不一定反映实际抚养与被抚养的比例，故又称为年龄负担系数。老年人口负担系数，客观反映了老年人在劳动人口中的比重，是用来反映社会负担情况的一个重要指标，也是计算和预测老年人经济负担和老年社会保障负担系数的基本数据。

2. 老年人失能与长期照护

（1）失能与日常生活活动能力：老年人失能（disability of daily activity）是指其因各种原因导致的完全或部分丧失生活自理能力的情况。日常生活活动能力（activities of daily living，ADL）是指躯体为满足日常生活活动所需要的一种最基本、最具共同性的生活能力。ADL量表是常用的自理能力评估工具，其中将老年人的日常生活自理能力分为工具性日常生活活动能力（使用交通工具、购物、做家务、洗衣、做饭、打电话、处理钱物、服药）和基本的日常生活活动能力（行走、洗澡、如厕、穿衣、梳洗、进食）。有些老年人平时可能从来不做饭、不洗衣等，因此基本的日常生活活动能力更能反映老年人自理能力和需要照护的情况。此外，评估自理能力的常用工具还有Barthel指数、Katz指数、功能活动问卷等，量表评估内容上各有侧重，测评结果需与老年人生理、心理和社会活动状况进行全面考虑，慎重判断。老年人失能状况的评估是养老机构入住资格评审、分级护理、居家养老服务补贴等的重要依据之一，可根据实际服务提供的现状和环境设施条件等来选择适当的量表作为评估的工具。此外，在评估工作中，还需结合老年人的失智情况进行综合考虑。

（2）长期照护：老年人长期照护（long term care）是指为完全或部分失能、失智的老年人，配合其功能或自我照顾能力，提供不同程度的照顾措施，使其保持自尊、自主及独立性和享有品质生活，既包括普通的日常生活照顾，也包括专业的保健护理服务。长期照护具有专业性、长期性、连续性等特点，是团队的整合性服务，需要专业的护理人员、非专业人员、社会工作者和家庭等积极参与，以帮助照护对象及其家庭维持生活和应对生活问题。长期照护服务场所可以是医院、护理院、康复中心、临终关怀机构、养老机构、社区日托机构、家庭等。当前我国老年人长期照护服务主要来源于家庭，以生活照顾为主。

（3）正式照护（professional care）：主要是指由护士、养老护理员或其他通过正规培训持有相应的上岗证书的专业人员提供的专业照护服务。正式照护人员均接受过不同时间的专业培训和教育，提供安全有效的专业性服务。由于对正式照护人员的教育类型不同，其服务权限亦不同，如养老护理员主要提供以日常生活照料为主的各类养老护理服务，不能涉及医疗护理服务如注射、导尿等。

（4）非正式照护（non-professional care）：主要是指由家庭成员、亲属、朋友、邻居、保姆等提供的照顾服务。他们通常没有经过专门的训练，主要协助日常生活照顾。家庭成员为主的非正式照护队伍是老年人长期照护的主要力量，他们承担了大部分繁重的日常照顾工作。为支持非正式照护队伍，一些国家实行了喘息服务（respite service）制度。

（5）社会养老与家庭养老：社会养老（social endowment support of the aged）是指养老费用由社会养老保障体系承担，包括各类商业保险。家庭养老（family support of old aged）是指养老费用由家庭承担，包括老年人个人储蓄。各国养老保障制度不同，我国老年人养老还是依靠家庭养老为主。

（6）机构养老与居家养老：机构养老（agency support of the aged）是指老年人居住在养老机构内，费用由家庭和（或）社会养老保障体系支付。居家养老（home-based senior care）则指老年人居住在家中，养老费用由家庭和（或）社会养老保障体系支付。我国机构养老床位不足3%，居家养老是主体、社区为依托的完善的养老服务体系有待逐步建立和完善。

（二）社区老年人保健与护理的目标

1. 增强老年人自我照顾能力

增强自我照顾能力是老年人护理始终贯彻的一个理念，是提高老年人生活质量的保证。社区护士通过社区健康教育和护理服务，提高老年人之间自护和互助的能力；老年人通过坚持正确的身体锻炼，合理的营养，延缓衰老，尽可能长地维持生活自理的能力；而伤残老人则通过适当的康复治疗，并提供适当的辅助设备，恢复自理能力。

2. 延缓恶化和衰退

老化使老年人器官功能退化，老年人多数患有慢性病，慢性病又促进器官功能老化。正确治疗、护理老年患者，预防并发症，尽量稳定病情，尽可能地延缓恶化和衰退。

3. 提高生活质量

协助老年人参与各种社区活动，并提供必要的帮助，使老年人在娱乐、社交、心理及家庭各方面的需要获得满足，以提高老年人的生活质量。

4. 支持濒死患者并保持其舒适及尊严

对濒死老人以更多的身体、心理、社会支持，缓解疼痛，增加舒适度，让老人能安详而宁静地离开人世。

（三）社区护士在社区老年保健与护理中的作用

社区护士是社区老年保健中的主要力量，负责组织并实施社区老年人健康教育计划、开展老年患者的护理服务、培训老年服务人员、参与社区老年保健的总体规划等工作。在不同的场合、不同的时间及不同的情况下，扮演着护理服务、咨询、教育、组织、管理、协作、研究等不同的角色，承担各种角色赋予的责任。

1. 社区老年人健康教育

社区护士与社区工作人员合作，了解社区老年人口组成特点、患病情况、社区经济、文化环境、生活习俗以及社区卫生资源等，确定优先干预的健康问题；制订健康教育计划；根据实际情况，通过各种途径如专题讲座、板报、图片、印刷资料、录像、示范、操作练习、个别指导、咨询、正反案例的现身教育等实施健康教育计划，向社区人群传播健康知识和技能；同时对健康教育过程和结果进行恰当的评价，不断反馈，提高健康教育的成效。通过健康教育，使老年人树立健康意识，获得健身防病及治疗康复知识，改变不良行为，减少行为危险因素，增进老年人健康。

2. 社区老年患者护理

护士在社区卫生服务机构、家庭或养老、托老机构中为老年人提供护理技术服务，如注射、换药、给氧、鼻饲、导尿、灌肠、压疮护理及各种专科护理。同时，在紧急情况下如老年人突然昏迷、骨折、脑血管意外等，社区护士还必须做好院前急救工作，这对维持患者生命、避免不应有的病情恶化以及对后续医院治疗、预后有着积极的意义。

3. 临终关怀

许多老人都希望能在自己熟悉的居住环境中，在亲人陪伴下度过生命最后的日子，良好的社区护理是满足老人临终需求的基础。社区护士开展社区死亡教育，为临终老人提供各种护理，控制疼痛，缓解症状，实施心理支持，尽最大可能使老人处于舒适状态，维护老人尊严，使老人安详而宁静地离开人世，并对家属哀伤心理提供心理支持。

4. 指导、培训工作

老年人有自身的生理、心理特点，老年人家属、保姆及为老年人服务的志愿者、养老护理员、社会工作者需要掌握有关老年知识及一般护理技能，社区护士承担相应的培训和指导工作。

5. 组织协调工作

社区老年保健工作需要协调多部门开展工作，如老年人之间，老年人与家庭之间、社区不同机构、不同组织之间以及为老年人服务的各种专业人员之间的协调。另外还需要卫生部门、民政部门等多部门的相互配合。社区护士在社区老年保健工作中扮演组织管理角色，协调各方关系，与社区工作人员合作，对老年保健工作中人员、物资及各种活动进行指导和安排。

6. 研究工作

社区护士需要有敏锐的观察力，以发现老年人疾病的早期表现、心理变化及社区中的环境问题、家庭问题、威胁健康的各种危险因素等，积极开展社区护理研究工作，研究老年人身体、心理健康及影响因素，研究社区老年人健康干预策略、干预实施和干预效果，研究社区老年保健制度建设和保障决策等问题。

二、养老服务相关制度与政策

（一）老年人的社会保障

国家建立养老保险制度和多种形式的医疗保险制度，保障老年人的基本生活和基本医疗需要。无劳动能力、无生活来源、无赡养人和抚养人的，或者其赡养人和扶养人确无赡养能力或者扶养能力的，城市老年人由当地人民政府给予救济，农村老年人由农村集体经济组织负担，保吃、保穿、保住、保医、保葬的五保供养。此外，救助制度还可以在一定程度上对老年人的基本生活和基本医疗进行保障。

根据我国目前老年人的养老保障可分为五个层次：自我保障、政府保障、差别性职业养老保险、劳动单位负责以及市场提供。

自我保障（self-security）包括家庭保障和个人保障，也就是养老经费和服务来源于家庭或个人的储蓄，是养老保障的基础，是中国数千年来的历史文化传统，是当前中国社会现实格局的必然选择。

政府保障（government security）是指由政府作为直接的责任主体，向所有老年人提供最基本的收入保障，是普惠式（universal）的国民养老保障制度，可以让老年人分享社会经济发展的成果，覆盖面广，体现了社会保障的公平性，如满足最低生活需要的贫困救济、老年津贴等。

差别性职业养老保险（differential professional pension）是指政府主导，统一政策规范、统一税制优惠，由雇主与雇员分担缴费责任，缴费高低与个人工资水平和缴费年限有关，待遇标准依缴费多少而有所不同，个人缴费又与就业情况相关，是一种兼顾公平与效率的制度安排。

补充保障（complementary security）是职业福利的重要组成部分，是指劳动者所在单位提供的补充养老保险，包括企业年金和非企业单位补充养老保险，缴费由雇主或者雇主与雇员共同承担，政府实施鼓励政策，不具体干预，我国目前实施的企业补充养老保险属于这一层次的保障。

市场提供（market provided security）主要是指各种商业保险公司提供的商业人寿保险服务，完全是市场行为，通过市场提供的产品以市场交易的方式来完成，政府在商业保险的法律框架内进行监管，缴费由个人或家庭承担，是一种社会化的自我保障。

第一、第二层面的养老保障是基础，越向高层次发展，保障水平越高。我国老年人目前自我保障层面的人口占大多数，包括家庭保障在内的自我保障在今后较长的时间内仍将发挥重要作用。

1. 养老保险

养老保险（endowment insurance）是社会保障制度的主要组成部分，是老年人社会保障的核心内容。养老保险是社会为了防止老年风险而建立的社会保险制度，其核心就是向老年人支付养老金（pension），养老金是养老保险的产物，是在政府立法规定的范围内，依法征缴的用于支付劳动者老年退休、丧失劳动能力与生活能力时维持生活、代替工资的延期支付资金，是养老保障得以建立并正常运行的物质基础和前提保证。

我国从 20 世纪 80 年代开始实行养老保险制度，经历了从无到有，逐步改革、完善的过程。在社会养老保险体系中，包括了城镇企业职工基本养老保险、城镇居民养老保险和新型农村居民养老保险三项基本制度，也体现了我国社会养老保险三个发展阶段。2011 年 7 月 1 日，《中华人民共和国社会保险法》正式实施，为老年人的社会保障提供了法律依据。该法规定，基本养老保险实行社会统筹与个人账户相结合，基本养老金由统筹养老金和个人账户养老金组成，国家建立基本养老金正常调整机制，根据职工平均工资增长、物价上涨情况，适时提高基本养老保险待遇水平。个人跨统筹地区就业的，其基本养老保险关系随本人转移，缴费年限累计计算，个人达到法定退休年龄时，基本养老金分段计算、统一支付。

2. 社会救济与社会福利

社会救济是国家对无劳动能力和生活来源以及自然灾害或其他经济社会等原因导致生活困难者，给予临时或长期物质帮助的一种社会保障制度。主要包括自然灾害救济、失业救济、孤寡病残救济和城乡困难户救济等。社会救济是社会保障体系的组成部分，是社会成员享有的基本权利，是国家应履行的保证公民在非常时期生活权利的法律责任，是政府解决特殊社会问题的重要手段，是稳定社会和经济秩序的一种重要机制，也是社会和谐的必要保证。

社会福利所包含的内容十分广泛，老年人的社会福利主要是指政府出资为生活因难、无依靠或残疾等特殊老年群体提供生活保障而建立的制度，内容涉及医疗护理、娱乐健身、生活照顾、社区服务等。国家颁布的《中华人民共和国老年人权益保障法》(1996 年)、《农村五保供养工作条例》(2006 年）等法律法规为老年人的基本生活提供了保障。有关法律法规规定：对城市孤寡老人、符合供养条件的残疾人实行集中供养，对农村孤寡老人、符合供养条件的残疾人实行集中供养与分散供养相结合，集中供养一般通过举办社会福利院、敬老院、疗养院等福利机构来实行。社会福利制度也在不断改革，近年来积极推进社会福利社会化，开展基本养老服务体系建设。此外，部分省市建立了高龄老人生活补贴制度，以保障老年人的基本生活。

3. 社会互助

社会互助（social mutual aid）是指在政府鼓励和支持下，社会团体和社会成员自愿组织和参与的扶弱济困活动，是社会保障体系的补充。社会互助有提供资金与提供服务两个方面。资金来源包括国内外社会捐赠、互助基金和义演、义赛、义卖等活动筹资；服务提供包括邻里互助、团体互助和慈善事业等。社会互助主要形式包括：工会、妇联、老年协会等群众团体组织的群众性互助互济活动；民间公益事业团体组织的慈善救助活动；城乡居民自发组成的各种形式的互助组织活动等。

老年人的社会互助一直是我国政府积极倡导的，自2003年始，全国老龄委发起了“银龄行动”，组织老年知识分子开展为老年人服务的志愿活动，在此基础上，一些地区开展“银龄互助”项目，利用基层老年协会的力量，组织和发挥年轻老年人的作用，为社区高龄老年人提供服务。另外，一些社区组织离退休老年人，组成社区老年人互助队，为老年人提供探访、心理慰藉等服务。

4. 老年人长期照护保障

上述老年人社会保障，特别是养老金保障制度是我国老年人长期照护保障的基本来源，但就目前老年人的养老金收入来看，不足以支付其失能时的长期照护费用。我国老年人长期照护没有纳入社会保障体系，老年人长期照护依赖于老年人家庭和老年人自身的积蓄，当前老年人长期照护机构、队伍建设及长期照护保险亟待研究。

（二）相关政策

1. 医疗部门相关政策

老年人医疗保健服务分为医院与社区两部分，综合性医院门诊服务中基本上有老年人优先就诊的政策。《关于城市社区卫生服务补助政策的意见》（财社［2006］61号）规定，政府对社区卫生服务进行补助，老年保健、健康教育、卫生信息管理等公共卫生服务，列入政府补助范围，中央财政从2007年起安排专项转移支付资金，按服务人口进行补助。卫生部、财政部后续相继出台有关文件，使农村老年人的基本医疗保健服务得到保证。在此基础上，各地社区卫生服务都有一定的为老年人服务的优惠政策，除免费建立和管理健康档案、免费体检、免费的慢性病信息管理、免费的健康教育工作以外，有些社区提供高龄老人定期的免费家庭出诊、基本医疗药费补贴、特殊老人医疗费用减免等政策。

2. 民政部门相关政策

除了社会保险法、老年人权益保障法等国家的法律法规对老年人生活、权益进行保障以外，各地政府非常重视养老问题，将养老服务纳入经济社会发展规划，出台系列优惠政策，推进社区养老服务体系建设。

（1）扶持机构建设：许多地区充分发挥政府投入的带动作用，采取建设补贴、床位补贴、入住人数补贴及综合补贴等多种方式，对社会力量兴办养老机构进行资助，调动社会力量参与养老服务事业的积极性。如《浙江省民办养老服务机构省级专项补助资金使用管理办法的通知》（浙财社字［2009］50号）中指出，民办非营利养老机构新增床位补助3000元/床，租用床位补助500元/（床·年）（不超过5年），加上市、区级的配套补助，一些地区达到每床补贴10 000元左右。

（2）推动居家养老服务体系建设：如何为居家的老年人提供生活照料、家政服务、康复护理和精神慰藉等方面的服务，各地纷纷出台政策、举措，如建立居家养老服务指导中心或者服务机构、社区服务网络建设、社区服务设施建设、社区养老服务中介组织培育等。

（3）建立社区养老服务信息平台：各地以各种形式来建设社区养老服务信息平台，如杭州市以“一册三网”（《社区服务手册》与互联网、电视网、电话网）为平台，搭建养老服务社会化信息网络；此外，许多地区建立呼叫中心，利用紧急求助铃、“一按灵”“一键通”“一号通”等形式，或者拓展“96156”“96345”等电话服务网的服务功能，将生活服务、医疗急救、家庭防盗等服务延伸到家庭中，为居家老年人提供服务。

（4）促进养老护理队伍建设：在推进养老服务社会化的过程中，各地把养老护理服务队伍建设摆在工作的突出位置，各级财政予以补助支持，开展养老护理专业知识和职业技能培训，逐步建立养老护理员职业资格认证制度，并与促进“4050”人员、下岗失业人员、农村进城务工人员就业和再就业相结合，建立持证上岗制度，促进养老护理队伍建设。

三、人口老龄化现状与面临的社会问题

（一）人口老龄化现状

1. 世界人口老龄化现状

联合国《世界人口政策 2007》中的数据显示，世界人口发展普遍从高出生率、高死亡率向低出生率、低死亡率过渡，其结果是全世界人口年龄构成明显提高。近一二十年来，所有发达国家及包括中国在内的一批发展中国家，都面临前所未有的老龄化浪潮。据联合国统计，全球目前有将近 7 亿人口的年龄在 60 岁以上，这一数字预计到 2025 年将翻一番，并在 2050 年达到 20 亿，占全球总人口的比例将超过 20%。到 2050 年，非洲老龄人口将从 4200 万上升到 2.05 亿；亚洲从 3.38 亿增加到 12.27 亿；欧洲从 1.48 亿增加到 2.21 亿；美洲从 9600 万增加到 3 亿。在欧洲，目前每 100 名劳动人口需扶养 36 名老年人口，到 2025 年，将达到每 100 名劳动人口抚养 52 名老年人口。2005 年，发展中国家 60 岁以上人口已达 8.1%，预计 2050 年将增加到 20.1%。

世界上许多国家老龄化程度不断加深，有些国家人口出生率下降，人口出现负增长，养老负担不断增大。为减轻老龄化带来的巨大社会经济压力，欧洲、日本等国主要采取以下三方面的政策：①增加劳动力总量：鼓励更多女性参加工作，提高法定退休年龄，不提倡甚至不允许提前退休，从 2002 年至 2006 年，全世界共有 41 个国家提高了法定的退休年龄，在发达国家中，60%的国家将男性退休年龄提高到 65 岁以上；②减缓社会福利系统压力：建立更全面的强制性参保制度，提高享受社会福利的门槛，收紧保障范围，有 40%的国家将女性能够享受老龄人口福利的年龄标准提高到 65 岁以上；③鼓励多生育：提高对婴幼儿的补贴标准，使年轻父母能够将养育子女与维持或提高生活水准相互结合，以鼓励多生育，如俄罗斯、法国、德国等都采取了这项措施。但相关调查结果显示，这些措施并没有取得预期效果，而试图减少老

年人社会福利的政策，都会激起公众的强烈不满甚至公开抗议，推迟退休年龄的政策也得不到老年人的认可。

人口老龄化是社会进步的表现，是社会经济不断发展、医疗卫生条件不断改善、科学和文明程度不断提高、人口平均预期寿命不断延长的结果。然而，老年人口的增多，必然会对社会经济发展产生巨大的影响，国际经验表明，随老龄化的进展，养老金支出、医疗保险金支出增加，社会矛盾全面显现，社会负担显著增加。由于未富先老，发展中国家所面对的老龄化问题将更为严峻。

2. 我国人口老龄化现状

我国2010年第六次人口普查显示，60岁以上老年人口数量已达1.78亿，占人口总数的13.26%，较2000年普查上升了2.93个百分点，其中65岁以上老年人口占8.87%，比2000年普查上升1.91个百分点。从历次人口普查来看，我国处在老龄化逐步加快的阶段。与世界人口老龄化相比，我国人口老龄化有以下特点。

(1) 老年人口数量多：虽然我国的老年人口系数与发达国家相比要低得多，但由于人口的庞大基数决定了我国老年人的数量是世界上最多的。目前中国的人口老龄化问题主要是老年人口的数量问题，而非老年人口在总人口的比例高低。

(2) 人口老龄化速度快：随着我国计划生育政策效果的凸显以及平均预期寿命的延长，加快了人口的老龄化。1998年联合国卫生组织人口资料显示，65岁以上人口比例从7%上升到14%，法国用了127年，瑞典85年，美国72年，日本24年，而中国将用25年左右的时间。我国是世界上人口老龄化速度最快的国家之一。

(3) 各地区人口老化程度极不平衡：我国地域广大，各地区经济发展不平衡，人口老化各地区差异较大。上海于1982年老年人口系数即已达11.5%，表明上海80年代即已进入老龄化社会；而青海在1990年仍属青年型社会，老年人口系数为5.13%。此外，城乡人口老化程度也不一样，据第五次全国人口普查，

2000年全国共有65岁及以上的老年人口8811万人，城乡分别为2873万人和5938万人；从老年人口占各自总人口的比重看，城乡分别6.30%和7.35%。从第六次人口普查数据来看，人口流动增加，农村劳动人口的城市迁移，农村老龄化、空巢化加重，再加上农村老年人社会保障水平的不足，农村老龄化问题更应引起重视。此外，劳动人口向发达地区的流动，导致各地老龄化趋势的变化也需引起人口决策部门的重视。

(4) 未富先老：我国人口老龄化超前于经济社会的现代化，是在人均收入水平较低、综合国力有限、社会保障体系不健全的条件下提前进入老龄化社会的，这与发达工业化国家形成了明显的反差。我国现有经济发展还不能适应如此迅速的人口结构变化，人口快速老化缺乏强有力的经济和社会发展方面的支持，老年人的供养、保健将面临挑战。

(5) 其他：由于历史的原因，我国老年人口的文化素质低，文盲、半文盲比重高，受传统观念影响，女性老年人受教育程度和经济独立性都较男性老年人低。

(二) 我国人口老龄化面临的社会问题

社会人口老龄化所带来的问题，不仅是老年人自身的问题，它牵涉到政治、经济、文化和社会发展诸方面的问题。“未富先老”，国家财力薄弱，缺乏解决老龄问题的经济基础，人口的快速老龄化和庞大的老年人口数量会对中国的社会关系、经济发展、文化传统、价值观念、道德规范等各方面带来冲击。

1. 社会负担加重

随着老年人口数量的增加，我国老年人口负担系数增大。2000年，老年人口扶养比约为6∶1；2010年，这个比例已经变为5∶1；预计到2030年，这个数据将刷新为2∶1。即20年间纳税人与老年人的比例会从5∶1降至2∶1，也就是说2个左右的劳动人口就要供养一个老年人，社会负担加重。

2. 家庭养老功能减弱

家庭户规模继续缩小，第五次人口普查，我国内地平均每个家庭户的人口为3.44人，比1990年人口普查的3.96人减少了0.52人。而2010年第六次普查显示，全国平均每个家庭户人口为3.10人，比2000年普查少0.34人。大家庭已逐渐为核心家庭所代替，养老负担将越来越多地依赖于社会。

3. 社会文化福利事业跟不上老年人的需要

我国经济不发达，社会福利及社会保障体系不完善，远远不能满足老龄化社会中老年人日益增长的需求。首先，人口快速老龄化对养老保险和医疗保险基金支出影响巨大，现有的养老保障体系中，养老保险资金主要来源于基本养老保险、企业年金和个人储蓄，由于我国现行养老金制度还不完善，历史负担沉重，养老保障体系覆盖面窄，且存在着养老资金来源单一、收入不稳定、个人社会保障账户不充实及转制成本、隐性债务及基金缺口等问题。此外，老有所乐、老有所为、老有所学、老有所教的社区福利文化事业也亟待建设和完善。

4. 医疗护理不能满足日益增长老年人的需要

老年人慢性病患病率高，恢复慢，日常的医疗、保健、康复等卫生服务需求大。但由于我国老年人经济收入水平低，特别是农村老年人没有退休金和医疗保障，往往不能承受医院的高额医疗服务费用。而我国社区医疗护理服务尚难以提供快捷、经济、有效、全程的服务。随着老年人口的快速增长、高龄老年人的增多，医疗护理系统直接面临挑战。

第二节　老化的相关理论与应用

老化的生物学理论对衰老机制的阐述有遗传学说、免疫学说、自由基学说、神经－内分泌学说、体细胞突变论、差错灾难论、应激论等，这些已在老年护理学等相应课程中学习。老化的社会学理论如撤退理论、活动理论、社会情绪选择理论等，对于老年人保健的科学研究与老年人福利政策的制定、老年人健康教育与服务提供有着重要的影响。

一、撤退理论

（一）理论产生的背景

撤退理论（disengagement theory）由堪萨斯市的成年生活研究（Kansas City Studies of Adult Life）中分析出来的学说。最早由 Cumming 和 Henry 于 1961 年在《变老》一书中提出，后经其他社会学家、老年学家发展完善。撤退理论概括了老年人口参与社会生活的总趋势，成为有影响的老年社会学理论。

（二）理论的主要观点

1. 老人与社会相互脱离具有代表性

随着年龄的增长，社会与个人之间的往来关系减少，这是不可避免的。撤退的主要形式有两个方面：①来自社会方面的撤退：即社会通过一定的退休制度，使老年人口退出原来从事的工作岗位，由成年人口接替，达到撤退的目的；②来自个人的撤退：即人在成年期形成的各种社会关系，在进入老年期后，因为社会工作的撤退，许多社会关系减弱，逐渐从原有的社会角色中撤退以适应老年期的社会生活。

2. 撤退过程有其生物的和心理的内在原因并且不可避免

伴随老化，老年人体力、智力衰退，记忆能力、创造性思维能力及参与社会的活动能力下降，难以适应先前的高负荷的角色功能，保持他们社会地位的动机逐渐减弱，再加上社会对老年人角色期待的影响，老年人自身接受撤退或按撤退规则来指导自己的行为规范是合情合理的，也是必然的。社会紧缩老人的编制则是因为要把老人占据的位置和承担的角色让给年轻人。

3. 撤退过程不仅使老人欢度晚年，同时也是社会的需要

伴随衰老，老年人参与社会活动减少，撤退成为一个自我循环的过程。社会也须采取一定的撤退措施，将权限由老年一代转交给成年一代。老人在原有的社会角色中撤离，晚年生活得到满足，老人与社会相互疏远的过程，保证了个人的满足感和社会制

度的延续性。当个人或社会不准备撤离，可能会产生脱节现象，但在大多数情况下，社会需要首先倡导撤离。

（三）理论在社区护理中的应用

老年人必定要从一定的社会角色中退出，社会也必然需要一定的撤退机制。老年人个人与社会同步撤离，有较好的协调机制，才能使个人与社会处于一种和谐状态，老年人安享晚年生活，社会代际交替和谐发展。当个人与社会撤离不同步，则会影响老年人个人的身心健康和发生社会角色的冲突，就可能使老年人患“离退休综合征”。因此，社区护士可以借鉴撤退理论做好老年期角色转换过程中的身心健康服务。

1. 引导个人角色撤退顺应社会期待

人的社会角色的转换是一个自然的过程，一定社会制度下，个人社会角色撤退是可期待的，如退休年龄、退出政坛的年龄等，是一个普遍的、明确的撤退时间。在这一时限内，社区护士在社区健康教育中可利用撤退理论，促进老年人在社会机制下提前做好撤退准备，从心理上接受撤退现实，并作好撤退后的准备，以适应社会角色变迁，避免“离退休综合征”的发生。此外，除离退休这样一个跨度较大的角色变迁以外，老年期还将面临其他角色的变换，如丧偶、患病、失能等情况，老年人还需不断从原有角色中撤退，如何选择新角色功能，撤退理论提供较好的理论指导。

2. 根据个人角色撤退现状改善社会功能

由于身体、心理及文化和专业修养的不同，个人从社会角色中撤退的愿望和社会对其的期望有个体差异，虽然退休了，有部分老年人仍然选择继续工作、参与社会活动等，有些老年人虽然离开了工作岗位，但仍然希望有一定的空间发挥他们的社会作用。因此，社区可以创造一定的社会活动条件，培育老年人组织，如老年人志愿服务组织、老年人书画协会等等，社区护士可以根据老年人的身心状况，做好康复护理，协助老年人参与社会活动，满足老年人的社会心理需要。

二、活动理论

（一）理论产生的背景

撤退理论在老年社会学理论研究中具有重要意义，产生了很大的影响。十年后，迪克大学老年和人类发展研究中心对老年人进行研究，提出了与撤退理论完全相反的结论，认为老年人无论是生活的满足程度或者活动水平都没有或者很少减退。许多调查结果也表明，多数人在老年期，并不是完全从他们的社会角色中撤离，而是继续他们在中年期就已建立的社会职务与角色，从事生活与社会活动，照样倾向于维持他们原先的生活方式，尽可能保持早年养成的习惯、人格特征、生活方式等。活动理论（activity theory）以欧内斯特 .W. 伯吉斯为代表的社会学家们逐步发展起来，与撤退理论相反，该理论认为老年人若要获得使他们感到满意的老年生活，就必须维持足够的社会互动。

（二）理论的主要观点

1. 大多数老年人仍然保持活动和社会参与

活动理论认为社会与个人的关系在中年期和老年期并没有截然的不同，老年期同样有着活动的愿望，个体在社会中的角色并不因年龄的增长而减少。一个人只要在生理上和心理上有足够的能力，他便可以扮演其角色、履行其义务。老年人活动水平，参与活动的次数或者与社会疏远的情况受过去生活方式和社会经济状况的影响，而不是一个不可避免的，内在的必然过程。例如一个经常是被动、退缩的人，不会因为退休而变得更为活跃，一个经常参加许多社会活动的人，也不会因为退休后或移居他地时全部停止活动。

2. 活动是老年期生活的需要

维持或开展适当的体力、智力和社会活动，可促进老年人晚年生活幸福。老年人继续参加经济活动、社会活动、健身活动对老年人身心健康与生活满足产生正面的影响，老人的社会参与层面越高，他的精神和生活满意度也会随之增加。活动理论强调参与、活动与社会互动，认为老年人应该积极参与社会，用新的角色取代因丧偶或退休而失去的角色，通过新的参与、新的角色替代以改善老年人因社会角色中断所引发的情绪低落，将自身与社会的距离缩小到最低限度。老年人应该尽可能地保持中年人的生活方式以否定老年的存在，积极参与力所能及的一切社会活动，保持活力，赢得社会的尊重。对于一个正在变老的人，活动变得尤其重要，因为其健康和社会福利有赖于继续参加活动，并在社会互动中找到生活的意义、人生的价值，取得积极的、恰当的自我形象，获得良好的生活满足感。

3. 老年人有责任保持自身的活动程度

进入晚年，不一定变得"没有角色可扮演"，老年人应当有新的角色，同其他生命周期一样，在社会活动中做出应有的贡献。老年人退休后的社会角色及其社会发展都有赖于老年人自己的活动程度，老年人有责任去保持自己的活跃程度，新角色的建立，要靠他们自身的努力，而不是社会提供更多的机会让老人去保持自己的社会活跃程度。

（三）理论的应用

1. 协助开创其他补偿性角色来取代失落的角色

由于现实生活中往往剥夺了老年人期望扮演的社会角色的机会，使得老人所能活动的社会范围变窄，活动程度变小，从而使老人对自身存在的价值产生迷茫，因此应有补偿性的活动来维持老人在社会及心理上的适应。如老人退休，就应有职业以外的活动补充，如老人丧偶或亲友死亡，就应有其他人际交往的弥补。活动理论可以帮助我们理解、尊重社区老年人在社区生活中的各种表现，有针对性地开展健康服务，指导老年人参与社区活动，如参与老人活动中心、老年大学、老年服务中心、志愿者组织等的活动。

2. 尽可能长地维持老年人的活动能力

活动是保证老年期生活质量的基础，社区护理中应从心理上充分调动老年人的主观能动性，从身体功能上，做好保健和康复服务，尽可能长地维持老年人的肢体功能，并提供必要的辅具和设施，帮助老年人参与社区活动，维持老年人健康。另外，对于“活动”的理解，并不仅仅指躯体的行为活动，也包括心理活动和心灵的领悟，对于完全失能的老人，也应该从心理的角度，促进老年人保持积极的态度，以获得良好的生活满足感。

三、社会情绪选择理论

（一）理论产生的背景

由于年龄的增长，老年人在生理和一些心理功能方面呈现下降趋势，尤其是在某些认知能力方面趋于减退，但老年人在情绪方面，并不像认知能力那样呈现出减弱的趋势，许多研究表明，整个成年人阶段情绪幸福度是上升的。个体这种在身体健康、认知能力等方面的下降，而情绪及幸福感却维持在较高水平的矛盾现象称为“老化的悖论”（paradox of aging）。个体如何在生理功能下降情况下将情绪和幸福感维持在较高水平？在未来时间洞察力改变的情况下，又如何调整社会目标及选择社会同伴？以斯坦福大学的 Carstensen 教授为代表的学者提出了社会情绪选择理论（socioemotional selectivity theory），对此提供了全面、合理的解释。

（二）理论的主要观点

1. 老年人偏向于选择以情绪管理为目标

人类的社会目标有两大类：知识获得目标和情绪管理目标。当人们知觉到未来时间很充足时，更多地关注未来导向的目标（futureoriented goals），即与知识追寻有关，追求新知识，学习获得性行为。当感到时间非常有限时，表现为情绪导向的社会目标，通过与他人交往来实现情绪状态的优化，包括寻找生活意义的欲望，获得亲密的情感和追求生命的真谛以及体验情感上的满足，是现时导向的目标（present-oriented goals）。一般而言，年轻人知觉到未来时间比较充裕，优先选择以获取知识为目标。而老年人则相反，偏向选择以情绪管理为目标。情绪调节目标旨在控制纷繁的情绪状态，关注生命的意义和情感的亲密性，表现为回避消极情绪状态，趋向积极情绪状态。

获取知识和调节情绪的动机共同组成了生命过程中激发社会行为目标的动力系统，在具体情境中，知识相关的目标与情绪调节的目标会相互竞争，个体在权衡两类目标的重要性后才能做出选择，进而产生相应的行为反应。

2. 未来时间洞察力影响社会目标选择

未来时间洞察力是个体对未来时间的认知、体验和行动倾向的一种人格特质。社会情绪选择理论中，未来时间洞察力侧重于个体对将来一段时间的有限性或无限性的知觉，这种知觉会对个体当前行为产生影响。个体的一生都由各种社会目标指导，如寻求新奇事物、感情需要、扩展个人视野等，不同社会目标的相对优先性随个体对未来时间的洞察力的变化而变化。当知觉到生命中（或事件）剩余时间很充裕，知识获得目标放在首位，人们更愿意结识新朋友、扩大社交圈子，努力为自己的未来建立广泛的人际关系。当感到未来时间很有限时，情绪管理目标变得相对重要，优先选择与较为熟悉的社会伙伴在一起，年龄越大，个体越喜欢与熟悉、亲密的同伴接触。

3. 老年人偏向选择较小的社会关系网络

老年人对未来时间洞察力的改变，偏向选择以情绪管理为导向的社会目标，势必影响老年人社会网络的组织结构。研究发现，老年期个体的社会网络会缩小，情绪亲密的社会伙伴会继续维持而次要的社会伙伴慢慢被排除在外，年龄越大，越趋向于与相对亲近的人保持联系，如家庭成员、亲密朋友等。随年龄增大，个体缩小社会关系网络，优先选择亲密的社会伙伴，是因为他们能够提供可信赖的情感回报，对老年人自身健康和主观幸福感是有益的。研究证实，家庭支持和朋友支持对提高老年人的主观幸福感和生活满意度都有重要作用，但家庭支持比朋友支持的作用更大，特别是在情感支持上。

4. 老年人更重视积极情感体验

社会情绪选择理论认为：个体越接近人生终点，就越关注社会互动的质量，越有目的地改善社会关系中的情感成分，关注事件的积极信息，关注自己的情绪满意度。虽然老年人总体认知资源较少，但他们用目标一致的方式分配认知资源，从而成功地管理情绪，并保持积极的情绪体验。如果老年人不太关注将来，那么他们晚年生活将是高质量的，诸如退休、死亡之类的事件不会对他们造成过大的负面影响。

（三）理论的应用

1. 社区健康管理中重视与老人的情感交流

社会情绪选择理论认为：老年人优先选择情绪管理目标，更重视其中的情感体验。在老年人社区健康管理中，健康知识学习、健康行为建立的健康教育干预方面，需要社区护士与老年人有更多的沟通，特别是情感上的交流。如戒烟，对于戒烟带来的不确切的好处与吸烟带来的实际身体和人际交流情感上的体验相比，权衡未来时间的有限性，老年人往往选择后者而拒绝戒烟，在老年人戒烟干预上，需要对戒烟带来的不良体验予以补偿，包括生理上和情感上的补偿，重视情绪管理策略，才能促进健康目标的达成。

2. 加强社区支持

社会情绪选择理论认为：随年龄增大，老年人社会关系网络缩小，优先选择亲密的社会伙伴，趋向于与相对亲近的人保持联系。随着家庭的小型化，空巢、独居老人增多，社区活动、邻里互助为老年人提供了一定的社会活动空间，促进老年人建立一定社交网络，补偿家庭支持的不足。社区护士一方面在健康服务上促进老年人参与社区活动，同时，社区护士应成为老年人社会网络的一员，经常与老年人交流治疗、康复、保健活动的心得，提高老年人的情绪满意度。

3. 重视积极信息的作用

社会情绪选择理论认为：老年人的注意、记忆和情绪的选择上更关注积极信息和积极情感的体验。在老年人健康管理中，重视积极信息对老年人健康行为的促进作用，如老年糖尿病患者的管理上，善于发现老年人一些积极的因素，如血糖较前控制要好、能注意饮食、开始运动锻炼等，比经常说老年人没有控制好血糖、饮食尚不规范、运动量不够等负面的信息，其效果要好。另外，在健康教育的榜样作用上，也应多选择一些正面的案例，比如，介绍某百岁老人的生活方式，比用某老人吸烟导致肺癌而死亡的个案信息，更能引起老人的积极情感体验，更能促进教育目标的达成。另外，长寿老人的介绍也使老人对未来时间洞察力发生改变，延长对未来时间的预期，有利于健康积极行为的建立。

第三节　社区老年人的健康管理

为深化医药卫生体制改革，促进基本公共卫生服务逐步均等化，自 2009 年以来，国家启动实施基本公共卫生服务项目，免费为城乡居民提供建立居民健康档案、健康教育等 11 类 41 项服务，社区老年人健康管理是其中内容之一。本节主要介绍“国家基本公共卫生服务规范（2011 年版）”中社区老年人的健康管理内容、流程、要求及考核指标，梳理当前社区老年人健康管理现状，思考社区老年人健康管理的发展。

一、国家老年人健康管理服务规范

（一）服务对象

辖区内 65 岁及以上常住居民。

（二）服务内容

每年为老年人提供 1 次健康管理服务，包括生活方式和健康状况评估、体格检查、辅助检查和健康指导。

1. 生活方式和健康状况评估

通过问诊及老年人健康状态自评了解其基本健康状况、体育锻炼、饮食、吸烟、饮酒、慢性疾病常见症状、既往所患疾病、治疗及目前用药和生活自理能力等情况。

2. 体格检查

包括体温、脉搏、呼吸、血压、身高、体重、腰围、皮肤、浅表淋巴结、心脏、肺部、腹部等常规体格检查，并对口腔、视力、听力和运动功能等进行初步测量、判断。

3. 辅助检查

包括血常规、尿常规、肝功能（血清谷草转氨酶、血清谷丙转氨酶和总胆红素）、肾功能（血清肌酐和血尿素氮）、空腹血糖、血脂和心电图检查。

4. 健康指导

根据体检情况，告知健康体检结果并进行相应健康指导，主要有：①对发现已确诊的原发性高血压和 2 型糖尿病等患者纳入相应的慢性病患者健康管理；②对体检中发现有异常的老年人建议定期复查；③进行健康生活方式以及疫苗接种、骨质疏松预防、防跌倒措施、意外伤害预防和自救等健康指导；④告知或预约下一次健康管理服务的时间。

（三）服务流程

社区老年人健康管理服务的流程示意如图 7-1。

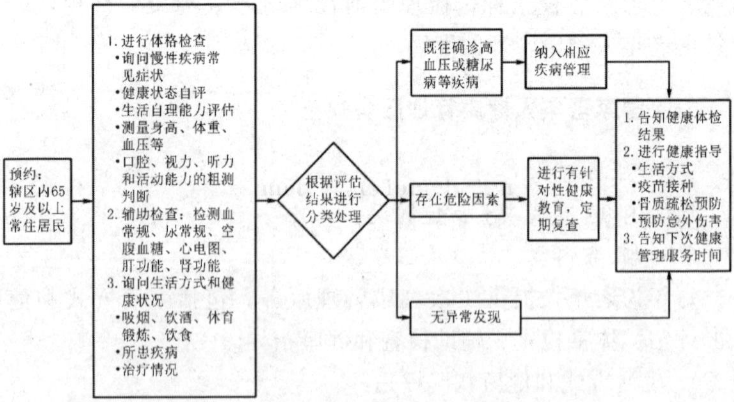

图 7-1　社区老年人健康管理服务流程

（四）服务的基本要求

（1）开展老年人健康管理服务的乡镇卫生院和社区卫生服务中心应当具备服务内容所需的基本设备和条件。

（2）加强与村（居）委会、派出所等相关部门的联系，掌握辖区内老年人口信息变化。加强宣传，告知服务内容，使更多的老年人愿意接受服务。

（3）每次健康检查后及时将相关信息记入健康档案。具体内容详见《城乡居民健康档案管理服务规范》健康体检表。对于已纳入相应慢性病健康管理的老年人，本次健康管理服务可作为一次随访服务。

（4）积极应用中医药方法为老年人提供养生保健、疾病防治等健康指导。

（五）考核指标

1. 老年人健康管理率

$$老年人健康管理率=\frac{接受健康管理人数}{年内辖区内65岁以上常住居民}\times100\%$$

2. 健康体检表完整率

$$健康体检表完整率=\frac{抽查填写完整的健康体检表数}{抽查的健康体检表数}\times100\%$$

二、社区老年人健康管理现状与展望

（一）社区老年人健康管理现状

1. 普遍开展老年人健康信息管理

随着各地公共卫生服务均等化相关政策的实施，社区卫生服务普遍建立了有关慢性病管理、健康档案管理的信息化管理平台，开展相关信息的管理，其管理人群中老年人占有很大比例。另外，各地全面启动老年人健康体检工作，通过开展健康体检，掌握老年人健康状况及主要危险因素，逐步为老年人建立个人健康档案，实施老年人健康管理，实现无病早预防，有病早发现、早干预、早治疗，提高健康水平，改善老年人生活质量的目标。

2. 老年人健康干预工作逐步开展

老年人健康管理的目的是促进老年人健康，当前有关利用社区老年人体检资料分析老年人健康问题及危险因素、对某一类型的老年人群进行护理方面的研究报道较多。但如何利用老年人健康信息，对社区老年人开展规范化的群体与个体健康干预相结合的健康教育研究不多。除国家老年人健康管理规范以外，健康管理技术标准、健康干预评价标准及老年人健康风险预测、转诊规范等研究尚需不断深入。

3. 老年人参与健康管理的积极性有待提高

随着国家卫生体制改革，社区卫生服务快速发展，队伍素质较快提升，社区慢性病管理和老年人体检工作较好开展，相关工作逐步得到社区老年人的信任，但离“健康守门人”的目标还有距离。在社区健康管理工作中，老年人还处于被动接受阶段，相互联系、沟通的渠道并不十分密切，老年人对健康管理意义的认识和主动参与活动的积极性还有待提高。

（二）社区老年人健康管理展望

1. 健康管理信息技术与网络服务技术平台有望得到建立和完善

目前，社区老年人健康体检信息逐步实现计算机管理，各地区局域网络在不断建立和完善中，为老年人健康信息的利用提供了技术基础。社区卫生服务健康信息管理逐步规范发展，结合网络信息技术，社区老年人健康档案网络化将逐步推进。同时，在信息录入途径方面也将更加便捷，可以利用手机等工具随时随地与网络沟通。当然，随着互联网技术的发展和完善，隐私保护也会得到加强。

2. 网络化健康信息管理为老年人健康服务

老年人健康信息管理逐步网络化，各级医疗机构及老年人自身可以共享信息，为老年人的日常保健和医疗、护理提供方便。随着社区卫生服务工作的完善，人一生的健康信息通过网络实现系统化的信息管理，信息可以随着户籍迁移，使之更好地为健康服务。

3. 老年健康管理产业发展

以健康管理为平台，理论研究与实践探索相结合，互联网技术和医疗、护理技术相互渗透，以学术、技术引领，健康管理产业将得到发展。有关老年人健康产品、相关软件与设备以及中医为特色的预防保健体系将会得到进一步发展。

4. 老年人健康水平提高

利用健康管理平台，老年人与社区卫生服务人员关系更加密切，整合社区资源，以健康信息管理为中介的常规化的老年人健康干预工作不断推进，社区老年人健康评估、健康干预计划、干预措施实施与干预效果评价过程不断循环，最终达到老年人健康水平的提高。

第四节　老年人居家安全问题及护理

跌倒、误吸、噎食是老年人常见的意外事件，可导致老年人骨折、吸入性肺炎、甚至危及老年人生命，是老年人居家的重要安全问题。

一、临床特征

卫生部《老年人跌倒干预技术指南》中指出，跌倒（fall）是指突然的、不自主的、非故意的体位改变，倒在地上或更低的平面上。据报道，65 岁以上老年人中有 1/3 的人、80 岁以上中有 1/2 的人每年有过一次跌倒，在这些跌倒的人中，约有一半发生反复跌倒，其中约 1/10 的人发生严重后果，如髋关节骨折、其他骨折、软组织损伤、头颅损伤等。跌倒是活动受限、日常生活活动能力下降和入住机构或医院的独立危险因素。虽然跌倒频繁发生并有潜在的严重后果，但却往往被人们忽视，因此，社区护士在社区健康护理中需要强调跌倒的预防。

老年人易发生误吸、噎食，尤其是脑卒中、帕金森病、老年痴呆等慢性病患者更易发生。误吸（aspiration）是指进食时在吞咽过程中有数量不一的液体或固体食物进入到声门以下的气道。误吸可引起剧烈咳嗽、吸入性肺炎，甚至窒息死亡。噎食（choke feed）通常是指食物堵塞咽喉部或卡在食道的第一狭窄处，引起窒息。发生噎食主要表现为：①进食突然中断；②不能说话；③呼吸停止而迅速发生缺氧症状；④用手按住喉部并用手指指向口腔。

二、相关因素

（一）跌倒的相关因素

引起老年人跌倒的原因主要是老年人自身生理病理方面的因素和环境因素，如运动功能失调、虚弱、眩晕、视力障碍、体位性低血压、药物不良反应、饮酒过量等，还可因为环境光线过暗或强光刺激、扶手不稳、地面不平整或潮湿打滑、家具摆放位置不当、室内外障碍物等跌倒。

（二）误吸、噎食的相关因素

老化和疾病因素导致吞咽功能障碍是误吸、噎食的基础，同时食物性状、进食习惯也是影响因素。引起误吸、噎食主要因素有一下几种。

1. 吞咽功能减退

正常吞咽动作需口、咽、食管共同参与，在神经、肌肉的协调下完成。随着年龄的增长，老年人咽喉部感知觉减退，神经肌肉的协调功能变差，吞咽反射减低，再加上咀嚼功能下降，唾液分泌减少致食物润滑作用降低，容易发生噎食；同时，吞咽过程中防止异物进入气道的反射性动作减退，容易发生误吸；此外，脑血管意外等疾病也是重要的影响因素。

2. 进食习惯不良

坐位略前倾位进食，便于吞咽。仰卧进食、边进食边谈笑、进食速度过快、大口进食等不良习惯易导致误吸，也容易发生噎食。

3. 食物性状影响

进食过于黏稠、粗糙、干燥的食物易发生噎食，如牙齿不好的老人大口进食糯米团子，由于食物本身的黏性使老人难以嚼碎而吞咽块状食物，易发生噎食；另外，水和汤类食物可使一些高龄老人和脑血管意外的患者发生误吸。

三、护理措施

（一）预防跌倒

（1）评估老人跌倒的危险因素：对老人身体状况如视力、平衡能力、活动能力、疾病、用药及居住环境中外在影响因素如照明不良、地面不平或有障碍物、桌椅家具不稳、设施不全或缺陷等进行评估，根据具体情况跟进措施，改善环境，尽量减少跌倒的影响因素，避免老人跌倒。

（2）做好心理护理：老年人常有不服老和不愿麻烦别人的心理，对一些力所不能及的事情，也要自已尝试去做，如爬高、搬重物等，这会增加老年人跌倒等意外事件发生的可能性。因此，要做好心理疏导工作，使老年人正确掌握自己的健康状况和活动能力。

（3）活动柔和：老年人日常活动或体育锻炼时动作要柔和，避免突然转身、闪避、跳跃等，外出行走步伐要慢，尽可能用双脚来支撑身体重心。

（4）防止体位性低血压：老年人从卧位或蹲位站立时，动作要慢，平时避免长时间站立。

（5）消除环境中的危险因素：如地板防滑，桌椅不摇晃，照明设施良好且方便，衣、裤、鞋大小合适，拐杖、轮椅等设施完好。

（6）提供必要的帮助：如提供拐杖，专人扶持，在浴盆、便池边安装扶手，高龄老人外出有人陪伴。

（7）坚持锻炼：坚持有规律的锻炼活动，保持良好的骨骼、关节和肌肉功能，提升机体的平衡能力。

（二）跌倒应急处理

（1）不急于搬动老人：老人跌倒不首先扶起老人，以免不当措施导致二次损伤。

（2）迅速检查伤情：检查意识是否清楚，询问跌倒过程、受伤部位、是否有口角歪斜、偏瘫等；检查局部组织是否有瘀血、出血、肿胀、压痛、畸形；检查肢体活动，注意有无骨折和脊柱受伤；检查有无头痛、胸痛、腹痛等。

（3）求救并保持呼吸道通畅：有意识不清或疑有骨折、内脏损伤的情况，迅速拨打急救电话。对意识不清的老人，注意清理老人口腔的分泌物、呕吐物，头侧转，解开衣服领扣，保持呼吸道通畅。心跳、呼吸停止者迅速进行心肺复苏。

（4）正确处理局部伤情：有骨折者予以固定；出血者予以止血；扭伤、挫伤者局部制动、冷敷；脊柱有压痛疑有骨折者，避免搬运时脊柱扭曲。在初步的处理下，迅速送往医院处理。

（5）做好病情观察：无明显组织损伤的老人，扶老人起来，并观察血压、脉搏等情况。

（三）预防噎食、误吸

（1）尽量坐位进食：老年人宜坐立、上身略前倾位进食。尽量协助卧床老人坐位进食，不能坐位者抬高床头，头转向一侧进食。

（2）细嚼慢咽：小口进食，细嚼慢咽，不催促或限制老人进食时间。

（3）养成良好的进食习惯：进食期间集中注意力，勿谈笑，避免边看电视边进食。咳嗽、多痰、喘息患者，进食前协助排痰、吸氧，减少喘息，避免进食中咳嗽。

（4）合理加工和选择食物：老人食物宜细、软，避免过于干燥、粗糙及大块的食物，食物去刺、剔除骨头。喝稀食易呛咳者，可将食物加工成糊状。

（四）噎食急救

如患者坐位或立位，抢救者站在患者身后，一手握拳顶住上腹部，另一手握在拳头外，用力向后向上冲击。如患者意识不清，则行卧位上腹部冲击法，患者平卧头侧转，施救者双手置患者上腹部，向下向上冲击。

第五节 老年人便秘及护理

便秘（constipation）是老年人常见的胃肠道健康问题，慢性便秘病程至少 6 个月。据报道老年人群便秘发生率为 15%～20%，随年龄增长，患病率增加，女性患病率高于男性，男女患病率之比为 1∶1.77～1∶4.59。尽管便秘在老年人群中发病率较高，但年龄并未成为便秘的独立危险因素。

一、临床特征

老年人便秘通常主诉排便需要用力，或排便次数减少或者排不尽并出现粪便干结、粪量减少，出现腹胀、腹痛、食欲下降等相关症状。流行病学调查发现：在慢性便秘者中只有少数患者到医院就诊，不少便秘者自行服用泻药。滥用泻药可造成泻剂依赖、泻剂结肠等不良反应。便秘与肛门直肠疾病（如痔、肛裂等）关系密切，在大肠癌、肝性脑病、乳腺疾病、阿尔茨海默病等的发生中可能起重要作用，老年人用力排便可引发急性心肌梗死、脑血管意外，严重慢性便秘还可引起粪性结肠穿孔。

便秘的诊断可借鉴罗马Ⅲ标准：①排便费力，想排而排不出大便，干球状便或硬便，排便不尽感；②排便次数＜3 次/周，排便量＜35g/d 或排便过程有 25%以上时间出现排便费力；③全胃肠道或结肠传输时间延长。

二、相关因素

慢性便秘与多种因素有关，包括心理、活动、饮食、环境、用药及疾病等因素。老年人由于老化，肠道蠕动功能下降，容易发生便秘。老年人便秘特别要注意是否有以下可控因素。

（1）饮食不当：老年人饮食量过少，或由于牙齿原因，咀嚼不便而使饮食过于精细、缺少膳食纤维而引起便秘。

（2）饮水不足：老年人去脂组织重（fat free mass，FFM）减少，储水能力下降，易发生脱水，脱水可使肠内粪质水分充分吸收，造成大便过干而不易排出。

（3）排便习惯不良：平时经常忽略便意，或因老年人认知功能受损不能按时如厕，没有养成定时排便习惯。

（4）缺少体力活动和不良心理状态：老年人缺少活动或长期卧床是便秘的常见原因，同时紧张、抑郁、焦虑心理也是影响排便的因素。

（5）用药情况：许多药物可引起便秘，如阿片类镇痛药、抗精神病药、钙通道阻滞药等均可导致便秘。

三、护理措施

（一）避免用力排便

由于动脉硬化，老年人用力排便可能导致脑血管意外，因此老人便秘不宜用力排便。

（二）排出积便

如直肠内有干结的粪便，可用人工取便法清除沉积的大便，遵医嘱使用通便药物。常用的通便方法有以下几种。

（1）容积性通便：利用加工或合成的含纤维素制剂（如小麦麸皮、玉米麸皮、车前子和甲基纤维素等），服用后在肠道吸收水分，增加粪便体积，刺激肠蠕动，缩短通过肠道时间，增加排便次数，达到通便目的。

（2）渗透性泻剂通便：有不被吸收的糖类、盐类泻剂和聚乙二醇。不被吸收的糖类增加肠腔内粪便容积，促进肠蠕动；盐类泻剂（如硫酸镁）不易被肠道吸收，服后使肠腔内渗透压增高，使粪质含水量增加，促进排便。

（3）刺激性泻剂通便：常用的有酚酞、蒽醌类药物、蓖麻油等，能刺激肠蠕动，增加肠动力，减少吸收，促进排便。但此类药物易出现药物依赖，长期使用可引起结肠黑变病（melanosis coli，MC）。

（4）软化通便：利用矿物油（如液状石蜡）口服或灌肠，通过乳化粪便而改变粪便的物理性状，润滑肠壁，使粪便易于排出。长期使用可导致脂溶性维生素吸收不良，影响肠黏膜和局部淋巴结对异物的反应性。

（5）灌肠通便：利用灌肠液使直肠内粪便软化而起到通便作用。不当灌肠可引起直肠黏膜损伤和水、电解质失衡。

（三）补充水分

便秘者增加饮水量是基础治疗，如无禁忌证，应充分补充水分，减少粪质中的水分的吸收，软化大便。

（四）饮食调节

饮食上多选择富含纤维素的食物，如未经过度加工的谷物、水果和蔬菜。另外，饮食选择上可多食用一些寒性食物，如菊花茶、蜂蜜、西瓜、梨、苦瓜等。

（五）肠功能训练

每天在餐后留出一定的时间进行排便训练，餐后肠道反射活动活跃，有利于形成排便反射。早餐后是如厕最佳时间，晨起喝一杯水，可起到刺激肠蠕动、促进排便的作用。平时生活有规律，每天定时如厕，养成规律性的日常排便活动。对有轻度认知损害的老人，督促肠功能训练尤其重要。

（六）保持良好的心理状态

帮助老人充分认识导致便秘的原因，解除对排便的紧张心理，避免对泻药的依赖，有抑郁、焦虑等心理问题的老人及时进行心理治疗。帮助老年人多参加社区活动，积极参加有规律的健身锻炼，维持良好的身体状态。

（七）加强日常锻炼

平常坚持自理生活，增加体力活动量，根据自身兴趣有规律地参与健身活动，延缓器官功能老化。每天早晚用手掌作腹部环形按摩，同时进行肛门和会阴的舒缩锻炼，以促进肠蠕动，锻炼肛门外括约肌、肛提肌及耻骨直肠肌的收缩能力，促进排便。

（八）解除影响排便的各种因素

为老年人创造独立、隐蔽、宽松、方便的如厕环境，提供坐式便器，排便时不看书报或听广播，精神集中。遵医嘱用药，避免滥用药物。

第六节　老年人尿失禁及护理

尿失禁（urinary incontinence）是指可证实的尿液不受控制自动流出。尿失禁多见于老年人，但尿失禁非正常老化结果。患病率随年龄、残疾及制动的增加而增加，尿失禁是导致压疮的一个重要危险因素。由于尿失禁涉及羞耻感，老年人常不愿提及，护士在平常的护理活动中应加以注意。

一、临床特征

老年人由于老化，肾功能减退，肾小球滤过功能、肾小管的排泄和重吸收功能、膀胱储尿功能、尿道括约肌功能等都会产生不同程度的退化，加上排尿的神经调节系统老化、男性老年人前列腺增生等尿道梗阻因素，都可影响老年人的排尿功能。尿失禁是老年人泌尿系统常见的健康问题，其原因较为复杂，可由局部或全身因素引起，如尿道括约肌无力、前列腺增生、尿道狭窄、老年性阴道炎、膀胱结石、膀胱炎症或肿瘤、神经中枢失调以及精神因素等。尿失禁给老年人带来很大的心理压力和诸多生活上的不便，直接影响老年人的生存质量。

尿失禁按病因分类有神经源性、梗阻性、创伤性、精神性、先天性尿失禁。按失禁特点分类有持续性、间断性、完全性、夜间性尿失禁。根据国际尿控协会制定的标准，尿失禁分为以下类型：真性尿失禁、压力性尿失禁、急迫性尿失禁、混合性尿失禁、充溢性尿失禁、反射性尿失禁、不稳定性尿道、完全性尿道关闭功能不全。临床可根据病史、临床表现、尿道压力试验、尿流动力学测定、残余尿量测定、B超、内窥镜检查等作出诊断，老年人的尿失禁是短暂性失禁还是慢性过程（确诊性尿失禁），需要详细询问病史，明确原因。

压力性尿失禁是常见老年疾病，据估计占女性老年人尿失禁发病率的50%以上。脑卒中、帕金森病、阿尔茨海默病的患者中，逼尿肌痉挛引起的急迫性尿失禁较多见。区分压力性和急迫性尿失禁很重要，因为它们的治疗方法不同。压力性尿失禁与急迫性尿失禁鉴别见表7-2。

表7-2　压力性尿失禁与急迫性尿失禁的鉴别

鉴别点	压力性尿失禁	急迫性尿失禁
定义	在腹压增加下不自主漏尿，不伴尿急	不自主漏尿伴尿急
症状和体征	在咳嗽、大笑、打喷嚏或机体用力时不自主漏尿	漏尿伴强烈的尿急、尿频和夜尿症
病因	括约肌功能不全，如多次分娩、结缔组织薄弱等	“特发的”或大脑退化，泌尿道炎症或肿瘤
尿流动力学	逼尿肌“稳定”，但是受相应刺激时尿道内部闭合压力不足	运动型急迫性尿失禁：逼尿肌不稳定收缩。感觉型急迫性尿失禁：膀胱容量下降、对充盈过度敏感
治疗	盆底肌肉锻炼，理疗，必要时雌激素替代治疗	药物治疗（抗胆碱能药），雌激素替代治疗

在日常护理工作中，护士可利用尿失禁评估表对老年人进行评估，以指导进一步治疗。国际尿失禁咨询委员会尿失禁问卷简表（ICI-Q-SF）见表7-3。

表 7-3 国际尿失禁咨询委员会尿失禁问卷简表（ICI-Q-SF）

许多患者时常遗尿，该表将用于调查尿失禁的发生率和尿失禁对患者的影响程度。仔细回想您近 4 周来的症状，尽可能回答以下问题。

1. 您的出生日期：□□□□年 □□月 □□日

2. 性别（在空格处打√）□男 □女

3. 您遗尿的次数？（在一空格内打√）

0□从来不遗尿

1□一星期大约遗尿 1 次或经常不到一次

2□一星期遗尿 2 次或 3 次

3□每天大约遗尿 1 次

4□一天遗尿数次

5□一直遗尿

4. 在通常情况下，您认为自己遗尿的量是多少（不管您是否使用了防护用品）

0□不遗尿

2□少量遗尿

4□中等量遗尿

6□大量遗尿

5. 总体上看，遗尿对您日常生活影响程度如何？

请在 0（表示没有影响）10（表示有很大影响）之间的某个数字上画圈

0 1 2 3 4 5 6 7 8 9 10

没有影响 有很大影响

6. 什么时候发生遗尿？（请在与您情况相符合的那些空格打√）

□从不遗尿 □未能到达厕所就会有尿液流出

□在睡着时遗尿 □在咳嗽或打喷嚏时遗尿

□在活动或体育运动时遗尿 □在小便完和穿好衣服时遗尿

□在没有明显理由的情况下遗尿 □在所有时间内遗尿

注：ICI-Q-SF 评分（第 3、4、5 个问题的分数相加）如下。0 分：无症状，不需要任何处理。1～7 分：轻度尿失禁，不需要佩戴尿垫，到尿失禁咨询门诊就诊或电话咨询尿失禁康复师进行自控训练。8～14 分：中度尿失禁，需要佩戴尿垫，到尿失禁门诊就诊进行物理治疗或住院手术治疗。15～21 分：重度尿失禁，严重影响正常生活和社交活动，到专科医院或者老年医院治疗。

二、相关因素

老年人发生尿失禁，往往很少由单一原因引起，年龄、性别、妊娠及产次、体重指数、疾病、药物、手术等都是影响因素。各种原因引起逼尿肌痉挛（或膀胱不自主收缩）、逼尿肌松弛、尿道口关闭不全、下尿路梗阻等都可引起尿失禁。护理尿失禁的老年人应特别注意以下一些因素。

（1）盆底肌肉松弛：老年人特别是女性老年人由于多次分娩，易发生盆底肌肉松弛导致尿道口关闭不全，在咳嗽、大笑、打喷嚏、弯腰等情况下发生尿失禁。

（2）尿路梗阻：尿路结石、尿道黏膜脱垂、男性老年人前列腺增生等引起下尿路梗阻，可导致充盈性尿失禁。

（3）尿路感染：老年人尿路感染可无典型的尿急、尿痛症状，特别在一些认知损害的老年患者，尿失禁有时是尿路感染的唯一症状。

（4）活动受限：老年人常可因为体弱、活动不便或因活动受限、如厕不便或老年人认知受损等原因不能及时如厕，发生功能性的尿失禁。老年人突然站立的体位性低血压也有可能引起短暂尿失禁。

（5）疾病和药物因素：脑卒中、帕金森病、阿尔茨海默病的患者中，逼尿肌痉挛引起的急迫性尿失禁较多见。神经系统疾病、前列腺或妇产科手术、慢性咳嗽以及利尿剂、抗抑郁药、镇静催眠药、钙通道阻断剂等也可引起尿失禁。

三、护理措施

老年人尿失禁的治疗主要是抓住主导原因，多种治疗方法相结合，改善症状，提高生活质量。同时减肥、处理便秘、预防和治疗尿路感染、戒烟，积极治疗慢性咳嗽、糖尿病、神经系统疾病、脑血管疾病等。针对尿失禁的原因有药物治疗、注射治疗、电刺激治疗及手术治疗等。日常护理主要是进行功能锻炼，做好生活照料和心理护理。

（一）心理护理

尿失禁老人因衣被常尿湿而有臭味，自卑心理较重。护士应尊重和理解老人，维护老人尊严，不在人前谈论，不能有嘲笑厌恶的情绪表现。同时转变老人观念，尿失禁是伴随机体器官生理性老化的病理现象，不是难以启齿和令人羞愧的事，解除老人的心理压力。同时让患者建立信心，只要去除原因，积极配合治疗，尿失禁是可以得到控制的。

（二）排尿功能锻炼

根据老年人尿失禁的类型，开展有针对性的排尿功能训练。常用方法有盆底肌肉锻炼、膀胱训练、重复排尿训练等。

（1）盆底肌肉锻炼：指盆底肌肉收缩练习，即紧缩肛门的运动（提肛运动）。

方法：选择平卧位或坐位，在不收缩下肢、腹部及臀部肌肉的情况下自主收缩耻骨、尾骨周围的肌肉，即收缩会阴和肛门，尽量收紧提起盆底肌肉并维持 10 s，然后放松休息 10 s，收缩和放松为 1 次，如此反复进行 20～30 次为 1 组，每天做3～4 组。盆底肌肉锻炼使尿道外括约肌、肛提肌等盆底肌肉得到锻炼，对于压力性尿失禁及混合性尿失禁患者均有良好的疗效。

（2）重复排尿训练：即排尿结束后，暂等几分钟，再作一次排尿动作，尽量排尽尿液，减少残余尿量，对于充盈性尿失禁患者有一定的作用。

（3）膀胱训练：对于急迫性尿失禁患者，如果患者每 3 小时尿裤 1 次，就应当接受训练。根据尿失禁时间长短而确定如厕时间，如 3 h 失禁一次，则可让患者每 2 小时排尿 1 次，缓解尿急症状，然后逐步延长排尿间隔，反复训练。许多老年尿失禁患者不能配合此项训练，可以用促进排尿来代替，不管患者是否需要，都要求间隔 2 h 排尿 1 次，可改善尿失禁症状。

（三）保持会阴部皮肤清洁干燥

及时更换衣裤，勤洗会阴部，必要时使用尿垫。同时加强支持系统的支持作用，协助生活护理，准备足够的衣被和烘干设施。

（四）去除诱因

积极治疗慢性咳嗽、尿路感染，避免紧张运动，穿宽松衣裤，裤腰处最好用松紧带，以方便排尿。认知损害老年人，定时督促、协助如厕。同时避免饮用刺激性饮料如咖啡、浓茶、碳酸饮料等。提供良好、方便的如厕设施。

（五）白天多饮水，晚间控制饮水

由于尿失禁，尿道失去正常的冲洗自净功能，再加上会阴部常处在尿湿的环境中，感染机会增加。同时老人常会怕尿湿而控制饮水，更增加了泌尿道感染的危险，因此要解除老人的顾虑，在白天喝足量的水。晚间适当控制饮水量，以免影响睡眠。但如果老年人有血栓形成的风险，则不应控制饮水量。

（六）协助老人做好排尿日记

为评估尿失禁的原因、程度及治疗效果，协助老人记录每次排尿时间、每次排尿量、每次饮水时间、每次饮水量、每次排尿的伴随症状、尿失禁时间等。

第七节　老年人直立性低血压及护理

直立性低血压是老年人常见的一组临床综合征，主要表现为在体位突然变换为直立时易发生头晕、乏力，甚至跌倒、晕厥，导致骨折及心脑血管事件等，严重影响老年人生存质量。

一、临床特征

直立性低血压又称体位性低血压（orthostatic hypotension，OH），是指从卧位转为立位时收缩压下降 20 mmHg 或舒张压下降 10 mmHg 以上，并出现相应的脑供血不足或自主神经症状。这种直立性低血压可能不是立即发生，故需要站立 2 min 后重复测量。另外，事实上血压下降和症状的严重程度并不总是一致的，临床上应加以注意。另有研究显示，直立性低血压可以预测其总死亡和冠状动脉事件的风险，高血压患者合并直立性低血压更易发生高血压靶器官的损害。

根据血压及脉率的变化，人体对直立性低血压的反应可归纳为 3 类：①血压下降同时脉搏加快是正常的生理反应；②血压下降但脉搏无加快或加快不足 10 次/分，提示血管迷走反射或自主神经系统功能障碍（神经源性）；③血压下降同时脉搏减慢则为血管迷走反射。

二、相关因素

人站立时由于重力的作用，静脉回心血量减少，心输出量减少，血压降低引起脑血供不足。正常情况下，此血流动力学的变化通过位于心、肺及颈动脉窦和主动脉弓的压力感受器，信息传达到心血管中枢，通过中枢调节，增加交感神经信号传出并降低迷走神经活动，从而增加外周阻力、心率加快、心肌收缩力加强，使血压在短时间内恢复正常。而老年人由于老化，自主神经功能下降、感受器敏感性下降、血管硬化、心力储备降低，对此的调节能力降低，再加上降压药等因素，老年人容易发生直立性低血压。

年龄、疾病及药物等都是影响直立性低血压发生的因素：随年龄增长，调节血压的能力下降，有研究报告65岁以上人群直立性低血压患病率约为24%，而75岁以上患病率可达30%，直立性低血压的发生率与年龄成正比。脱水、失血、肾上腺功能不全、自主神经功能障碍（包括多系统萎缩、帕金森病、路易体痴呆及糖尿病、淀粉样变、免疫介导的神经系统疾病等）及老年人患有脑血管病、高血压、心脏病等，影响血压的调节功能，都可导致直立性低血压。吩噻嗪类药物、抗精神病类药物、三环类抗抑郁药物、单胺氧化酶抑制剂、多巴胺受体激动剂及老年人常用的药物如钙通道阻滞剂、利尿剂、β-受体阻滞剂、硝酸酯类、血管紧张素转换酶抑制剂等均可诱发直立性低血压。

避免以下相关因素，预防老年人直立性低血压。①体位改变速度过快：卧位、蹲位或坐位情况下突然快速站立，都可能引发直立性低血压，特别是早晨起床过快更易发生。②长期卧床：长期卧床者心血管反应性降低，血压自我调节功能减退。③昼夜节律：由于经过一夜的空腹，而且利尿剂和降压药常规在早上服用，故一天中直立性低血压最容易发生于上午。④环境温度过高：高热天气、暖气使用、洗热水澡等情况下，可引起外周血管扩张而引发直立性低血压。⑤胸膜腔内压升高：用力排尿、排便及剧烈咳嗽等使胸膜腔内压增高，影响心血管的反射活动而易引发直立性低血压。⑥饱餐或饮酒：饱餐或饮酒后，胃肠道血管扩张而使循环血量减少引发直立性低血压。⑦姿势和体位：较长时间的向前弯腰、腹部受压、盘腿、下蹲等动作后突然站立，易发生受压部位的放松、血液积聚，调节系统不能充分对此作出迅速反应，引发直立性低血压。夜间平卧会加速压力相关尿钠丢失，减少肾素释放导致血容量减少，因此早晨起床更易发生直立性低血压。另外，长时间站立，因不用肌肉泵，而比行走时易致低血压。⑧体力活动及过度换气：过度的体力劳动或剧烈的体育锻炼可使肌肉血流量增大，可能导致血压下降，另外过度换气导致呼吸性碱中毒及迷走神经兴奋，可引发直立性低血压。

三、护理措施

（一）缓慢起床

老年人清晨起床宜慢，可用三个半分钟起床：床上肢体活动半分钟，床上坐半分钟，床沿腿下垂坐半分钟。护士可根据老年人身体情况编一套起床操，指导老人床上肢体的伸屈活动，一方面利用肌肉泵的作用促进静脉回流，另外，增加交感神经的兴奋性，增强心血管的调节能力，避免直立性低血压的发生。

（二）改变体位宜慢

老年人如厕应坐位，尽量避免长时间蹲位，从蹲位、坐位到站立的速度要慢，久卧或久坐后应慢慢从床上或椅子上站起来，在站立前稍作一些活动。同时亦应尽量避免弯腰后突然站起，可借助器械取东西尽量减少弯腰的程度。

（三）少食多餐

餐后发生低血压的老人，应少食多餐，避免过饱，餐后休息1小时后再活动。

（四）维持有效循环血量

老年人去脂组织重减少，储水能力下降，肾脏调节水电解质平衡能力下降，再加上脱水症状不明显，失水致口渴而寻求喝水的动机受影响，易引起脱水，老年人应注意补充水分。另外，无充血性心力衰竭史的老人，根据平时摄盐量的情况，可稍增多盐的摄入量。告诫老年人晚间避免俯卧，可将床头抬高 5°～20°，避免晚间水钠过多丢失。

（五）促进血液回流

老年人避免长时间站立，站立时多作下肢的伸屈活动，必要时使用齐腰长筒弹性袜或腹带。

（六）防意外

老年人洗澡，必须准备好浴垫、浴池椅子，水温及室内温度不宜太高太低，浴室门口放标示，浴室门不宜倒锁，以防发生意外。

（七）坚持适宜的体育锻炼

合适的体育锻炼可以促进人体新陈代谢，增强和改善机体的功能。它能锻炼心肌，增强心脏的收缩力，增加心力储备及血管弹性，促进血液循环。但由于老年人运动系统、心血管系统及神经系统等功能老化的影响，老年人运动有自己的特殊要求，要根据老年人自身情况选择合适的锻炼强度和运动种类，避免憋气及剧烈运动。

第八节　老年人皮肤瘙痒症及护理

皮肤瘙痒症（skin pruritus）是指患者自觉全身或局部皮肤瘙痒而不见原发性皮肤损害，是老年人常见的健康问题，瘙痒可局限于某一部位，也可泛发及全身。

一、临床特征

全身性瘙痒：最初瘙痒仅局限于某部位，进而逐渐扩展至全身，也可全身同时发作，或从一处转移到另一处，此起彼伏。

局限性瘙痒：好发于肛门周围、会阴、小腿及头部等部位。

起病时仅感皮肤瘙痒，瘙痒程度可轻可重，轻者仅为夜间瘙痒，不影响日常生活，重者不论白天黑夜都瘙痒难忍，常不自觉搔抓直至皮肤破损，可继发皮肤感染。由于不断搔抓，出现抓痕、血痂、色素沉着及苔藓样变化等继发损害。不断搔抓不仅可使皮肤增厚，反过来又加重了皮肤瘙痒，因此会形成愈抓愈痒、愈痒愈抓的恶性循环，也往往因休息不好而诱发心脑血管疾病的发生。长期的瘙痒烦恼往往伴随一定的精神紧张，引发一定的心理问题。

老年性皮肤瘙痒症，多因老年人皮脂腺功能减退，末梢循环差，皮肤保水功能减弱，致使皮肤干燥，易受周围环境冷热变化的刺激而引起瘙痒。另外老年人激素水平降低，也是引起皮肤瘙痒的原因之一。发病机制上，皮肤瘙痒可分为由于存在于真皮和表皮交界处的感觉神经纤维（c 纤维）受到物理或化学的刺激而产生的末梢瘙痒，以及类鸦片肽一类鸦片受体系统的活化而产生的中枢性瘙痒两类。有研究显示，皮肤中有多种神经介质与瘙痒有关，其中 P 物质（substance P，SP）与 β-内啡肽在瘙痒发病机制中占有重要地位。

二、相关因素

老年人皮肤瘙痒与皮肤老化和各种理化因素、饮食、心理及各种慢性疾病有关。

（1）皮肤老化：老年人皮肤老化，皮肤血液循环功能变差而营养不良、皮脂腺萎缩而分泌功能下降，使皮肤缺乏皮脂保护、含水量减少，这是引起皮肤瘙痒的主要生理基础。

（2）洗澡过勤：老年人皮脂分泌减少，洗澡过勤，洗澡水过热，可使皮肤表面失去皮脂的保护，易受各种因素的刺激而引发瘙痒。

（3）寒冷干燥气候：秋冬季节气候干燥、寒冷，致皮肤干涩粗糙，再加上老年人洗澡过勤，使皮肤失水过多，易诱发皮肤瘙痒。

（4）其他理化因素刺激：过热的水烫洗，使用碱性大的洗涤剂或某些化学消毒剂浸洗衣物，过多使用洗洁精、洗手液，贴身穿化纤类、毛类、羽绒类衣物、夏季汗液刺激等均可刺激皮肤诱发瘙痒。

(5) 饮食因素：进食虾、蟹、鱼等易致敏的食物及酒、浓茶、咖啡、辛辣、煎炸等刺激性食物可诱发或加重皮肤瘙痒。

(6) 心理因素：有研究显示焦虑、抑郁可引起皮肤瘙痒，皮肤瘙痒可随着情绪好坏加重或减轻。

(7) 慢性疾病：糖尿病、肝胆疾病、代谢障碍、尿毒症、肿瘤等都可引起皮肤瘙痒，据文献报道有20％的糖尿病患者发生皮肤瘙痒。

三、护理措施

(一) 处理皮肤瘙痒症状

去除各种刺激因素，采用拍打方式缓解瘙痒症状，夜间影响睡眠、皮肤有伤口及皮疹者遵医嘱用药。

(二) 预防皮肤损伤

勤剪指甲，避免用力搔抓损伤皮肤。平时注意皮肤保护，做到五忌：

(1) 忌摩擦：不断的搔抓摩擦可使皮肤浸润、肥厚、苔藓样变，进入愈抓愈痒、愈痒愈抓的恶性循环中。

(2) 忌热水烫洗：热水烫洗可使一些急性湿疹、皮炎病情加重，烫洗后皮肤毛细血管扩张，红肿、糜烂及渗出等更为严重。热水烫洗也使皮脂过多清除，使皮肤干燥而易受各种因素影响导致瘙痒。

(3) 忌肥皂洗：尽量避免使用肥皂等碱性洗涤剂，以免加剧瘙痒，老年人洗澡应使用刺激性小的洗浴液，或不用清洁剂。

(4) 忌搽化妆品：化妆品中含有的香精、色素、防腐剂及一些重金属如铅、汞以等，会刺激皮肤，增加刺痒感，一些成分还会引起过敏，从而加重症状。

(5) 忌乱涂药物：有些药物本身就可刺激皮肤引起瘙痒，因此应遵医嘱局部或全身用药，忌擅自乱涂药物。

（三）保持皮肤湿润

避免洗浴过勤、水过烫，老年人冬季洗澡次数适当减少，一般每周1次为宜，浴后涂无刺激性的润肤油脂。

（四）维持室内一定的空气湿度

冬季气候干燥、寒冷，在使用暖气或空调时，使用加湿器，维持室内空气湿度在50%～60%，春季室内潮湿者可用除湿器除湿，减少霉菌生长。

（五）选择无刺激性的棉质衣被

棉被、床单及内衣选择纯棉或丝绸质地，宽松舒适、透气吸湿性好，避免化纤织物。

（六）进食富含维生素易消化的食物

多食新鲜蔬菜水果，注意补充含维生素A，可经常食用动物肝脏、胡萝卜及其他红黄色蔬果，经常食用适量养血润燥的食物如芝麻、花生等。多饮水，保持大便通畅。避免饮酒。

（七）心理支持

给老年人以心理安慰和支持，鼓励老人积极参加各类社区活动或看电视、听音乐、聊天等，保持愉快的心情，分散注意力，减轻症状。

（八）坚持锻炼

进行适当的体力劳动和体育锻炼，以改善皮肤的血液供应，促进汗腺和皮脂腺的分泌，可在一定程度上改善皮肤干燥情况。起居有规律，创造良好的生活环境，保持精神愉快、心情舒畅，提高身体素质。

第九节　老年人骨质疏松及护理

老年性骨质疏松症（senile osteoporosis，SOP）又称退行性骨质疏松症，是生物衰老在骨骼方面的特殊表现。1993年世界卫生组织提出了骨质疏松的诊断标准和明确的定义，即骨质疏松是一种以骨量减少、骨组织微结构破坏为特征，导致骨脆性增加，易于骨折的全身性骨代谢疾病。2001 年美国国立卫生研究院（NIH）提出本病是以骨强度下降、骨折风险性增加为特点的骨骼疾病。女性在 40 岁以后，男性在 50 岁以后都有不同程度的骨质丢失。

一、临床特征

据估计，全球有 2 亿人患骨质疏松症，女性发病率高于男性。骨质疏松主要特征有三点：①以骨单位或骨量丢失为主所造成的低骨量。②骨组织结构破坏，骨小梁断裂消失。③骨折发生率高，通常伴有一处以上骨折。

老年人骨质疏松主要表现为骨痛、骨折、身高缩短。腰背疼痛是出现较早的症状，也是临床上常见的主诉，成为许多患者就诊的直接原因，还有一些伴有骨关节的疼痛。身高缩短和驼背是老年人骨质疏松症的重要临床表现。常见的骨折部位为椎体、股骨、前臂等，其中椎骨骨折最常见，髋部骨折的后果最为严重，一旦发生髋部骨折，一年内将有 15%死亡，余者约有 50%发生残疾。女性骨折发生率高于男性，超过 70%的髋部骨折发生于女性。

骨质疏松症分为原发性和继发性两大类。原发性骨质疏松症是以骨量减少并伴有微结构破坏和容易发生骨折为主要特征，此类患者占 95%，老年性骨质疏松属于此类。继发性骨质疏松症是指伴随某些疾病的发生而出现骨代谢失调，继而导致骨质疏松，如甲状腺功能亢进、库欣综合征、糖尿病、垂体功能低下症、多发性骨髓瘤、性腺功能低下等疾病，此外一些药物也可引起骨质疏松，如肾上腺皮质激素类药物等。

二、相关因素

老年性骨质疏松的发生与遗传及环境因素均密切相关，是多种因素作用的结果，主要有以下几种。

（1）遗传因素：迄今为止，有近 100 种骨质疏松基因被分析，但目前并无明确的基因多态性位点更能代表老年性骨质疏松的遗传标志，不同人种、身高、体型、生活习惯及其他环境因素均可能对骨质疏松的遗传造成影响，需要综合考虑各种遗传的异质性、人口的混杂性及其他因素的影响。

（2）雌激素水平下降：雌激素在骨代谢中起着重要的调节作用，绝经后雌激素水平明显下降，是女性老年人易患骨质疏松的原因之一，有研究表明男性骨量的丢失主要与雌激素水平降低有关，其次与雄激素水平的降低有关。

（3）低负荷体力活动：伴随着衰老，体力活动减少，骨骼的应力刺激减少，当骨组织长期处于低应变状态，骨重建激活率升高，出现骨质的高转换，使骨量减少。

（4）日光照射不足：老年人室外活动减少，特别是一些行动不便或长期卧床的老年人，由于接受阳光照射不足，使老年人皮肤内 7-脱氢胆固醇转变为维生素 D_3 的量减少，导致维生素 D 缺乏，引起钙代谢障碍，导致骨质疏松。

（5）钙代谢障碍：尽管钙摄入量与骨折发生率之间的关系尚不清楚，但钙摄入量与骨含量有直接关系，老年人饮食中长期缺乏钙质，或不良的饮食习惯影响钙质吸收，如饮食缺乏奶类、豆制品，餐后饮浓茶、咖啡等，同时也由于消化道的老化、维生素 D 的缺乏或体内激素水平变化导致代谢异常而影响钙的吸收。

（6）其他生活方式影响：低体重通常伴随着低骨密度。肥胖可能通过增加雌二醇的产生、提高维生素 D 在脂肪组织中的贮存量来保护骨骼，骨骼负重增加也使骨骼变得粗大。吸烟能够直接抑制骨母细胞功能，女性吸烟者可能比非吸烟者提前进入绝经期，并增加雌激素的代谢。饮酒过量能够对蛋白质和钙的代谢、性腺和成骨细胞功能产生不利影响。

（7）药物因素：肾上腺糖皮质激素可降低成骨细胞形成、胃肠道钙吸收、肾小管钙重吸收，同时增加钙的排泄，常规剂量的类固醇激素可在最初治疗的 6 个月内，导致脊柱骨密度降低，抗惊厥药物、肝素等也可引起骨质疏松。

三、护理措施

骨质疏松预防是关键，且其预防和治疗贯彻于一生骨量变化与骨折发生的过程之中，防治应从青少年抓起，进入老年期，在骨量丢失的过程中仍未失去预防之机。一些研究显示：健康人骨密度峰值出现在29～39岁期间，是个人生命过程中获得的最大的骨密度，一般规律是在高峰期之后，随年龄增长骨量逐渐丢失，骨密度降低。有人将此种变化喻为骨矿的“储蓄”和支出，如果年轻时注意营养、运动和健康的生活方式，“储蓄”就多，使骨质疏松不易发生或延迟发生。防治强调以确保足量钙和维生素D摄入及定期的负重和肌肉强化运动，减少跌倒风险等。

（一）适宜的运动

体力负荷和骨骼的机械应激已被证实能够增加骨质密度，运动时的“张力”和“压力”可对骨骼造成一种良好的刺激，增强肌肉的张力和骨密度。从年轻时开始就应参加适宜的、有规律的体育锻炼或体力活动。进入老年期，则要根据老年人心血管功能现状，选择适宜的有氧运动方式，既要有一定的运动强度，使心肺功能、骨骼得到锻炼，同时也要预防心脑血管事件的发生。对于卧床或瘫痪的老年人则要在环境、设施上创造条件，帮助其进行被动或辅助主动活动。对于严重骨质疏松的老人，则要在医生医嘱下进行锻炼，循序渐进，预防活动中发生骨折。另外，运动能增加老年人的平衡能力和灵活性，减少跌倒的发生。

（二）摄入足量的钙和维生素D

美国防治骨质疏松症医师指南建议每个人每天至少摄入膳食钙1200 mg，老年人、不能出门的人或养老院的老年人摄入800 IU维生素D，安全上限是钙2500 mg/d，总维生素D为2000 ID/d。中国人的膳食结构中钙含量低，应鼓励老年人每天喝牛奶，喝纯奶或酸奶制品是最佳选择方案，不宜饮牛奶者可豆浆代替。牛奶中的钙含量高，易被吸收利用，大约1 mL奶含钙1 mg，一天饮牛奶250～500 mL，加上正常膳食中的钙，这样每日摄取钙基本能够接近 800 mg。对于牛奶摄入量不足的患者，应遵医嘱补充钙剂。

长期卧床者遵医嘱补充维生素 D，此外，帮助高龄老年人及活动不便者经常进行户外活动非常重要，阳光中的紫外线照射皮肤，使皮肤中的7-脱氢胆固醇转变为维生素 D_3，维生素 D_3 再在肝肾羟化酶的作用下，形成具有活性的 1，25-（OH）$_2$$D_3$，从而促进肠道钙磷的吸收及肾小管钙的重吸收，促进骨钙沉积。但过多接受紫外线照射，易诱发皮炎、皮肤癌、白内障、老年斑和角膜炎等疾病。老年人可在上午 9 时以前和下午 4 时以后，坐在阳台上晒太阳或外出活动，因为此时的太阳光比较柔和，不会对人体产生危害，同时多吃富含维生素 C 的蔬菜、水果，可增强皮肤抗紫外线损害的能力。避免在烈日下暴晒。

（三）预防跌倒

老年人跌倒易致骨折，骨折使骨骼活动受影响而易引发骨质疏松，两者互为因果。预防跌倒是老年人护理中十分重要的基础内容。

（四）雌激素替代治疗

必要时雌激素替代治疗，防止骨质流失。雌激素补充疗法对于绝经后骨质疏松是一种有效的治疗方法，不但可以防止骨质流失，而且可以减少绝经后血脂代谢异常，降低心血管病的患病率，但要在医生指导下服用。

（五）减少其他影响因素

适度饮酒，戒烟，少食精制糖类食物及食盐，少喝咖啡、浓茶及碳酸饮料，尤其是餐后不宜立即饮用，以免影响钙的吸收。此外，食物中植酸盐和草酸盐会与钙结合，降低钙的生物利用度，饱餐后饮牛奶或补钙剂会影响钙的吸收。

（六）髋关节保护

对于骨质疏松且跌倒风险较大的老年人，在治疗的过程中，穿着髋关节保护装置，可作为一个临时的预防股骨颈骨折的措施。

第八章　社区精神障碍患者的护理

精神疾病是一个全球性的社会卫生问题。随着经济社会的快速发展和转型，人们的心理面临着巨大的冲击和压力。卫生部数据显示，在过去的10年中，我国精神障碍的患病率继续呈上升趋势。精神疾病在我国疾病总负担的排名中居首位，重性精神疾病患病率由20世纪50年代的2.7‰、70年代的5.4‰，上升到80年代的11.4‰。到了90年代，1993年国内抽样调查显示，发病率达13.47‰，全国约有1800万精神疾病患者。但进入21世纪后，我国还未进行过全国规模的精神障碍调查。现代精神疾病护理已从传统的生物医学模式转变为生物－心理－社会医学模式，不仅要关心与解决患者的躯体、心理、社会功能的问题，而且更加关注患者如何真正从医院重返社会，因此社区精神障碍患者的护理和对其家属的支援显得尤为重要。

第一节　概　述

精神卫生服务是对心理和精神疾病进行治疗和预防的一种社会服务。它具有促进心理健康、改善精神状态、形成正确的行为动机和健康人格等功能。社区精神卫生保健是以社区为服务单位，以社区居民为工作对象，针对社区群体的特点，开展一系列组织性与系统性的心理卫生服务，利用精神医学、心理学、社会学等多方面知识，为社会群体和需要人群提供多元化、人性化的心理卫生服务。

一、社区精神卫生与护理的基础知识

（一）社区精神卫生的概念

精神卫生（mental health）又称心理卫生或心理健康或精神健康。精神卫生的定义分为狭义和广义两种。狭义的精神卫生，是指研究精神疾病的预防、医疗和康复，即预防精神疾病的发生，早期发现和早期治疗。促使慢性精神病者的康复，重归社会。广义的精神卫生，是研究关于保护与增强人的心理健康的心理学原则与方法，通过研究健康者，增进和提高人们的精神健康。

社区精神卫生（community mental health）是综合应用社会精神病学、精神卫生学和预防医学等学科的理论和方法，探讨如何保障和促进社区人群的身心健康，提高其承受应激和适应社会的能力，以防止各种心理障碍、行为问题和身心疾病的发生。

社区精神卫生服务（community mental health services）是在政府各级卫生机构和相关部门配合下，把社区作为基本单元，以基层精神卫生机构为主体，以社区精神卫生工作者和全科医师为骨干，合理利用社区资源，采纳融预防、医疗、保健和健康教育等为一体的适宜精神卫生的干预策略，来解决社区人群中的精神卫生问题，满足其基本心理卫生需要的一种连续性基层卫生服务。

（二）社区精神卫生工作内容

精神卫生工作不仅能预防心理疾病的发生，增进和维护心理健康，而且可以培养健全的人格，促进社会适应能力的提高，陶冶人的情操，促进人的心理健康。它包括心理障碍的矫治和精神疾病的预防。社区精神卫生服务内容由医疗服务、保健服务、康复服务和社会服务四个部分组成。

1. 社区精神卫生医疗服务

社区精神卫生服务应该坚持便利患者、及时诊治、防治结合、持续服务的原则。社区卫生服务中心设立精神卫生门诊，为大多数病程迁延以及呈慢性发展、需要接受终身的精神卫生服务的精神患者提供医疗服务。患者从精神病专科医院出院以后，需要定期在社区门诊部进行随访以巩固疗效、防止复发。关于拒绝住院或根据病情可以在家庭进行治疗的患者，可以设立家庭病床，定时到患者家庭进行访视。患者在家属照顾下，在药物治疗的同时，可以进行力所能及的家务或社会性劳动，对于疾病的康复十分有利。

2. 社区精神卫生保健服务

社区精神卫生服务应协助街道办好精神患者工疗站。社区精神卫生医师定期到工疗站巡诊，检查患者及指导治疗。此外，还应定期到居委会了解在看护网下的精神患者情况，及时对监护职员进行精神卫生知识的指导。帮助基层及时发现新患者，做到早期发现和早期治疗。如果有条件，还可因地制宜地开展群体的心理卫生工作，如深入到老年活动中心、敬老院、幼儿园等单位，以提供精神卫生保健服务。社区护士应积极创造健康的生活环境，提高个体的心理素质，培养良好的社会适应能力，更有效地服务社会。

3. 社区精神卫生康复服务

治疗精神疾病，不仅使患者精神症状消失，更重要的是使患者恢复正常的精神功能，重新回归社会，成为自食其力的劳动者。这就必须在精神症状缓解后采取精神康复措施，使之能不同程度地恢复劳动能力、社会适应能力、生活自理能力，以达到全面康复重返社会劳动岗位。为此可组织患者在社区参加工疗站、康复站、福利工厂或农场，在专业人员指导下进行药物、心理、社交及职业等全面的康复训练。

4. 社区精神卫生社会服务

社区护士要对社区精神患者进行保护和管理，并进行社区精神患者的保障体系的完善。护士在社区中要积极普及精神卫生知识，使社区居民正确对待精神疾病，做到对精神患者的早期发现与早期治疗。科普宣传要利用各种形式，如电视、广播、报纸等。有计划、有组织、系统地在社区进行精神卫生的宣传工作。宣传对象应包括患者、患者的亲属、邻居、同事、单位各级领导、村与居委会干部及卫生工作积极分子。根据不同对象，采用不同方式，宣传内容应因人而异。

（三）社区精神卫生工作的目的与意义

1. 开展精神疾病的社区防治是患者的需要

精神疾病病程长、治愈率低、复发率高，患患者数逐年积累增多，精神科病床虽不断增加，仍然不能满足患者增长的需求。1989年统计全国精神科病床数比1985年增长近1倍，达11.4万张，平均每10万人10.4张，仅占各科病床4.4%。十几年来，精神科病床虽不断增加，但到1996年仍仅占全国各科床位数的4.56%。因此，精神患者的治疗决非单靠发展病床、实行住院治疗所能解决的。况且，许多患者因受经济制约，尚无条件住院治疗。

2. 开展精神疾病社区防治是为患者回归社会创造条件的需要

第二次世界大战后，精神疾病患者传统的管理模式受到冲击，许多学者提出了长期住院的弊端——住院综合征。患者因长期住院而隔绝正常的社会生活，从而导致精神衰退，丧失劳动能力，成为精神残疾。实践证明，大部分患者在急性期症状控制后，回到社区生活中，并得到相应的康复服务，完全能够继续提高疗效，适应正常生活，参加适当的生产劳动。因此，应该积极发展社区精神卫生服务，促进患者的全面康复，为患者早日回归社会创造条件。世界卫生组织极力倡导发展以社区为基础的精神卫生工作，包括预防、评定、治疗和心理社会康复，同时也是人人享有初级卫生保健及实施残疾人保障法的具体体现。

3. 开展精神疾病社区防治是疾病谱变化的需要

随着社会的发展，竞争越来越激烈，由各种生活负性事件引起的心因性精神障碍就愈多，患病者人数增多。近10年来，精神疾病的患病率呈上升趋势，特别是抑郁症、精神分裂症上升更为明显，但住院患者中精神分裂症所占比例减少，这正说明多数患者在社区治疗。开展和加强社区防治工作，无疑能极大地减少这类疾病的发生或减轻其严重程度。

（四）社区护士在社区精神卫生工作中的作用

1. 管理者的作用

社区护士为患者提供清洁、舒适、安全的治疗性环境，保证患者生活在一个空气新鲜、光线柔和、有足够的娱乐活动、社交互动的场所。同时，社区护士能够制定并且组织实施对精神患者有保护和治疗作用的规章制度以及足够的人力安排，以保证护理工作的正常运转。

2. 治疗者的作用

社区护士既是药物治疗、电痉挛治疗、胰岛素休克等方面的执行者和协助者，还应该协助心理治疗师进行心理治疗。护士与患者朝夕相处，接触最密切，可帮助提高心理治疗的效果。

3. 辅导者的作用

社区护士承担着生活在社区的精神障碍者的健康教育和辅导的任务，如病态行为的矫正与辅导、恢复社会能力的康复辅导等。其宗旨是预防和减少精神疾病的复发，使之在社会长期生活下去。

4. 协同者的作用

现代精神医学是采取团队工作的方式。组成这个团队的成员包括精神科医师、精神科护士、社会工作人员、心理治疗人员及工娱治疗人员。各类专业人员有其不同的角色与功能，同时应该密切配合、协调工作，针对患者的问题和需要，共同拟定治疗计划和目标，定期举行小组会议，进行评价和讨论。

5. 督导咨询者的作用

社区护士在工作中履行督导咨询的责任，帮助解决精神疾病患者关于疾病预防、治疗和康复等方面的问题。

6. 研究者及教育者的作用

接受过高等教育的社区护士在逐渐增加，使得社区精神护理队伍的文化层次和专业水平在不断提高。因此，在研究一般护理的工作基础上，应该开展精神护理方面课题的研究，探讨新的领域，解决工作中的难题，从而带动社区精神护理工作质量的提高。除此之外，社区护士还应开展本专业的专科教育和继续教育等各项工作。

（五）社区精神卫生的产生与发展

我国精神卫生服务工作是从1958年南京全国第一次精神病防治会议之后开始的。这次会议制定了“积极防治、就地管理、重点收容、开放治疗”的工作方针，提出了药疗、工疗、娱疗及教育疗法相结合的工作方法。70年代末以来，进一步建立了由卫生、民政和公安部门为骨干组成的精神病防治小组。1986年，全国第二次精神卫生工作会议召开，社区精神卫生工作得到了进一步的发展，各地社区精神病防治网普遍建立和健全，各项康复措施得以落实。1990年12月28日，全国人大常委会通过了我国第一部《残疾人保障法》。1991年12月，国务院批准了《中国残疾人事业“八五”计划纲要》。卫生、民政和公安三部门及我国残联又据此制定全国精神病防治康复的“八五”实施方案。依靠初级卫生保健组织，在城乡建立了精神病三级防治网。根据不同条件，建立不同类型的具有中国特色的社区精神卫生服务模式，其中城市三级精神病防治网采用上海模式。在农村精神病防治康复方面也出现了烟台、沈阳及四川等地的模式。90年代以来，在我国较为广泛地开展了社会－心理康复工作、家庭治疗、对患者及家属的心理教育等。1996年，国务院又批准了《中国残疾人“九五”计划纲要》，提出对重性精神病患者进行社会化、开放式、综合性的康复工作。社区精神卫生工作在广度上和深度上有了进展，如进行心理保健知识教育、开设心理咨询服务，对社区康复期精神患者及慢性精神患者进行治疗、管理、预防复发及康复的全方位服务。有的区域组织家访小组、工娱治疗站等，起到指导、协助精神患者恢复健康早日回归社会的作用。但就全国而言，此项工作还不够普及，各地防治工作的发展还很不平衡。

1989年，我国残联康复学会精神残疾康复专业委员会正式成立，现已发展为几乎遍及全国各地的学术团体，曾召开过3次大型学术交流会，对推动精神康复事业的发展起了重要作用。1995年，又成立了我国康复医学会精神病康复专业委员会，已召开2次大型学术会议。2011年，精神残疾心理康复专委会召开成立大会，并制定未来5年的工作计划，建立科研协作网，加强国际、国内的学术交流，不断提高精神残疾心理康复相关专业人员的业务水平。

2011年6月21日，我国残联在汕头市召开“十二五”精神残疾康复工作研讨会，这次研讨会是《中国残疾人事业“十二五”发展规划纲要》经国务院批准后召开的一次重要工作会议，会议总结了我国20多年来精神残疾康复工作的经验，将进一步推动精神残疾康复工作的开展，为全面落实“十二五”残疾人康复工作任务、实现残疾人“人人享有康复服务”创造条件。社区精神卫生服务为精神疾病在社区进行康复提供了重要的保证。

二、社区精神障碍护理的相关政策

为解决精神疾病救治与管理等方面的难题，使精神障碍患者享有受教育、劳动、医疗和隐私等权利以及从国家和社会获得物质帮助等合法权益，并受法律保护，我国制定了相关的精神卫生政策。其宗旨是保护精神障碍患者的合法权益，使全社会尊重、理解、关爱精神障碍患者，任何组织或个人不得歧视、侮辱、虐待精神障碍患者，不得非法限制精神障碍患者的人身自由。

（一）我国民法和刑法对精神患者的规定

我国在刑法和民法中都对精神障碍患者有其明确规定。我国刑法（1997年）第十八条规定：“精神患者在不能辨认或者不能控制自己行为的时候造成危害结果，经法定程序鉴定确认的，不负刑事责任，但是应当责令他的家属或者监护人严加看管和医疗，在必要的时候，由政府强制医疗。间歇性的精神患者在精神正常的时候犯罪，应当负刑事责任。尚未完全丧失辨认或者控制自己行为能力的精神患者犯罪的，应当负刑事责任，但是可以从轻或者减轻处罚。”

中华人民共和国民法通则（1986年）第十三条规定：“不能辨认自己行为的精神患者是无民事行为能力人，由他的法定代理人代理民事活动。不能完全辨认自己行为的精神患者是限制民事行为能力人，可以进行与他的精神健康状况相适应的民事活动，其他民事活动由他的法定代理人代理，或者征得他的法定代理人的同意。”

（二）重性精神疾病管理治疗工作规范

卫生部制定了《重性精神疾病管理治疗工作规范》（卫疾控发［2009］104号），于2009年11月3日发布。重性精神疾病管理治疗工作规范确定精神卫生工作部际联席会议制度为国家级精神卫生领导与协调机制，主要职责是：在国务院领导下，研究拟订精神卫生工作的重大政策措施，向国务院提出建议；协调解决推进精神卫生工作发展的重大问题；讨论确定年度工作重点并协调落实；指导、督促、检查精神卫生各项工作。卫生部负责全国重性精神疾病管理治疗工作的组织领导与协调，制订全国重性精神疾病管理治疗工作计划并推动实施，建设全国重性精神疾病管理治疗网络。加强与财政部等相关部门的沟通与协调，逐步扩展中央补助地方重性精神疾病管理治疗项目实施范围，开展专项经费使用的监督管理。组织全国重性精神疾病管理治疗师资培训。组织开展全国重性精神疾病管理治疗督导、绩效考核、评价。建立全国重性精神疾病管理治疗信息系统。同时，该《规范》还明确了各级精神卫生医疗机构对精神患者的治疗及管理的要求。

（三）中华人民共和国精神卫生法（草案）

我国精神卫生法草案是通过十一届全国人大常委会第二十三次会议的初次审议，于2011年10月29日颁布执行。草案提出四条总体思路：一是坚持预防为主，预防与治疗、康复相结合，减少精神障碍的发生，提高治疗、康复水平。二是切实保障精神障碍患者的合法权益，保证其人格尊严和人身安全不受侵犯，同时严格设置非自愿住院治疗的条件和程序，保证公民的合法权益不因滥用非自愿住院治疗措施而受到侵害。三是服务与管理相结合，通过为患者提供有效的救治救助服务和建立有序的管理制度，努力实现保护个人权利与维护他人安全之间的平衡。四是明确责任、综合施治，建立政府、家庭和社会共同承担、分工合作的精神卫生工作机制。

此外，草案还对精神卫生工作的财政保障、精神卫生工作人员的职业保护等作了明确规定，并对故意将非精神障碍患者作为精神障碍患者送入医疗机构、医疗机构未以精神健康状况为依据将就诊者诊断为精神障碍患者以及司法鉴定人出具虚假鉴定意见等违反本法规定的行为设定了严格的法律责任。

（四）中国精神卫生工作规划

中国精神卫生工作规划（2002～2010 年）[卫疾控发（2002）96 号] 是由卫生部、民政部、公安部和我国残疾人联合会等部门联合制定，于 2002 年 4 月 10 日发布，并由国家精神卫生工作领导和协调组织负责《中国精神卫生工作规划》的组织实施。

我国精神卫生工作规划是以邓小平理论和“三个代表”重要思想为指导，贯彻有关精神卫生工作的指示精神，坚持卫生工作“为人民健康服务，为社会主义现代化建设服务”的宗旨，使我国精神卫生服务能最大限度满足人民群众的需求，适应国民经济和社会发展的需要。遵循“预防为主、防治结合、重点干预、广泛覆盖、依法管理”的工作原则，全面推进新世纪精神卫生工作的发展。基本建立政府领导、多部门合作和社会团体参与的精神卫生工作体制和组织管理、协调机制。加快制定精神卫生相关法律、法规和政策，初步建立与国民经济和社会发展水平相适应的精神卫生工作保障体系。加强精神卫生知识宣传和健康教育，提高全社会对精神卫生工作重要性的认识，提高人民群众的精神健康水平。强化重点人群心理行为问题干预力度，改善重点精神疾病的医疗和康复服务机制，遏止精神疾病负担上升趋势，减少精神疾病致残。建立健全精神卫生服务体系和网络，完善现有精神卫生工作机构功能，提高精神卫生工作队伍人员素质和服务能力，基本满足人民群众的精神卫生服务需要。

（五）全国精神卫生工作体系发展指导纲要

卫生部等 17 个部门为顺利推进《中国精神卫生工作规划

（2002～2010 年）》的实施，协调部门间精神卫生工作的开展，进一步完善精神卫生工作体系，制定了《全国精神卫生工作体系发展指导纲要（2008～2015 年）》。

纲要提出按照“预防为主、防治结合、重点干预、广泛覆盖、依法管理”的原则，建立与“政府领导、部门合作、社会参与”工作机制相适应的精神卫生工作体系。以预防为主，部门分工负责，依托现有力量，建立和健全心理健康促进工作的人员队伍。开展防治结合，增强精神卫生专业机构的预防和社区康复功能，实行区域卫生规划，整合调整现有精神卫生资源并逐步实现功能分化，通过改扩建和新建，基本建成覆盖城乡、功能完善的精神卫生防治服务网络。实施重点干预，完善精神卫生专业机构与基层医疗卫生机构的工作衔接机制，建立健全重性精神疾病管理治疗网络。加强领导协调和指导，因地制宜，逐步推进。

第二节　社区精神障碍患者护理的相关理论与应用

护理理论及相关学科的理论是指导护理实践的知识体系，促进了精神科护理学专业化的发展，也对社区精神障碍患者的护理起着指导作用。社区护士在为精神障碍患者进行护理服务时，应用理论作为实践指导，能更好地为患者进行护理干预、治疗及康复服务。

一、精神分析理论的产生背景与主要观点

精神分析理论属于心理动力学理论，是奥地利精神科医师弗洛伊德（Sigmund Freud，1856～1939 年）于 19 世纪末 20 世纪初创立。精神分析理论是现代心理学的奠基石，它的影响远不是局限于临床心理学领域，对于整个心理科学乃至西方人文科学的各个领域均有深远的影响。

弗洛伊德认为，人的本能是追求生存、自卫及享乐，而刺激

人活动的原动力是原欲（libido）或称为性本能。原欲是人的精神力量，也是性心理发展的基础。人的一切活动为满足性本能，但条件及环境不允许人的欲望任意去满足，因此，人的本能压抑后会以潜意识的方式来表现，从而形成了性压抑后的精神疾患或变态心理。成年期甚至老年期后出现的许多严重的心理问题，都可能源于儿童期的人格发展障碍。精神分析理论的主要内容包括精神层次理论、人格结构理论、性本能理论、释梦理论及心理防御机制理论。

（一）精神层次理论

弗洛伊德把人的心理活动分为意识、潜意识和前意识三个层次，并将其形象地比喻为漂浮在大海上的一座冰山。

（1）意识（consciousness）：指个体直接感知的心理活动部分，是心理活动中与现实联系的部分，如感知觉、情绪、意志和思维等，被形容为海平面以上的冰山之巅部分。

（2）潜意识（unconsciousness）：指个体无法直接感知到的心理活动部分，这部分的内容通常主要是不被外部现实和道德理智所接受的各种本能冲动、需求和欲望，或明显导致精神痛苦的过去事件。潜意识虽然不被意识所知觉，但它是整个心理活动中的原动力，被形容为海平面以下的冰山部分。

（3）前意识（preconsciousness）：介于意识和潜意识之间，主要包括目前未被注意到或不在意识之中，但通过自己集中注意或经过他人的提醒又能被带到意识区域的心理活动，被形容为介于海平面上下部分，随着波浪的起伏时隐时现。

意识、潜意识和前意识是人的基本心理结构，在个体适应环境的过程中各有其功能。意识保持着个体与外部现实联系和相互作用的部分，潜意识使个体的心理活动具有潜在的指向性。因此，人的各种心理和行为并非完全由个体的意志决定，还由潜意识的欲望和冲动等因素决定。潜意识中潜伏的心理矛盾和心理冲突等常常是导致个体产生焦虑乃至心理障碍的症结。

（二）人格结构理论

弗洛伊德在分析人的心理活动后，认为人格由三部分组成，即本我、自我和超我。

（1）本我（id）：处于潜意识深处，是人格中最原始的部分，由先天的本能与原始的欲望组成，其中性本能对人格发展尤为重要。本我受快乐原则（pleasure principle）的支配，目标在于汲取最大的快乐和最小的痛苦，是人类非理性心理活动的部分。

（2）自我（ego）：大部分存在于意识中，小部分存在于潜意识中，是人格中理智而符合现实的部分。自我不仅包含对自己的确认，而且包含对自己躯体与外界接触后所形成的各种感觉的确认。自我受现实原则（reality principle）支配，用社会所允许的行动满足本我的需求，在本我的冲动欲望和外部现实世界对人的制约之间起调节作用，从而使人的行为适应社会和环境。自我的发展及其功能决定着个体心理健康的水平。

（3）超我（superego）：大部分存在于意识中，是人格中最具理性的部分，由良心和自我理想两部分组成。超我是在长期社会生活过程中，由社会规范、道德观念等内化而成，遵循完美原则（principle of ideal），其特点是按照社会规范、伦理、习俗等来辨明是非和善恶，从而对个体的动机进行监督和管制，使其行为符合社会规范和要求，即按照尽善尽美的原则指导自我，限制本我，达到自我完美的高度。本我、自我和超我三者如果彼此相互调节、和谐运作，就会发展成一个有正常及良好适应能力的人。如果失去平衡，就会演变成心理异常。

（三）性本能理论

弗洛伊德认为个体发展的内在动力是“性本能”，又称“原欲”。人格的发展经历5个可重叠的阶段，其中前三个阶段是人格发展的关键期。每个阶段的“原欲”会出现在身体的不同部位，如果需求不能得到满足，则会出现固结（fixation），即人格发展出现停滞，可能产生人格障碍或心理问题，并影响下一阶段的发展。

（四）释梦理论

弗洛伊德是一个心理决定论者，他认为人类的心理活动有着严格的因果关系，没有一件事是偶然的，梦也不例外，绝不是偶然形成的联想，而是欲望的满足。在睡眠时，超我的控制松懈，潜意识中的欲望绕过抵抗，并以伪装的方式，乘机闯入意识而形成梦，可见梦是对清醒时被压抑到潜意识中的欲望的一种委婉表达。梦是通向潜意识的一条秘密通道。通过对梦的分析，可以窥视人的内部心理，探究其潜意识中的欲望和冲突。通过释梦可以治疗神经症。

（五）心理防御机制理论

心理防御机制（psychological defense mechanisms）是自我的一种防卫功能，在超我与原我之间、原我与现实之间，经常会有矛盾和冲突，使人感到痛苦和焦虑，这时自我可以在不知不觉之中，以某种方式调整某项冲突双方的关系，使超我的监察可以接受，同时原我的欲望又可以得到某种形式的满足，从而缓和焦虑、消除痛苦，这就是自我心理防御机制。简单地说，就是当人们面对压力源时，会采取自我保护心理策略，以减轻焦虑、紧张和痛苦，这种心理策略是无意识和被动的。它包括压抑、否认、投射、退行、隔离、抵消、转化、补偿、合理化、升华、幽默、反向形成等各种形式。人类在正常和病态情况下都在不自觉地运用该策略，运用得当，可减轻痛苦，帮助渡过心理难关，防止精神崩溃。运用过度，就会表现出焦虑、抑郁等病态心理症状。

心理防御机制可见于正常人的心理活动，是人维护自尊及自我价值感的方法，如果应用得当，会帮助人减轻压力。如果过度使用，会使心理精力大量消耗，心理弹性受损，甚则出现病态人格。个人依自己的人格特点常应用几种固定的心理防御机制。

二、理论在社区精神障碍患者护理中的应用

精神分析理论可以帮助护士了解身心发展过程，特别是健康人格形成过程中的心理需求，按照不同的性心理发展时期提供护

理，以保证服务对象健全人格的形成。

精神分析理论在应用中主要是了解患者的心理活动，详细地询问患者的既往史，如早期的心理发展、生活经历、家庭背景、亲子关系、病情的发生与发展，还包括生活环境、人际关系及所遇到的心理挫折等。通过精神分析，了解患者幼年期的生活经历（尤其是创伤体验）对个性形成的影响，并可成为成年后心理疾病的根源。精神分析理论在应用时可通过自由联想法以及谈话法鼓励患者将压抑在潜意识中引起患者病态行为的原因揭示出来，使患者清醒地意识到它们，并正视它们，消除不良后果，恢复心理健康。通过对梦的分析，可以窥见患者的内部心理，探究其潜意识中的欲望和冲突，解释患者被压抑的无意识欲望。关于精神分析理论中的潜意识和心理防御机制，用患者容易理解的和符合其生活经验的解释使患者理解、认识并相信他们的症状和病态行为的幼稚性、荒谬性和不符合成年人逻辑的特点，可以使患者达到真正的领悟，从而使症状消除。

第三节　重性精神疾病患者的社区管理

重性精神疾病患者在社区生活中，社区护士应尊重和关心患者，及时评估患者的病情变化，当患者病情复发或恶化时指导其及早就医。社区护士还应以同情、体贴、耐心和蔼的态度，为重性精神疾病患者采取合理有效的方法进行治疗和康复管理，积极防止患者病情复发和疾病恶化。

一、社区管理的服务对象

精神疾病在广义上包括所有的精神障碍，狭义上主要是指重性精神病，如精神分裂症、情感性精神病、偏执性精神病等。世界卫生组织对精神疾病的定义是指在各种因素的作用下（包括各种生物学因素、社会心理因素等）造成大脑功能失调，而出现感知、思维、情感、行为、意志以及智力等精神运动方面的异常，需要用医学方法进行治疗的一类疾病。服务对象主要是指辖区内诊断明确且在家居住的重性精神疾病患者。重性精神疾病主要包括患有精神分裂症、分裂情感性精神障碍、偏执性精神病、躁郁症、双相障碍、癫痫所致精神障碍、精神发育迟滞（伴发精神障碍）以及精神活性物质（如阿片类、大麻、麻醉药、兴奋剂、致幻剂等）所致精神障碍者。

二、社区管理的服务内容

在社区配备接受过重性精神疾病管理相关培训的专（兼）职人员，开展如下健康管理工作。

（一）患者信息管理

与相关部门加强联系，及时为辖区内新发现的重性精神疾病患者建立健康档案并按时更新。将重性精神疾病患者纳入管理时，需由家属或原承担治疗任务的专业医疗卫生机构提供疾病诊疗相关信息，同时为患者进行一次全面评估，为其建立一般居民健康档案，并按照要求填写重性精神疾病患者个人信息补充表。

（二）随访评估

社区管理的重性精神疾病患者每年至少随访 4 次，随访方式包括预约患者到门诊就诊、电话追踪和家庭访视等。每次随访根据患者病情的控制情况，对患者及其家属进行有针对性的健康教育和生活技能训练等方面的康复指导，指导患者参与社会活动、接受职业训练。对家属提供心理支持和帮助。

每次随访应对患者进行危险性评估。检查患者的精神状况，包括感觉、知觉、思维、情感和意志行为、自知力等。询问患者的躯体疾病、社会功能情况、服药情况及各项实验室检查结果等。其中，危险性评估分为 6 级。①0 级：无符合以下 1～5 级中的任何行为。②1 级：口头威胁，喊叫，但没有打砸行为。③2 级：打砸行为，局限在家里，针对财物，能被劝说制止。④3 级：明显打砸行为，不分场合，针对财物，不能接受劝说而停止。⑤4 级：持续的打砸行为，不分场合，针对财物或人，不能接受劝说而停止，包括自伤、自杀。⑥5级：持管制性危险武器的针对人的任何暴力行为或者纵火、爆炸等行为，无论在家里还是公共场合。

（三）分类干预

根据患者的危险性分级、精神症状是否消失、自知力是否完全恢复、工作和社会功能是否恢复以及患者是否存在药物不良反应或躯体疾病情况，对患者进行分类干预。按病情的稳定性将其分为三类。

1. 病情不稳定患者

若危险性为3～5级或精神病症状明显、自知力缺乏、有急性药物不良反应或严重躯体疾病，对症处理后立即转诊到上级医院。必要时报告当地公安部门，协助送院治疗。对于未住院的患者，在精神专科医师、居委会人员、民警的共同协助下，2周内随访。

2. 病情基本稳定患者

若危险性为1～2级或精神症状、自知力、社会功能状况至少有一方面较差，首先应判断是病情波动或药物疗效不佳，还是伴有药物不良反应或躯体症状恶化。分别采取在规定剂量范围内调整现用药物剂量和查找原因对症治疗的措施，必要时与患者原主管医师取得联系或在精神专科医师指导下治疗，经初步处理后观察2周，若情况趋于稳定，可维持目前的治疗方案，3个月时随访。若初步处理无效，则建议转诊到上级医院，2周内随访转诊情况。

3. 病情稳定患者

若危险性为0级且精神症状基本消失、自知力基本恢复、社会功能处于一般或良好、无严重药物不良反应、躯体疾病稳定、无其他异常，继续执行上级医院制定的治疗方案，3个月时随访。

（四）健康体检

在患者病情许可的情况下，征得监护人与患者本人同意后，每年进行1次健康检查，可与随访相结合。内容包括一般体格检查、血压、体重、血常规（含白细胞分类）、转氨酶、血糖、心电图。

三、社区管理的考核指标

（1）重性精神疾病患者管理率＝所有登记在册的确诊重性精神疾病患者数/（辖区内 15 岁及以上人口总数×患病率）×100％。

（2）重性精神疾病患者规范管理率＝每年按照规范要求进行管理的确诊重性精神疾病患者数/所有登记在册的确诊重性精神疾病患者数×100％。

（3）重性精神疾病患者稳定率＝最近一次随访时分类为病情稳定的患者数/所有登记在册的确诊重性精神疾病患者数×100％。

第四节　社区精神障碍患者的个案管理

精神病患者出院后都回到社区居住，但他们却很难融入社区的生活，为了帮助社区的患者及其家属，个案管理模式应运而生。个案管理的主要目的就是为出院的精神病患者提供连续性的护理服务。在个案管理中，每位患者均有一位管理者，负责评估患者的需要，提出方案，并进行护理计划等工作。

一、个案管理概述

（一）个案管理的定义

个案管理（case management）是指对已经明确诊断的患者，根据患者的社会、经济状况和心理社会功能特点与需求，通过评估患者的功能损害或者面临的主要问题，有针对性地为患者制定阶段性治疗方案以及生活职业能力康复措施并实施，以使患者的疾病得到持续治疗、生活能力和劳动能力得到恢复，实现帮助患者重返社会生活的目的。例如，某个案管理者可陪同一位患者去一所福利机构。如果患者错过一次复诊，个案管理者可上门家访，或者针对患者的服务召集一次不同机构人员参加的会议，共同制定一项有精神科医师参与的完整的治疗方案。因此，个案管理在社区精神卫生中起着重要的作用，它使得社区精神卫生服务更具连续性、协调性和高效性。

个案管理的特点是根据每个患者和家属的需求制订治疗、护理、康复计划，并在实际运作过程中不断调整。具体包括以下的连续过程：①识别个案对象。②评估服务需求，包括治疗和护理需求、康复训练等。③设计个案管理服务方案。④协调与监控服务的内容和质量。⑤再评估服务方案实施质量和效益。⑥修改服务方案并重复运行。

（二）个案管理的服务对象

精神健康个案管理的主要服务对象包括经常需要住院服务、社区精神卫生服务、急诊服务及危机处理服务的患者。还包括那些患有严重精神疾病的弱势群体，如无固定住所的患者、高危性家庭及儿童、有犯罪记录的患者、有超过一种精神病症状的患者及滥用药物的患者等。

（三）个案管理的人员组成

实施患者个案管理的人员应以精神科医师和精神科护士为主，可以吸收经过相关培训并通过考试的社会工作者、心理卫生人员参加。所有人员组成个案管理组，根据各自的专业特长，分工合作对每一名患者实施管理。个案管理组长一般由精神科医师担任，也可以由从事个案管理工作经验丰富的精神科护士担任。

根据情况，个案管理组可以吸收社区卫生服务站、村卫生室经过相关培训并通过考试的执业或助理医师、乡村医师、注册护士参加。经当地街道办事处、乡镇政府同意，可以吸收基层民政、公安、残联等单位和组织的民政干事、民警、助残员等相关人员以及居民委员会、村民委员会的人员参与患者个案管理。

二、个案管理的流程

（一）患者评估

1. 患者需要的评估

在对患者进行评估时，需要社区医务人员密切合作，同时需要患者自愿而主动地参与。全面评估患者各方面的需要，包括心理、情绪、经济、医疗、教育、工作、社区及居住等。

2. 患者危险性评估

个案管理员对新进入个案管理的患者，首先应开展危险性评估。个案管理员在每次随访时，都应进行危险性评估，或根据需要随时进行。一旦发现患者出现危害行为（危险性评估在1级和2级）或者出现严重药物不良反应等需要紧急处置的情况，应及时请精神科执业医师会诊，同时向个案管理组长报告，增加随访频度，至少1次/周。发现患者危险性评估在3级以上，应及时请精神科执业医师会诊，同时向个案管理组长报告，实施紧急住院治疗。

3. 个案管理患者的分级

个案管理的患者分为四级，评估其个案所在级别，为个案管理提供依据。

（1）一级管理：危险性评估为1～5级，符合其中之一者，如6个月内出现过口头威胁、喊叫，但没有打砸行为。6个月内出现过自杀行为或明显自杀企图者。6个月内有影响社会或家庭的行为者，指冲动、伤人、毁物行为或倾向、违反《中华人民共和国治安管理处罚法》的其他行为。6个月内有明显幻觉、妄想、行为紊乱者。

（2）二级管理：危险性评估为0级，符合其中之一者，如经治疗后，精神病性症状基本得到控制，时间持续6个月以上、2年以内，基本能按照医嘱维持治疗。曾有轻度自伤行为或企图，或有轻度冲动行为但对社会、家庭影响极小，但目前无实施的可能性者。病情基本稳定，时间持续6个月以上、3年以内，虽不能或基本不能按照医嘱维持治疗，但无自杀、无自伤行为或企图、无影响社会或家庭的行为者。治疗或者个人生活料理需要别人协助者。

（3）三级管理：危险性评估为0级，符合其中之一者，如病情稳定或基本稳定时间在2年以上、5年以内，按照医嘱维持治疗者。病情稳定或基本稳定时间在3年以上、5年以内，虽不能或基本不能按照医嘱维持治疗者，但无自杀、无自伤行为或企图、无影响社会或家庭的行为者。

(4) 四级管理：危险性评估为0级，病情稳定或基本稳定时间在5年以上，同时无自杀、无自伤行为或企图、无影响社会或家庭的行为者。

(二) 制定个案管理计划

在评估的基础上，根据患者的需要和管理级别制订有效的综合性服务计划。综合性服务计划指导所有个案管理活动，其目标是帮助精神患者成功地投入社区生活。在精神科执业医师指导下，个案管理组负责制订患者个案管理计划，其中用药方案由精神科执业医师制订。

个案管理计划分医疗计划和生活职业能力康复计划两个部分。医疗计划主要包括病史采集，患者精神、躯体状况、危险性、服药依从性和药物不良反应检查评估，制订用药方案。生活职业能力康复计划主要包括患者个人日常生活、家务劳动、家庭关系、社会人际交往、社区适应、职业与学习状况、康复依从性与主动性检查评估，提出康复措施等。制订和实施患者个案管理计划首先应当从医疗计划开始。有条件的地方，逐步增加生活职业能力康复计划。

(三) 实施个案管理计划

由个案管理员负责指导、督促和帮助患者及家属执行个案管理计划。

1. 随访时间

(1) 一级管理患者：要求基层医疗卫生机构进行对症治疗后建议转诊到上级医院，2周内随访转诊情况。

(2) 二级管理、三级管理患者：若无其他异常，基层医疗卫生机构的医师可在现用药物基础上，在规定剂量范围内调整剂量，必要时与患者原主管精神科执业医师取得联系。调整过一次剂量后，可连续观察4～6周，若患者症状稳定或比上次已有好转，可维持目前治疗方案，3 个月时随访。若仍无效果，转诊到上级医院，2 周内随访转诊结果。若同时伴有躯体症状恶化或药物不良反应，要查找原因对症治疗，2 周时随访，观察治疗效果。若有必要，转诊到上级医院，2 周内随访转诊情况。

(3) 四级管理患者：若无其他异常，基层医疗卫生机构继续执行上级医院制定的治疗方案，3 个月时随访。

2. 随访内容

包括执行患者基础管理的随访内容和要求。评估患者危险性和各项心理社会功能，提出个案管理计划更改建议。提出管理等级更改建议。如发现患者病情变化或者有发生危险性行为的可能，随时向组长报告，必要时向精神科执业医师报告。

3. 专科医师的指导

精神科执业医师每季度到社区卫生服务中心和乡镇卫生院开展工作。内容包括：检查社区或乡镇管理的疑难患者精神状况和躯体状况，制定或更改治疗用药方案；指导个案管理组制定或更改个案管理计划；帮助解决基层人员在工作中遇到的疑难问题，指导个案管理计划实施。

（四）监督与评价

个案管理的监督及评价有两个功能：①确保计划达到目标。②提供有用的信息，不断修订服务计划。个案管理者需定期随访以了解各服务机构对患者服务的进展，接触各机构以获得各种有效的资料，从而全面地监督服务计划的实施情况。个案管理组成员每 3 个月对“病情基本稳定者”进行监督评估，内容包括：根据评估结果，修订个案管理计划；调整患者管理类别；解决诊疗工作中的其他问题。如遇特殊情况，个案管理组要随时会诊讨论，必要时邀请精神科执业医师参加。

第五节 心理咨询、评估与治疗技术在精神护理中的应用

心理咨询、评估和治疗等是指由专业人员（心理咨询师等）运用心理学以及相关知识，遵循心理学原则，通过各种技术和方法，帮助求助者解决心理问题。这些技术可用于精神护理中。“帮助求助者解决心理问题”的含义包括两个方面：①咨询关系是“求”和“帮”的关系，这种关系在心理咨询中有普遍意义。②帮助解决的问题，只能是心理问题或由心理问题引发的行为问题，除此以外，咨询师不帮助求助者解决任何生活中的具体问题。

一、心理咨询技术的应用

心理咨询是心理咨询师协助求助者解决心理问题的过程。具体地说，心理咨询（psychological consult）是心理咨询师运用心理学的原理和方法，帮助求助者发现自身的问题和根源，从而挖掘求助者本身潜在的能力，来改变原有的认知结构和行为模式，以提高对生活的适应性和调节周围环境的能力。心理咨询这一概念有广义和狭义之分，广义概念涵盖了临床干预的各种方法或手段。狭义概念主要是指非标准化的临床干预措施。也就是说，广义的“心理咨询”这一概念，包括了“狭义的心理咨询”和“心理治疗”这两类临床技术手段。

二、心理评估工具的应用

心理评估（psychological assessment）是应用多种方法所获得的信息，对个体某一心理现象作全面、系统和深入的客观描述的过程。应用心理评估的目的是单独或辅助作出心理诊断、作为评价心理干预效果的指标。心理评估的种类主要有观察、调查、心理测验和实验等。下面介绍心理评估常用的测评工具。

（一）社会功能缺陷筛查量表

社会功能缺陷筛查量表（social disability screening schedule，SDSS）来源于WHO制定试用的功能缺陷评定量表。由我国12个地区精神疾病流行病学协作组修订。该量表主要用于评定社区精神患者的社会功能缺陷程度，是进行精神医学调查中较为常用的评定工具。适用年龄在15～59岁之间。评定时，由经过培训的评定员重点通过对知情人的询问，参照每个项目的具体评分标准对患者做三级评定，评定范围为最近一个月的行为表现。

1. 项目和评定标准

SDSS共包括10个项目。每项的评分为0～2分，0分为无异常或仅有不引起抱怨或问题的极轻微缺陷。1分为确有功能缺陷。2分为严重功能缺陷。SDSS主要适用在社区中生活的精神患者，特别适合于慢性病患者，评定的依据重点基于对知情人的询问。评定员以受过训练的专业人员担任。一次询问平均需时5～8 min。

2. 结果分析与应用评价

SDSS统计指标为总分和单项分。我国12个地区精神疾病流行学调查规定总分≥2分者为有社会功能缺陷。在我国残疾人抽样调查中，也以上述分界值为精神残疾的标准。用以筛查精神疾病所致功能缺损，效度亦满意，以≥2为分界值，精神疾病患者阳性者为55.5%，神经症为7.7%，正常人为4%。本量表信度良好，根据流行病学协作组资料，经过训练后的评定员，SDSS的评定一致性为85%～99%，一致性系数Kappa（K coefficient of agreement）为0.6～1.0。

（二）康复状态评估量表

康复状态量表（morningside rehabilitation status scale，MRSS）是英国的James W. Affleck和Ralph J. McGuire于1984年编制的。康复状态量表为社区精神康复工作中常用的评估手段，具有良好的信度、效度。

1. 项目和评定标准

MRSS系综合评定量表，依据患者在依赖性、活动能力、社交能力、症状及行为方面的表现而分为 4 个部分，共 28 个条目，每项评分为 0～7 分。依赖性包括 8 个项目，评估患者在自我照料、财务安排及医疗事务方面依赖他人的频率和程度。活动能力包括 6 个项目，主要对患者的工作能力、家务活动和空闲时间等方面的活动进行评价。社交能力包括 8 个项目，评价患者的社会行为，涉及社会角色、社会关系、社会网络与社会交往等方面的状态。症状和行为方面包括 6 个项目，评价患者症状的严重程度和持续性以及对个人生活方式的不良影响。MRSS 平均 25 min 即可完成评定。

2. 结果分析与应用评价

康复状态量表的总分反映康复的整体状态，得分愈高，表示状态越差。该量表可用以评定社区慢性精神分裂症患者的康复状态。根据柳群方、朱紫青等人的研究结果，该量表具有较好的信度，其一致性检验值在 0.74～0.80，4 个分量表各条目的信度系数在 0.97～0.99。

（三）症状自评量表

症状自评量表（self-reporting inventory）又称 90 项症状清单（symptom check list-90，SCL-90），该量表由 L. R. Derogatis 于 1975 年编制，是进行心理健康状况鉴别及团体心理卫生普查时实用、简便而有价值的量表。

1. 项目和评定标准

SCL-90 包括 90 个项目，涉及感觉、思维、情感、行为、人际关系、生活习惯等内容。测验的 9 个因子分别为躯体化、强迫症状、人际关系敏感、抑郁、焦虑、敌对、恐怖、偏执及精神病性。可以评定一个特定的时间，通常是评定一周以来的心理健康状况。分为 5 级评分（0～4 级）：0＝从无，1＝轻度，2＝中度，3＝相当重，4＝严重。

2. 结果分析与应用评价

SCL-90 统计指标为总分和因子分。总分能反映病情严重程度及其病情演变。量表作者未给出分界值，我国学者根据我国常模结果提出了应用的分界值，总分超过 160 分，或阳性项目数超过 43 项，或任一因子分大于 2 分，可考虑筛查阳性，需进一步检查。在 1～5 评分制中，粗略简单的判断方法是看因子分是否超过 3 分，若超过 3 分，即表明该因子的症状已达到中等以上严重程度。SCL-90 对有心理症状（即有可能处于心理障碍或心理障碍边缘）的人有良好的区分能力。适用于测查某人群中哪些人可能有心理障碍、哪些人可能有何种心理障碍及其严重程度。

Derogatis 曾报道其各症状因子效度系数为 0.77～0.99，$P<0.01$。我国量表协作组应用大体评定量表（global assessment scale，GAS）和社会内向量表（social introversion，SI）对 SCL-90 作平行效度检验，发现 SCL-90 总分和 GAS 呈负相关（$P<0.05$），与 SI 呈正相关（$P<0.01$）。该量表是行之有效的。

（四）抑郁自评量表

抑郁自评量表（self-rating depression scale，SDS）原型是 Zung 抑郁量表（1965 年）。其特点是使用简便，并能相当直观地反映抑郁患者的主观感受。

1. 项目和评定标准

SDS 含有 20 个项目，为 4 级评分的自评量表，从 1～4 为从无、有时、经常、持续等。包括精神病性情感症状（2 个项目）、躯体性障碍（8 个项目）、精神运动性障碍（2 个项目）、抑郁的心理障碍（8 个项目）。此量表极为简单，由 20 道题组成，是根据自己一个星期之内的感觉来回答的。20 个题目之中，分别反映出抑郁心情、身体症状、精神运动行为及心理方面的症状体验。因为是自我评价，所以不要别人参加评价，也不用别人提醒。如果是文盲，可以由别人给读题目，由自己判定轻重程度。在回答时应注意，有的题目的陈述是相反的意思，这类题目之前加上 * 号，提醒各位检查及被检查者注意。

2. 结果分析与应用评价

SDS 统计指标为总分，将 20 个项目的各个得分相加即得粗分。SDS 总粗分的正常上限为 41 分，分值越低状态越好。标准总分为53分，标准分为总粗分乘以1.25后所得的整数部分。我国以SDS标准分≥50分为有抑郁症状。其中，53～62分为轻度抑郁；63～72分为中度抑郁；72分以上为重度抑郁；低于53分属正常群体。

此评定量表主要适用于具有抑郁症状的成年人，包括门诊及住院患者。对严重迟缓症状的抑郁患者，评定有困难。此量表不仅可以帮助诊断是否有抑郁症状，还可以判定抑郁程度的轻重。因此，一方面可以用来作为辅助诊断的工具；另一方面也可以用来观察在治疗过程中抑郁的病情变化，用来作为疗效的判定指标。但是，此评定量表不能用来判断抑郁的性质，所以不是抑郁症的病因及疾病诊断分类用表。因此，测出有抑郁症之后，应该及时到精神科门诊进行详细的检查、诊断及治疗。

抑郁自评量表具有较好的效度和信度，在对其内部一致性的测量中，折半信度为0.92。此量表不受年龄、性别、经济状况等人口统计学因素影响，但对文化程度较低或智力水平稍差不能自评者使用效果不佳。

三、心理治疗技术的应用

心理治疗（psychotherapy）又称精神治疗，是指以临床心理学的理论系统为指导，以良好的医患关系为桥梁，运用临床心理学的技术与方法治疗患者心理疾病的过程。简单地说，心理治疗就是心理治疗师对求助者的心理与行为问题进行矫治的过程，即用临床心理学理论和方法对人格障碍、心理疾患的治疗。狭义的心理治疗指由心理医师专门实施的治疗；而广义的心理治疗则是精神护理常使用的技术，它包括对患者所处环境的改善、生活方式的改变、周围人（包括医师）的语言和行为的影响（如安慰、鼓励、暗示、示范等）、特殊的环境布置等一切有助于疾患治愈的方法。心理治疗的技术和方法有精神分析、暗示、催眠术、行为矫正、认知疗法、家庭治疗、团体治疗、生物反馈、气功、瑜伽、体育运动、音乐、绘画及心理剧等。

（一）精神分析疗法

精神分析疗法（psychoanalysis therapy）又称心理分析疗法或分析性心理治疗，是心理治疗中最主要的一种治疗方法。它是奥地利精神科医师弗洛伊德在 19 世纪末创立的。精神分析疗法以精神动力学理论为基础，主张采用耐心长期的引导，让患者通过内省的方式，以自由联想、精神疏泄和分析解释的方法，把压抑在潜意识当中的某些幼年时期的精神创伤和痛苦体验挖掘出来，从中发现焦虑根源，启发并帮助患者彻底领悟并重新认识它，从而改变原有病理行为模式，重建自己的人格，达到治疗目的。主要由自由联想、释梦、移情和解释四部分组成。

1. 自由联想

弗洛伊德认为，浮现在脑海中的任何东西都不是无缘无故的，都是具有一定因果关系的，借此可挖掘出潜意识中的症结。自由联想就是让患者自由诉说心中想到的任何东西，鼓励患者尽量回忆童年时期所遭受的精神创伤。精神分析学说认为，通过自由联想，患者潜意识的大门不知不觉地打开了，潜意识的心理冲突可以被带入到意识领域，医师从中找出患者潜意识之中的矛盾冲突，并通过分析促进患者领悟心理障碍的“症结”，从而达到治疗的目的。自由联想是精神分析的基本手段。

2. 梦的分析

弗洛伊德在他的著作《梦的解析》中，认为“梦乃是做梦者潜意识冲突欲望的象征，做梦的人为了避免被人家察觉，所以用象征性的方式以避免焦虑的产生”，“分析者对梦的内容加以分析，以期发现这些象征的真谛”。所以，发掘潜意识中心理资料的另一技术就是要求患者在会谈中也谈谈他做的梦，并把梦中不同内容自由地加以联想，以便治疗者能理解梦的外显内容（又称显梦，即梦的表面故事）和潜在内容（又称隐梦，即故事的象征意义）。

3. 移情

移情是患者在沉入对往事的回忆中，将童年期对他人的情感转移到医师身上。移情有正移情和负移情，正移情是患者将积极的情感转移到医师身上，负移情是患者将消极的情感转移到医师身上。借助移情，把患者早年形成的病理情结加以重现，重新“经历”往日的情感，进而帮助他解决这些心理冲突。

4. 解释

在治疗过程中，治疗者的中心工作就是向患者解释他所说的话中潜意识含义，帮助患者克服抗拒，而使被压抑的心理资料得以源源不断地通过自由联想和梦的分析暴露出来。解释是逐步深入的，根据每次会谈的内容，用患者所说过的话做依据，用患者能理解的语言告诉他的心理症结的所在。解释的程度随着长期的会谈和对患者心理的全面了解而逐步加深和完善，而患者也通过长期的会谈在意识中逐渐培养起一个对人对事成熟的心理反应和处理态度。

（二）暗示疗法

暗示疗法（suggestion therapy）是利用言语、动作或其他方式，也可以结合其他治疗方法，使被治疗者在不知不觉中受到积极暗示的影响，从而不加主观意志地接受心理医师的某种观点、信念、态度或指令，以解除其心理上的压力和负担，实现消除疾病症状或加强某种治疗方法效果的目的。暗示疗法可直接进行，也可在其他治疗过程中结合进行。直接暗示是医师以技巧性的言语或表情，给患者以诱导和暗示。患者接受医师的暗示过程，就是内心的逻辑活动过程，其结果改变了原有的病态感觉和不良态度，达到治病的目的。暗示疗法的方式一般有以下几种。

1. 言语暗示

通过言语的形式，将暗示的信息传达给受暗示者，从而产生影响作用。如临床工作中医务人员与患者交谈中施加的种种影响。

2. 操作暗示

通过对患者的躯体检查或使用某些仪器，或实施一定的虚拟的简单手术，而引起其心理、行为改变的过程。此时，若再结合言语暗示，效果将更好。

3. 药物暗示

给患者使用某些药物，利用药物作用进行的暗示。如用静脉注射10%的葡萄糖酸钙的方法，在患者感到身体发热的同时，结合言语暗示治疗癔症性失语或癔症性瘫痪等。

4. 环境暗示

使患者置身于某些设置的特殊环境，对其心理和行为产生积极有效的影响，消除不良的心理状态。

5. 自我暗示

即患者自己把某一观念暗示给自己。例如，因过分激动、紧张而失眠者，选择一些能使人放松和安静的词语进行自我暗示，可以产生一定的效果。许多松弛训练方法实际上包含了自我暗示过程。

（三）催眠疗法

催眠疗法（hypnotherapy）是指用催眠的方法使求治者的意识范围变得极度狭窄，借助暗示性语言，以消除病理心理和躯体障碍的一种心理治疗方法。通过催眠方法，将人诱导进入一种特殊的意识状态，将医师的言语或动作整合入患者的思维和情感，从而产生治疗效果。催眠可以很好地推动人潜在的能力，现在一些心理治疗的方法是使用催眠来治疗人的一些心理疾病，如强迫症、忧郁症及情绪问题等。

治疗时，房内光线要淡雅，安静，室温适中。让患者坐在舒适的沙发上。先调整呼吸，使它平静而有规则，进而使全身肌肉处于放松状态。暗示的语言必须坚定有力、简单明确、清晰。

1. 光点刺激法

让被催眠者凝视上方的一个光点或光亮灯罩，或凝视催眠师手中持的发亮物体，距离10 cm左右。集中注意力凝视数分钟后，催眠师用单调的暗示性语言引导：“你的眼睛开始疲倦起来了……你已经睁不开眼睛了……你全身越来越沉重，头脑越来越模糊了……你就要瞌睡了……睡吧……熟睡吧……”，眼睑闭合，说明催眠成功。

2. 单调音重复法

让被催眠者闭目全身放松，倾听节拍器或感应器发出的单调声音或滴水声，几分钟后给予类似的语言提示，在暗示时还可加上数数，典型语言有："这里没有打扰你的东西""除了我说话的声音和滴水声，你什么也听不见""随着我数数，你会加重瞌睡一""一股舒服的暖流流遍你全身……""你的头脑模糊不清了""周围安静极了""不能抵制的睡意已经完全笼罩你了""你什么也听不见了"等。

3. 温觉引导法

洗干净手并烘热，用温暖洁净的手轻微接触被催眠者的皮肤表面，从其额部、两颊到双手，按照同一方向反复地、缓慢地、均匀地慢慢移动，同时可使用上述语言暗示。也可以不接触皮肤，只靠手的移动引起的热空气的波动给予刺激。

本疗法的适应证主要是神经症和某些心身疾病，如癔症性遗忘症、癔症性失音或瘫痪、恐惧症、夜尿症、慢性哮喘、痉挛性结肠炎、痉挛性斜颈、口吃等。消除某些心身障碍和顽固性不良习惯效果更好。一般采用轻度催眠疗法来消除各种症状，在催眠下直接向患者进行言语暗示，肯定其有关症状在醒来后必将消失。催眠加深时可进行催眠分析，患者较容易地将被压抑而遗忘的精神创伤说出来而找出其致病的心理因素，也可进行催眠麻醉顺利地进行外科手术。此外，还可利用此疗法进行集体催眠，治疗酒精中毒症或麻醉药成瘾者。

（四）行为疗法

行为疗法（behavior therapy）也称行为治疗或条件反射治疗，是以减轻或改善患者的症状或不良行为为目标的一类心理治疗技术的总称，是以行为学习理论为指导，按一定的治疗程序，来消除或纠正人们的异常或不良行为的一种心理治疗方法。与其他学派相比，行为治疗者较少关心治疗过程，他们更关心的是设立特定的治疗目标。而特定的治疗目标是治疗者经过对来访者的行为观察和行为功能分析后制订的。治疗目标一旦确定，新的条件作用下的学习过程就可以开始进行。

行为疗法的步骤包括：①了解来访者现有问题行为及其原因。②分析、辨别并确定目标行为。③关键的不良行为的构成层次。④在治疗前，观察来访者不良行为发生次数并确定基数。⑤有无有意义的行为的不断出现。⑥着眼于调节行为的后果或着眼于教授新的行为。下面介绍3种常用的行为疗法。

1. 系统脱敏法

这种方法主要是诱导求治者缓慢地暴露出导致神经症焦虑和恐惧的情境，并通过心理的放松状态来对抗这种焦虑情绪，从而达到消除焦虑或恐惧的目的。如果一个刺激所引起的焦虑或恐怖状态在求治者所能忍受的范围之内，经过多次反复的呈现，他便不再会对该刺激感到焦虑和恐怖，也就达到了治疗目标，这就是系统脱敏疗法的治疗原理。实施这种疗法时，首先要深入了解患者的异常行为表现，如焦虑和恐惧是由什么样的刺激情境引起的，把所有焦虑反应由弱到强按次序排列成“焦虑阶层”。然后教会患者一种与焦虑、恐惧相抗衡的反应方式即松弛反应，使患者感到轻松而解除焦虑。进而把松弛反应技术逐步地、有系统地和那些由弱到强的焦虑阶层同时配对出现，形成交互抑制情境，即逐步地使松弛反应去抑制那些较弱的焦虑反应，然后抑制那些较强的焦虑反应。这样循序渐进地、有系统地把那些由于不良条件反射（即学习）而形成的、强弱不同的焦虑反应，由弱到强一个一个地予以消除，最后把最强烈的焦虑反应（即我们所要治疗的靶行为）也予以消除（即脱敏）。异常行为被克服了，患者也重新建立了一种习惯于接触有害刺激而不再敏感的正常行为，这就是系统脱敏疗法。它在临床上多用于治疗恐惧症、强迫性神经症以及某些适应不良性行为。

2. 厌恶疗法

厌恶疗法（aversion therapy）是一种帮助人们将所要戒除的靶行为或症状，同某种使人厌恶的或惩罚性的刺激结合起来，通过厌恶性条件作用，从而达到戒除或减少靶行为出现的目的。这一疗法也是行为治疗中最早和最广泛地被应用的方法之一。在临床上多用于戒除吸烟、吸毒、酗酒、各种性行为异常和某些适应不良性行为，也可以用于治疗某些强迫症。厌恶刺激可采用疼痛刺激（如橡皮圈弹痛刺激和电刺激）、催吐剂（如阿扑吗啡）和令人难以忍受的气味或声响刺激等，也可以采取食物剥夺或社会交往剥夺措施等，还可以通过想象作用使人在头脑中出现极端憎厌或无法接受的想象场面，从而达到厌恶刺激强化的目的。

3. 行为塑造法

这是根据斯金纳（Burrhus Frederic Skinner，1904～1990 年）的操作条件反射原理设计出来的，目的在于通过强化（即奖励）而造成某种期望出现的良好行为的一项行为治疗技术。一般采用逐步进级的作业，并在完成作业时按情况给予奖励（即强化），以促使增加出现期望获得的良好行为的次数。有人认为最有效的强化因子（即奖励方法）之一是行为记录表，即要求患者把自己每小时所取得的进展正确记录下来，并画成图表。这样做本身就是对行为改善的一种强大推动力。根据图表所示的进展，治疗者还可应用其他强化因子，如当作业成绩超过一定的指标时即给予表扬或奖励。此外，还可采用让患者得到喜爱的食物或娱乐等办法，通过这种方式来塑造新的行为，以取代旧的、异常的行为。为了使治疗效果得以保持和巩固，在应用这一治疗方法时，需要特别注意如何帮助患者把在特定治疗情境中学会的行为转换到家庭或工作的日常生活现实环境中来。此法的适用范围包括孤独症儿童说话、改善或消除恐怖症、神经性厌食症、肥胖症及其他神经症的行为。也可以用来改善或促进精神分裂症患者的社交和工作的行为。在社会教育中，可用于对低能者的训练以及用于治疗某些性功能障碍等。

（五）认知疗法

认知疗法（cognitive therapy）是根据认知过程以及影响情感和行为的理论假设，使用改变认知和行为的技术，来纠正患者的不良认知的一类心理治疗方法的总称。

1. 认知疗法的基本观点

认知过程及其导致的错误观念是行为和情感的中介，适应不良行为和情感与适应不良认知有关。认知疗法常采用认知重建、心理应付、问题解决等技术进行心理辅导和治疗，其中认知重建最为关键。认知疗法包括识别自动思维、识别认知性错误、真实性检验、去中心化及抑郁或焦虑水平的监控等。

(1) 识别自动思维：由于引发心理障碍的思维方式是自动出现的，已构成了来访者思维习惯的一部分，多数来访者并未意识到在不良情绪反应以前会存在着这些思想。因此，在治疗过程中，咨询师首先要帮助来访者学会发现和识别这些自动化的思维过程。咨询师可以采用提问、自我演示或模仿等方法，找出导致不良情绪反应的思想。

(2) 识别认知性错误：所谓认知性错误是指来访者在概念和抽象上常犯的错误。这些错误相对于自动化思想更难识别，因此，咨询师应听取并记录来访者的自动性思维，然后帮助来访者归纳出它们的一般规律。

(3) 真实性检验：真实性检验是将来访者的自动思维和错误观念作为一种假设，鼓励他在严格设计的行为模式或情境中对假设进行检验，使之认识到原有观念中不符合实际的地方，并自觉纠正，这是认知疗法的核心。

(4) 去中心化：去中心化是让来访者意识到自己不是被人注意的中心。很多来访者总感到自己是别人注意的中心，自己的一言一行都会受到他人的评价。为此，使他常常感到自己是无力的和脆弱的。如果来访者认为自己的行为举止稍有改变就会引起周围人的注意和非难，那么咨询师可以让他不像以前那样去和人交往，即在行为举止上稍有改变，然后要求他记录别人不良反应的次数，结果他发现很少有人注意他言行的变化，他自然会认识到自己以往观念中不合理的成分。

(5) 抑郁或焦虑水平的监控：多数来访者都认为他们的抑郁或焦虑情绪会一直不变地持续下去，而实际上，这些情绪常常有一个从开始到高峰乃至消退的过程，而不会永远持续。让来访者体验这种情绪涨落变化，并相信可以通过自我监控，掌握不良情绪的波动，从而增强改变的决心。

2. 认知疗法治疗的步骤

认知疗法治疗包括以下 4 个步骤。

(1) 建立求助的动机：在此过程中，要认识适应不良的认知—情感—行为类型。患者和治疗医师对其问题达成认知解释上意见的统一。对不良表现给予解释并且估计矫正所能达到的预期结果。比如，可让患者自我监测思维、情感和行为，治疗医师给予指导、说明和认知示范等。

(2) 适应不良性认知的矫正：在此过程中，要使患者发展新的认知和行为来替代适应不良的认知和行为。比如，治疗师指导患者广泛应用新的认知和行为。

(3) 在处理日常生活问题的过程中培养观念的竞争，用新的认知对抗原有的认知。在此过程中，要让患者练习将新的认知模式用到社会情境之中，取代原有的认知模式。比如，可使患者先用想象方式来练习处理问题或模拟一定的情境或在一定条件下让患者以实际经历进行训练。

(4) 改变有关自我的认知：在此过程中，作为新认知和训练的结果，要求患者重新评价自我效能以及自我在处理认识和情境中的作用。比如，在练习过程中，让患者自我监察行为和认知。

第九章　社区慢性病患者的护理

目前在我国，慢性非传染性疾病和其危险因素均呈快速上升趋势。我国居民死因构成中，恶性肿瘤、心脏病、脑血管疾病和慢性呼吸系统疾病居前四位。慢性病占我国居民死因构成的比例在 2005 年占到 82.5%，到 2020 年估计将上升到 85%。慢性病的发病率和死亡率的迅速上升，给人民健康和社会经济发展带来严重影响。慢性病的发生与人类的不良行为和生活方式及环境中存在的多种因素有关，是多因素长期作用的结果，目前尚无有效的特异性预防措施，患病后无法彻底治愈。社区护士在慢性病管理中担任重要角色，一方面通过预防性和促进健康性的干预措施，来改变人们的不良行为方式以减少慢性病的发生。另一方面为慢性病患者提供健康教育、康复锻炼指导，提高患者的自我管理能力，最终达到降低致残率和死亡率，改善患者生活质量的目的。

第一节　概　述

现代医学模式的转变，使人们认识到疾病的发生不仅仅由单纯的生物病原体引起，还与许多社会环境因素、个人行为、生活方式等有关。慢性病即为多因素长期影响所致。人类疾病谱由传染病逐渐转向慢性病，是当代疾病发展的总趋势。慢性病的危害主要是造成脑、心、肾等重要脏器的损害，易造成伤残，影响劳动能力和生活质量，且医疗费用极其昂贵，增加了社会和家庭的经济负担。因此慢性病的防治显得尤为重要。

一、慢性病的概念及分类

(一) 慢性病的概念

慢性病 (chronic disease) 是慢性非传染性疾病的简称，是对一类起病隐匿，病程长且病情迁延不愈，病因复杂，健康损害和社会危害严重疾病的概括性总称。美国慢性病委员会将慢性病定义为，具有以下一种或多种特征，即称为慢性病。这些特征包括：患病时间是长期的，会造成残疾，有不可逆转的病理变化，依病情需要进行不同的康复训练，需要长期的医疗指导。因慢性病的发生与人类不良的行为和生活方式，以及环境中存在的多种危险因素有关，也称为现代文明病或生活方式疾病。

(二) 慢性病的分类

慢性病可依据其发病急缓、病程的分期以及疾病对患者的影响程度和造成的损伤等不同，将慢性病分成以下类型。

1. 依发病的急缓情况分为两类

(1) 急发型慢性病：是指起病急骤，临床症状突然出现，但病理改变已有相当长时间的一组慢性病，如心肌梗死、脑卒中等。

(2) 渐发型慢性病：是指发病缓慢，临床症状出现后需要经过一段时间才能确诊的一组慢性病，如风湿性心脏病等。

2. 依疾病的病程分为三类

(1) 进行期慢性病：指慢性病处于症状严重且不断加重的时期，如肺癌、急性白血病等。

(2) 稳定期慢性病：指慢性病经过治疗和护理后，身体状况比较稳定的时期，但此期仍有明显的功能缺陷，如瘫痪、认知障碍等。

(3) 复发期慢性病：指慢性病经过一段时间的稳定期后，病情突然发作或恶化，如支气管哮喘、多发性硬化症等。

3. 依慢性病对患者产生的影响程度分为三类

(1) 致命性慢性病：指病程进行性进展，并能够危及生命，如骨髓衰竭、恶性肿瘤等。

（2）可能威胁生命的慢性病：指慢性病的结果难以预料，如糖尿病、肺气肿、血友病等。

（3）非致命性慢性病：指病程进展缓慢，对机体无致命危险，如痛风、青光眼、消化性溃疡等。

4. 依疾病造成的损伤分为三类

（1）认知障碍型慢性病：指慢性病造成记忆、判断、语言等能力的障碍，如老年性痴呆、脑卒中等。

（2）感觉障碍型慢性病：指慢性病造成失明、耳聋等感觉障碍。

（3）运动障碍型慢性病：指慢性病造成运动功能障碍，如脑卒中导致的瘫痪、帕金森病等。

二、慢性病的特征及危险因素

（一）慢性病的特征

慢性病没有明确的病因，早期没有明显症状，在目前的医疗条件下难以治愈，其主要有五项特征。

1. 发病隐匿缓慢、潜伏期长

大多数慢性病早期没有明显症状而易被忽视，慢性病在多种病因的长期作用下，器官和功能的损伤逐步积累，直至急性发作或症状较为严重时才被发现。

2. 病因复杂、病程长

慢性病的致病因素复杂，往往是由多种因素交互影响而逐渐形成的。慢性病形成后，持续时间较长，可达数年或几十年，甚至终生。

3. 发病初期的症状和体征不明显

慢性病的症状和体征在发病初期一般不明显，通常在定期健康体检时被发现，或者当病情反复迁延不愈并逐渐加重，患者去就医时才得以确诊。

4. 病理改变不可逆而不易治愈

慢性病的病理损害是不可逆的，且大多数慢性病的病因复杂或不明，在目前的医疗条件下不能根治。

5. 需要长期的治疗和护理

由于慢性病难以治愈，通常需要终身的治疗和护理，以控制或缓解症状，最大限度地预防并发症和伤残。

（二）慢性病的危险因素

慢性病的主要危险因素可分为不健康的生活习惯、精神心理因素、环境因素和个体固有因素四大类，其中个体固有因素在目前的医疗条件下是不可控制的危险因素。

1. 不健康的生活习惯

（1）不合理膳食：均衡饮食是机体健康的基石，而膳食不合理是慢性病的主要原因之一。不合理的膳食主要有高胆固醇、高盐和腌制食品等。

高胆固醇、高动物脂肪饮食：机体血液中的胆固醇与动脉硬化的发生密切相关。喜食动物内脏、肉类、甜食及饮酒过量的人，其体内的胆固醇和脂肪会较高。当体内胆固醇的含量超过机体的需要量时，过量的胆固醇和中性脂肪在血管管壁中存积，使血管内膜增厚变窄，发生动脉粥样硬化。当血液黏滞性增加或血管痉挛时易于造成血液流动受阻，出现组织血液无法流通，可引起局部细胞死亡的现象，因而是冠心病、缺血性脑卒中等疾病的危险因素。

高盐饮食：摄入过多食盐可引起高血压。食盐中的钠离子在体内贮积时，能聚集水分，造成水钠潴留。还能促进血管收缩，使血压升高。两者相互影响，血管不断呈现紧张状态，末梢动脉管壁的阻力增大，水钠潴留增加了全身的循环血量，结果进一步促使血压升高。我国居民食盐的摄入量远远超过 WHO 规定的每日低于 6 g 的标准，尤以北方为甚。

过量饮酒：乙醇可刺激胃黏膜导致胃溃疡。乙醇成瘾造成酒精依赖，导致情感、思维、行为等方面的异常。1 g 乙醇能产生 29.3 kJ 的热量，过量饮酒能促使中性脂肪的合成作用旺盛，除引起肥胖、糖尿病和动脉硬化外，还会大量沉积于肝脏中，降低肝脏的解毒功能，甚至造成肝硬化。饮酒过度是高血压的重要危险因素，可致心肌梗死和猝死的发生。

不良饮食习惯：长期食用烟熏和腌制的鱼肉、咸菜，因烟熏和腌制等不良的烹饪方法可致食物中含有较高的亚硝胺类致癌物质，易导致癌症的发生，尤其与胃癌和肝癌的发病关系密切。咖啡和茶中含有咖啡因，能刺激交感神经，使血液中游离脂肪酸增加，可致动脉硬化。长期大量饮浓茶或咖啡还可导致骨质疏松。每日进食时间无规律、暴饮暴食等，可破坏胃黏膜的保护屏障，导致胃炎、胃溃疡、胃癌的发生。少食粗粮、蔬菜和水果，食物过于精细，致膳食纤维及维生素的摄入量不足，是动脉粥样硬化导致的心脑血管病及肠道疾病如痔疮、结肠癌的危险因素。

(2) 吸烟：烟草中含有3800多种已知的化学物质，其中有致癌作用的50多种。与烟草相关的死亡目前已占全球死因构成的第一位，WHO已将烟草流行作为全球最严重的公共卫生问题列入重点控制领域。多项研究证实，吸烟是高血压、冠心病、脑卒中、糖尿病、慢性阻塞性肺病、恶性肿瘤等慢性疾病的重要危险因素。吸烟量越大，吸烟起始年龄越小，吸烟史越长，对身体的损害越大。吸烟是导致人类早亡或致残的最可预防的危险因素。

(3) 缺乏运动：运动可以加快血液循环，增加肺活量，促进机体新陈代谢。增强心肌收缩力，维持各器官的健康。促进脂肪代谢，降低体内胆固醇的含量。运动对提高综合体质、保持心理健康具有非常积极的作用。由于生活节奏快和交通工具便利，常常以车代步或骑电动自行车，上下楼梯改为乘坐电梯等，运动量不足，容易肥胖并促进体内的胆固醇和中性脂肪增加，易发生高血脂、高血压、冠心病、糖尿病、癌症等。最有效的运动是经常性、适当的有氧运动。

2. 精神心理因素

现代社会的生活和工作节奏加快，竞争日益激烈，人际关系复杂，人群承受着来自多方面的压力。长期持续的精神紧张，引起神经内分泌功能失调，可使血压升高、心率加快、胆固醇升高以及机体免疫力下降，从而导致各种慢性病的发生。

3. 环境因素

环境主要包含自然环境和社会环境。

(1) 自然环境：阳光、空气、水等，是人类赖以生存和发展的物质基础。环境污染破坏了生态平衡和人们正常的生活条件，如空气污染、噪声污染、水污染、土壤污染以及室内装修污染等，都与癌症或肺部疾病关系密切。

(2) 社会环境：社会经济制度、健全的社会组织、社会普及教育程度、政府的卫生政策、医疗保健资源的配置和利用程度、风俗习惯和价值观念等，都会影响人们的健康。

4. 个体固有因素

主要包括年龄、性别及遗传因素等。

(1) 年龄：慢性病可以发生于任何年龄，但随着年龄的增加，机体器官功能老化越明显，发生慢性病的几率也越大，如心脑血管病、恶性肿瘤等。

(2) 性别：与女性相比，男性患心血管病突发事件的可能性大而且早。除生殖器官肿瘤外，多数肿瘤的发病率也是男性高于女性。女性绝经后，心血管病的发病危险迅速上升，并逐渐赶上同年龄段的男性。

(3) 遗传：高血压、糖尿病、冠心病、脑卒中、肥胖和肿瘤等慢性病均为多基因遗传病。许多慢性病如高血压、糖尿病、乳腺癌、消化性溃疡、精神分裂症、动脉硬化性心脏病等都有家族倾向，可能与遗传因素或家庭相似的生活习惯共同作用有关。

三、我国慢性病的现状与问题

(一) 我国慢性病的现状

19 世纪初，随着医学科学的发展和社会文明的进步、环境及饮食卫生的改善、平均期望寿命的延长、老龄人口的增加，以及工业化和郊区及农村城市化进程的加速等，导致人们疾病谱发生变化和一些生活方式的改变，急性传染性疾病和肺炎等感染性疾病的发病率和死亡率降低，而慢性病的发病率和死亡率呈逐年上升的趋势，慢性病已成为全球首要的死亡原因，其影响力还在不断扩大。我国慢性病死亡人数占全国死亡人数的80%以上，全国平均每天有1.3万人死于慢性病。近年来，年轻人患慢性病的比例呈逐渐上升趋势。目前我国18岁以上居民慢性病危险因素情况非常严重，吸烟率居高不下，80%以上的人食盐、食油摄入量超标，50%的人蔬菜、水果摄入量不足，参加体育锻炼的比例较低，超重者超过3亿，肥胖者超过1亿，高血压患者超过2亿，高胆固醇血症者超过3000万。

我国对高死亡率、死亡率上升幅度快、资源消耗大的五种慢性病提出重点防治措施，这五种慢性病是肿瘤、脑血管病（脑卒中）、心脏病（冠心病）、高血压和糖尿病。2011年中国高血压指南中显示，我国人群高血压患病率仍呈增长趋势，每5个成年人中就有1人患高血压。成人糖尿病患病率为2.6%，患患者数达2000多万。2006年全国第三次死因回顾调查结果表明，我国75.4%的居民死于脑血管病、癌症、慢性呼吸系统疾病和心脏病。根据2007年我国人群抽样调查结果，在年龄为35～74岁的调查人群中，高血压患者可占27.2%。据世界卫生组织2009年的统计，全球每年死于心脑血管疾病者1750万人。国际糖尿病联盟2011年报道，中国糖尿病患病率6.7%，已高过世界平均水平6.4%，中国已取代印度，成为全球糖尿病第一大国。

我国为应对慢性病的挑战，卫生部于1994年将卫生防疫司更名为疾病控制司，设立了慢性非传染性疾病控制处，以组织和开展全国慢性病的防治工作。2002年，中国疾病预防控制中心（CDC）成立，内设慢性非传染性疾病预防控制中心。自1997年发布了《全国慢性非传染性疾病综合防治草案》（试行稿）以来，卫生部先后组织专家制定并颁布了一系列指南、纲要，以指导和促进全国各地慢性病管理的科学化和规范化，如《中国成人超重和肥胖预防控制指南》（2003）、《中国癌症预防与控制规划纲要》（2004～2010）、《中国脑血管病防治指南》（2010）、《中国高血压防治指南》（2010）、《中国糖尿病防治指南》（2010）等。2007 年 9 月 1 日，卫生部疾病预防控制局、全国爱卫会办公室和中国疾病预防控制中心共同发起了以“和谐我生活，健康中国人”为主题的全民健康生活方式行动。其目的是提高居民健康意识，培养健康生活方式和行为能力。为普及健康生活方式知识，指导公众采取健康行为，将科学的健康知识和信息传播给公众和媒体，2011 年卫生部疾控局公布了《健康生活方式核心信息》。

（二）社区慢性病防治、管理和护理上的问题

由于慢性病患者不可能长期住院接受治疗和护理，更多时间是生活在社区和家庭，如何使慢性病患者在社区、家庭也能接受高质量的防治、管理和护理服务，维持慢性病的稳定，提高慢性病患者的生活质量，已成为社区护理工作的重要组成部分。社区在慢性病防治、管理和护理上存在的问题主要有以下几个方面。

1. 社区慢性病管理的双向转诊制度尚不完善

（1）双向转诊的“转出”与“转入”仍存在一定的差距：目前仅有部分社区卫生服务中心与相应的医院签订了双向转诊协议，这些社区卫生服务中心的医护人员对难以做出正确诊断及急、危、重的患者能较好地转入上级医院。而上级医院对社区卫生服务中心转入的患者在做出诊断及具体的治疗和护理后，在需要继续治疗和护理或复查的患者中，仅有一小部分转回了社区卫生服务中心。导致了“转入”和“转出”的失衡。

（2）双向转诊网络不够畅通：定点医院部分专科医师不了解双向转诊的程序和运行方式，双向转诊意识不强。部分慢性病患者首选大医院而不在社区卫生服务中心就诊，患者质疑社区卫生服务中的诊疗质量或因中心人员配备不足而未能对辖区所有慢性病患者进行健康管理管理。由于慢性病病程长，医疗费用大，慢性病的防治应由医院为中心向社区为中心转变更显出其重要性及优势。慢性病患者的双向转诊是合理利用卫生资源，为社区居民提供连续服务的重要形式。应在提高社区医疗质量的基础上建立统一的社区医师首诊制，加强社区医师“守门人”作用，形成双

向转诊的制度化。

2. 社区卫生服务机构人员不足，慢性病管理技能缺乏

相对于辖区的人口和慢性病患者数，社区护士不足且缺乏专业的慢性病管理培训，对于慢性病管理往往缺乏深入的认识，不能积极主动地针对慢性病提供个体化、特色化的服务以满足社区群众需求。慢性病患者由于日常生活能力下降、病程长，需提供及时、连续和良好的护理支持服务，包括家庭病床、日间护理、康复护理及指导等。

3. 社区慢性病防治的经费不足，医疗设备短缺

根据卫生部公布的“2010 年中国卫生统计提要”数据，我国的卫生总费用从 1980 年的 143.2 亿元急速上涨到 2008 年的 14 535.4 亿元。但在卫生费用构成中，政府支出从 36.2%下降至 24.7%，社会卫生支出从 42.6%下降至 34.9%，个人卫生支出却从 21.2%剧增至 40.4%。从这些数据可以看出目前医疗费用急剧增加主要是加重了个人和家庭的经济负担。由于慢性病防治的难度比传染病更为困难，因此在卫生资源紧缺的情况下，慢性病防治常得不到固定的经费和人力保证。每年拨出作为慢性病防治的经费较少，主要用于在社区开展几种主要慢性病和危险因素的管理和干预项目。除了基本医疗，社区卫生服务机构还没有找到更多的补偿渠道。部分慢性病患者对医疗保险制度认识不足，未能充分利用门诊特殊病种、社保住院医疗等有关医疗保险政策来降低慢性病的治疗费用，需要社区护士加强对慢性病患者的指导。大多数社区卫生服务中心的最基本的诊疗设备与医院共享，基础医疗设备的不足，给慢性病防治工作的开展带来一定的难度。

4. 社区健康档案管理不完善

目前，在社区健康档案管理方面也存在着一些问题：①慢性病管理的人群数量大，对慢性病患者、重点患者缺乏动态管理，即使建立了健康档案，追踪随访管理仍相当困难。②领导及从业人员没有很好地利用居民健康档案。为社区居民建立健康档案，需要耗费大量的人力、物力、财力，而很多档案不能发挥作用，

成为摆设、死档案。③很多健康档案设计不过于理想化，不易被医师及社区居民接受。同时，社区居民对建立健康档案的认识不足，对上门服务的医护人员有抵触心理。④健康档案记录不全，参考利用价值不高。⑤由于受到软件设计的局限性，信息资源缺少共享。此外，建档人员技术水平较低，制约了社区卫生信息化的建设，难以实现多渠道信息动态收集。

5. 社区缺乏有效的健康教育措施

(1) 健康教育程序缺乏科学性、合理性。居民健康信息资料收集得不够全面、系统、准确，特别是心理状况方面，在进行健康教育诊断时，没有完全通过社会、流行病学以及行为、环境、教育和管理、政策等方面信息综合分析做出诊断。目前的社区健康教育在相当多的地区仍停留于卫生宣传的水平，缺乏系统的健康教育需求评估和效果评价。

(2) 缺乏专业健康教育知识和技术，中心现有的全科医师和护士，虽然具备一定专业技术水平，但是多数没有经过健康教育的专业培训，缺乏演讲、说服能力和沟通技巧，影响了与居民之间的沟通交流。

(3) 教育内容程序化，缺少个性特点。健康教育内容简单、抽象，患者不易理解，接受性和可行性差。教育方法以单纯的说教式为主，缺少形式多样、生动活泼的教育手段，不能激发患者主动参与的积极性。因而，难以起到提高居民健康素质，降低疾病发病率、患病率的作用。

第二节　社区慢性病患者护理的相关理论与应用

在社区慢性病管理的护理实践中，需要理论与模式来指导实践，以提高实践的科学性、可行性和有效性。本节主要介绍在慢性病管理中常用的理论和模式。

一、社会认知理论

（一）理论产生的背景与主要观点

早在20世纪60年代，美国著名心理学家班杜拉（Bandura）提出了社会认知理论（social cognitive theory），主要用于帮助解释人类复杂行为的获得过程。班杜拉认为，人们对其能力的判断在其自我调节系统中起主要作用，并由此于1977年首次提出自我效能感（perceived self-efficacy）的概念。班杜拉在总结前人的研究时发现，过去的理论和研究把主要注意力集中于人们知识获取或行为的反应类型方面，而忽视了支配这些知识和行为之间相互作用过程。班杜拉提出的社会认知理论认为，通过操控个体的个人因素、行为归因以及环境因素来影响行为本身的变化，其核心思想是强调人类的行为是个体与环境交互作用的产物。可归纳为以下四个观点。

1. 观察学习

班杜拉认为，人类大多数的行为是个体通过观察他人（榜样或示范）对所受刺激发生反应并得到强化而完成的学习，即观察学习。观察学习包括四个基本过程：注意过程、保持过程、产出过程和动机过程。注意过程是指个人对外部环境的一些事物引起了兴趣。保持过程是个人将观察到的信息符号化，并将他们编码后储存在记忆中。在产出过程中，个人将储存的记忆符号选择、转化和表现为具体的操作和行为的外显过程。动机过程是个人通过记忆中的符号表征预计行动产出的结果，并在诱因的驱动下产出某种行为的愿望。班杜拉特别强调，行动的发生只有在内在意愿（动机）的前提下，并且这种内在意愿在很大程度上决定了观察、保持和行为再生成过程。

2. 强化行为

强化行为形成后，其巩固或终止取决于行为的强化（外部强化和内部强化）。外部强化来自于他人的反应或其他的环境因素，若是正面反应，此种行为就会受到正强化，继续实行。反之，则终止。内部强化即自我调节，即人能依照自我确立的内部标准来调节自己的行为。自我调节包括自我观察、自我评价和自我体验三个阶段，它体现了在行为形成中个体具有主观能动性。

3. 自我效能感

自我效能感是指人们关于自己是否有能力控制影响其生活的环境事件的信念，即个体对自己能否在一定水平上完成某一活动所具有的能力判断、信念或主体自我把握与感受。自我效能感是社会认知理论的核心内容。该理论认为，从个体的认知到行为的转变主要取决于自我效能感和预期结果。预期结果是指对采纳健康行为的益处的感知。自我效能感对行为的形成、改变极为重要，效能感越强，行为形成、改变的可能性就越大。

班杜拉认为有四个方面的因素影响自我效能感的形成和改变。包括：①个体的行为结果：以往的成功经验能够提升个人的自我效能感，而多次的失败会使之降低。②模仿或替代：在社会生活中，许多知识经验不是通过亲身实践获得，而是通过观察与模仿他人行为而习得。榜样的行为和成就给观察者展示了达到成功所需要采取的策略，以及为观察者提供了比较与判断自己能力的标准。当看到与自己接近的人成功能促进自我效能感的提高，增加了实现同样目标的信心。③他人评价及言语劝说：在直接经验或替代经验的基础上进行劝说和鼓励的效果最大，而缺乏事实依据的言语劝告对形成自我效能感效果不明显。④身心状态：个体对生理、心理状态的主观知觉影响着自我效能感的判断。疲劳或疼痛、焦虑、害怕或紧张等易降低个体的自我效能感。其他如个人的性格、意志力等对自我效能感也有影响。

4. 交互作用

根据社会认知论的观点，个体的行为既不是单由内部因素驱动，也不是单由外部刺激控制，而是由行为、个人、环境三者之间交互作用所决定的，因此社会认知理论又被称作交互决定论。交互决定论认为人有能力影响自己的命运，同时也承认人不是自己意愿的自由行动者。

(二)理论的应用

社会认知理论阐述了健康行为改变的社会心理学机制及促进其行为改变的方法,从理论上解释了人类复杂的行为,强调了认知性因素在行为改变中的作用。该理论作为一个实用的理论框架,广泛应用于解释健康行为的发生及影响因素,以及设计、实施改变健康行为的干预项目。该理论已被广泛应用于戒烟、成瘾行为、体育锻炼、疾病预防和康复等各行为干预领域。例如:某社区护士想帮助一组肥胖妇女减肥,护士指导她们要减少食物的摄入量,选择健康食品,以及加强体育锻炼。通过介绍有关均衡饮食和积极锻炼方面的可靠信息、一起分享真实的案例和成功减肥先后的照片对比,以此帮助她们形成减少食物摄取量和增加运动量能够达到减肥的预期结果,并维持其动机水平,以促成她们的目标行为。

自我效能感的提高广泛应用于关节炎、糖尿病、心脑血管疾病、高血压、终末性肾病、癌症、精神疾病等慢性病的康复治疗和护理中。目前国内外许多学者认为在自我效能感的基础上,进行慢性病的自我管理很重要,包括发展基础练习、认知训练、解决问题能力、思想交流能力等各个方面。如对慢性病患者进行健康教育时,以自我效能感理论为依据,帮助患者学习自我管理知识、技能和提高自信心,以及针对患者自我效能感水平和活动表现来制订个体化的护理干预措施等。

从班杜拉对自我效能感的定义可以看出,自我效能感可通过特定的任务、活动或具体的情景来测量。以自我效能理论为框架编制的一般自我效能感量表(general self-efficacy scale,GSES)是应用最为广泛的测量工具。该量表是由德国临床和健康心理学家 Ralf Schwarzer 和他的同事最早于 1981 年编制的,共 20 个测试题,后经修改缩减为 10 个测试题,现已被译成 25 种文字得以广泛使用,并被证实有较高的信度和效度,在不同的文化背景中具有普遍性。

二、Orem 自理缺陷护理理论

（一）理论产生的背景与主要观点

Orem 自理缺陷护理理论（Orem′s self-care deficit theory of nursing）是由美国著名护理理论家 Orem（Dorothea E. Orem）提出的。20 世纪 50 年代末，Orem 在美国健康－教育－福利部教育工作办公室从事护理咨询工作，曾参加了如何完善及提高护理教育的研讨会，并深受启发和鼓舞，开始了对护理现象及本质的探讨。她逐渐认识到，当人们无法照顾自己时就需要护理。正是基于这种思想，Orem 创立和发展了自理缺陷护理理论，并在 1971 年出版的《护理：实践的概念》（Nursing：The Concept of Practice）一书中首次公开阐述，并多次再版使该理论内容更加完善。Orem 理论由三个相互联系的理论组成：即自理理论、自理缺陷理论和护理系统理论，分别阐明了什么是自理，何时需要护理，以及如何提供护理三个方面的问题。

1. 自理理论

自理理论解释了什么是自理，人有哪些自理需求，以及影响满足自理需求的因素。主要包括以下概念。

（1）自理（self-care）：自理即自我护理，指个体为维持生命和健康所采取的一系列调节活动。正常成年人能进行自理活动，对于依赖他人照顾的个体，如婴幼儿、老年人和残疾人等则需要他人协助或代替完成自理活动。

（2）自理能力（self-care agency）：指个体完成自理活动的能力。个体的自理能力通过学习和实践而不断得到提升。自理能力存在个体差异，同一个人在不同的生命阶段或处于不同的健康状况下，自理能力也会有所改变。

（3）治疗性自理需求（therapeutic self-care demand）：指个体应该采取行动以满足自己当前正面临的维持生命和健康的所有自理需求。自理需求包括三个方面：①普遍的自理需求：是指所有人在生命周期的各个发展阶段都存在的，与维持自身正常结构和完整功能有关的需求，如摄入足够的空气、水和食物，维持正常的排泄功能等。②发展的自理需求：指人生命发展过程中，各阶段特定的自理需求或在某特定的情况下出现的新需求，如婴儿期或失业时的特殊自理需求等。③健康不佳时的自理需求：指个体在疾病受伤或残疾时，或者在诊断或治疗过程中产生的需求，如高血压患者要定时测量血压、遵医嘱服药等。

2. 自理缺陷理论

自理缺陷是指个体受到部分或全部的限制，而使个体自理能力无法满足部分或全部的自我照顾。这是Orem护理理论的核心部分，阐明了个体什么时候需要什么样的护理。Orem认为，在某一特定的时期内，个体有特定的自理能力和治疗性自理需求，当这种自理需求大于自理能力时就需要护理活动的参与。自理缺陷是这部分的核心，当个体的自理需求超过了自理能力或依赖性照顾能力时，就出现了自理缺陷。由于自理能力与自理需求之间的平衡被破坏，个体需要借助外界力量——护士的帮助来恢复平衡。因此，自理缺陷的出现是个体需要护理的原因。

3. 护理系统理论

Orem在理论中阐明了如何通过护理帮助个体满足其治疗性自理需求。护士根据个体的自理需求和自理能力的不同，分别采用三种不同的护理系统，即全补偿系统、部分补偿系统和辅助－教育系统。对于同一个患者，可能会在不同的阶段，依据其自理能力和治疗性自理需求的变化而选择不同的护理系统。

（1）全补偿系统：指个体不能参与自理活动，由护士完成其治疗性自理需求，个体处于完全被动状态。在此系统中，需要护士进行全面的帮助，以满足个体在氧气、水、营养、排泄、个人卫生、活动及感官等各个方面的需求。该系统适用于病情危重需绝对卧床休息、昏迷、高位截瘫的患者等。

（2）部分补偿系统：指在满足患者治疗性自理需求的过程中，患者有能力进行部分自理活动，其余部分需要由护士提供护理来完成。如会阴侧切产后，产妇可以自己进食，但需要护士提供会阴伤口消毒等。

(3) 辅助—教育系统：指患者能进行自理活动，但必须在护士提供咨询、指导或教育的条件下才能完成。如高血压患者，需要在护士的帮助下，正确监测血压、遵医嘱服药、控制体重等。

(二) 理论的应用

在应用Orem理论的实践中，社区护士应注意发挥理论的指导作用，全面评估慢性病患者的自理需求和自理能力，才能根据个体的不同状况采取不同的护理系统。如对于社区中患有高血压、糖尿病等慢性病患者的护理中，社区护士应侧重发挥教育、支持和指导等作用，帮助患者树立自理意识，积极调动和激发其主观能动性，最大限度地挖掘其自理潜能，尽可能让其作为一个独立自主的个体参与到家庭和社会生活中去。Orem理论的应用有利于发挥慢性病患者在维持、促进和恢复健康中的主体作用，提高自理能力，进而使其通过有效的自我护理达到控制疾病、预防并发症和改善生活质量的目标。

三、行为改变的相关理论与模式

(一) 理论与模式产生的背景与主要观点

随着健康心理学领域对疾病的关注点从治疗和干预转向对疾病的预防，以及全球性和区域性健康促进战略的全面制定和实施，健康行为以及健康行为改变理论越来越受到护理学、心理学、公共卫生学、社会学等多学科研究者的重视。健康行为指个体为了预防疾病、保持自身健康所采取的行为，包括改变健康危险行为（如吸烟、酗酒、不良饮食以及无保护性行为等）、采取积极的健康行为（如经常锻炼、定期体检等）以及遵医行为。行为改变理论可指导行为干预和健康教育，逐步改变人们的不良行为，建立健康的行为习惯，最终达到提高健康的目的。从心理社会角度构建的健康行为改变理论对健康行为的预测、预防和干预起到极其重要的作用，而有效的行为干预必须建立在相应的理论基础之上。自20世纪50年代研究者建立健康信念理论模式以来，健康行为改变理论经历了蓬勃发展的时期，经过专家学者们的不断探索和扩展，先后提出了多种理论或模式，有代表性的健康行为改变理论有理性行动理论/计划行为理论、健康信念模式、健康促进模式和跨理论模式，目前广泛应用于各个领域之中。

1. 理性行动理论/计划行为理论产生的背景与主要观点

理性行动理论（theory of reasoned action，TRA）/计划行为理论的理论源头可以追溯到菲什拜因（Fishbein）的多属性态度理论。该理论认为行为态度决定行为意向，预期的行为结果及结果评估又决定行为态度。后来，美国学者菲什拜因和阿耶兹（Ajzen）发展了多属性态度理论，于1975年提出了理性行动理论。理性行动理论认为行为意向是决定行为的直接因素，它受行为态度和主观规范的影响。由于理性行动理论假定个体行为受意志控制，严重制约了理论的广泛应用，因此为扩大理论的适用范围，阿耶兹于1985年在理性行动理论的基础上，增加了知觉行为控制变量，初步提出计划行为理论。阿耶兹于1991年发表了《计划行为理论》一文，标志着计划行为理论的成熟。理性行动理论/计划行为理论的理论模型见图9-1。

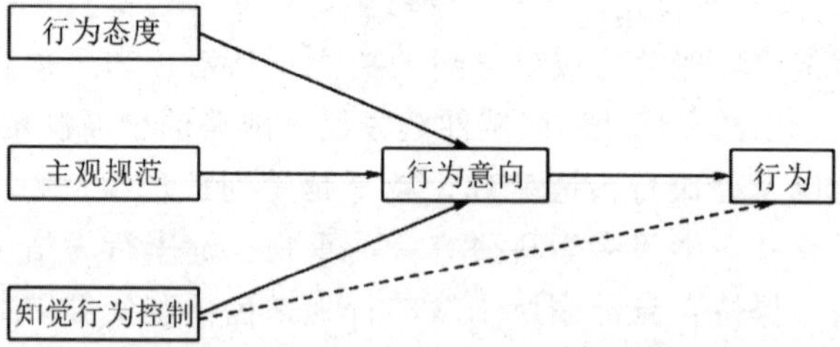

图9-1　理性行动理论/计划行为理论的理论模型

计划行为理论有以下几个主要观点：①非个人意志完全控制的行为不仅受行为意向的影响，还受执行行为的个人能力、机会以及资源等实际控制条件的制约，在实际控制条件充分的情况下，行为意向直接决定行为。②准确的知觉行为控制反映了实际控制条件的状况，因此它可作为实际控制条件的替代测量指标，直接预测行为发生的可能性，预测的准确性依赖于知觉行为控制的真实程度。③行为态度、主观规范和知觉行为控制是决定行为意向的三个主要变量，态度越积极、重要他人（如配偶、家人、朋友等）支持越大、知觉行为控制越强，行为意向就越大，反之就越小。④个体拥有大量有关行为的信念，但在特定的时间和环境下只有相当少量的行为信念能被获取，这些可获取的信念也叫突显信念，它们是行为态度、主观规范和知觉行为控制的认知与情绪基础。⑤个人以及社会文化等因素（如人格、智力、经验、年龄、性别、文化背景等）通过影响行为信念间接影响行为态度、主观规范和知觉行为控制，并最终影响行为意向和行为。⑥行为态度、主观规范和知觉行为控制从概念上可完全区分开来，但有时它们可能拥有共同的信念基础，因此它们既彼此独立，又两两相关。下面具体解释计划行为理论三个主要变量的含义，以进一步阐明理论的内涵。

（1）行为态度：是指个体对执行某特定行为喜爱或不喜爱程度的评估。依据菲什拜因和阿耶兹的态度期望价值理论，个体拥有大量有关行为可能结果的信念，称为行为信念。行为信念包括两部分，一是行为结果发生的可能性，即行为信念的强度，另一个是行为结果的评估。行为强度和结果评估共同决定行为态度。

（2）主观规范：是指个体在决策是否执行某特定行为时感知到的社会压力，它反映的是重要他人或团体对个体行为决策的影响。与态度的期望价值理论类似，主观规范受规范信念和顺从动机的影响。规范信念是指个体预期到重要他人或团体对其是否应该执行某特定行为的期望。顺从动机是指个体顺从重要他人或团体对其所抱期望的意向。

（3）知觉行为控制：是指个体感知到执行某特定行为容易或困难的程度，它反映的是个体对促进或阻碍执行行为因素的知觉。它不但影响行为意向，也直接影响行为本身。知觉行为控制的组成成分也可用态度的期望价值理论类推，它包括控制信念和知觉强度。控制信念是指个体知觉到的可能促进或阻碍执行行为的因素，知觉强度则是指个体知觉到这些因素对行为的影响程度。

2. 健康信念模式产生的背景与主要观点

健康信念模式（health belief model）是由霍克巴姆（Hochbaum）于1958年在研究了人的健康行为与其健康信念之间的关系后提出的，1974年经贝克（Becker）及其同事修改、发展、完善成为健康信念模式。健康信念模式强调信念是人们采取有利于健康的行为的基础，人们对健康、疾病持有什么样的信念，就会采取相应的行为，从而影响个体健康。此模式主要用于预测人的预防性健康行为和实施健康教育，健康信念模式成为欧美国家健康促进的最常用理论模式之一。健康信念模式主要包括三部分内容：个人感知、修正因素、行为的可能性（图9-2）。

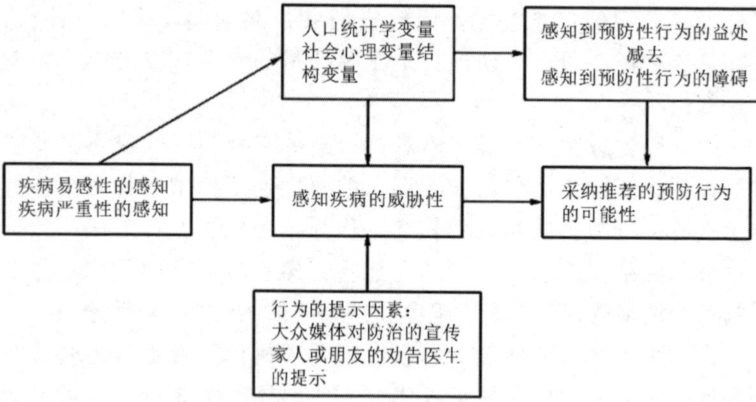

图9-2 健康信念模式示意图

（1）个人感知：包括对特定疾病易感性、严重性和威胁性的认识。个体对疾病的易感性和严重程度的认识共同决定了个体对疾病威胁性的感知，当个体相信有严重后果时，才会感到该疾病对自己的威胁，进而才有可能采取健康行为。个体对疾病威胁性评价越高，采取健康行为的可能性就越大。

（2）修正因素：是指影响和修正个体对疾病感知的因素。包括：人口统计学变量，如年龄、性别、民族等。社会心理变量，如个性、社会阶层、同伴间的影响等。结构变量，如个体所具有的疾病和健康知识、此前对疾病的了解等。修正因素还包括行为的提示因素，即健康行为产生的诱发因素，如媒体对疾病防治的宣传、家人或朋友的劝告、医师的警示等。修正因素越多，个体采纳健康行为的可能性就越大。

（3）行为的可能性：个体是否采纳预防性健康行为，取决于感知到行为的益处是否大于行为的障碍。其理论的中心是个体信念影响个体的行为。一个人如果认为某一疾病的易感性及严重程度高，预防措施的效果好，采取预防性措施的障碍少，则其健康信念强，易采取医护人员所建议的预防性措施。

3. 健康促进模式产生的背景与主要观点

健康促进模式（health promotion model）由美国护理学者娜勒·潘德（Nolar J Pender）于1982年提出，并分别于1996年和2002年进行了修订。该模式提出了影响个人进行健康促进活动的生物一心理一社会因素，强调了认知因素在调节健康行为中的作用。模式中包含三大要素：个人特征和经验、对行为的认知和情感以及行为结果（图9-3）。

（1）个人特征和经验：包括先前相关行为和个人因素。先前相关行为是指通过感知的自我效能、益处、障碍及与该活动相关的情感来影响后续的行为。而个人因素则分为生理、心理和社会文化三个方面，如年龄、性别、种族、文化程度、自我激励、对健康的定义等。

（2）对行为的认知和情感：在该模式中，这部分是最主要的行为促成因素，由对行为益处的认知、对行为障碍的认知、对自我效能的认知、行动相关情感、人际间的影响及情景的影响共同组成，包括了个人、社区和社会在健康促进中的地位和影响方式，这些因素可以由护理活动来修正，从而影响健康促进行为。

（3）行为结果：包含了行动计划的承诺、即刻需求和个人喜好、健康促进行为。整个健康促进模式的最终目标是使个体形成健康促进行为，并整合为健康促进生活方式。

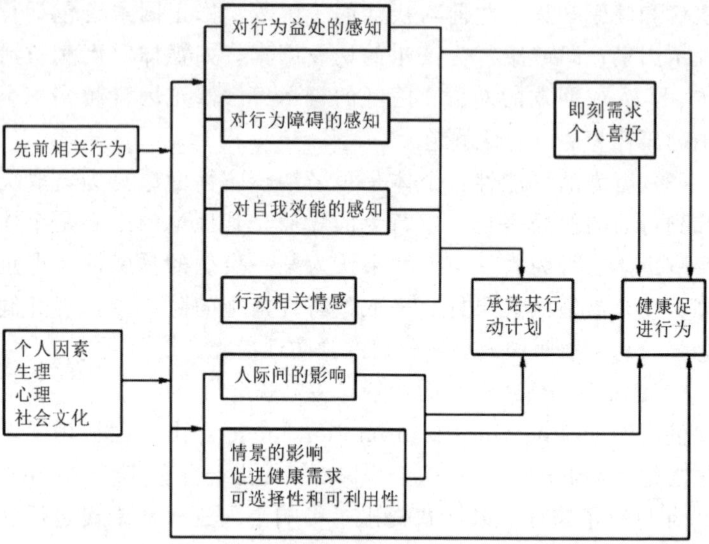

图 9-3 **健康促进模式示意图**

4. 跨理论模式产生的背景与主要观点

跨理论模式（the transtheoretical model，TTM）是由美国心理学教授普洛查斯卡（Prochaska）于 20 世纪 80 年代初，在整合了若干行为干预理论的基本原则和方法的基础上提出的。跨理论模式是一个有目的的行为改变的模式，它把重点集中在行为改变方面的个体决策能力，而非社会的、生物学的影响力。它是在综合多种理论的基础上，形成的一个系统地研究个体行为改变的方法。该理论模式提出，个体的行为变化是一个连续的过程而非单一的事件，人们在真正做到行为改变之前，是朝向一系列动态循环变化的阶段变化过程发展。对所处不同阶段的个体应采取不同的行为转换策略，促使其向行动和保持阶段转换。该理论模式试图去解释行为变化是如何发生的，而不仅仅是为什么会发生。它描述了人们如何改变一个不良行为和获得一个积极行为的过程。

跨理论模式的内容架构分为四个部分：变化阶段、变化过程、自我效能和决策平衡。跨理论模式的四个组成部分结合了三个维度的变化，即变化阶段、变化过程和变化水平。通过变化阶段反映了人们在何时产生行为改变，通过变化过程体现了人们的行为改变过程，通过贯穿于变化阶段和变化过程中的自我效能和决策平衡反映影响人们行为改变的因素，这些因素体现了不同的变化水平。

（1）变化阶段：是跨理论模式的核心，指的是行为发生的时间，各行为变化阶段的划分参考了行为改变的时间性、动机和恒心层面。跨理论模式把人的行为改变过程分为五个主要行为变化阶段，揭示了被其他行为改变理论所忽略的关键环节。这5个行为变化阶段是前意向阶段、意向阶段、准备阶段、行动阶段和保持阶段。这些变化阶段反映了个体行为变化的意图，不同个体可能会以不同的变化率通过各个阶段向前变化，也可能会退回，并且可能会选择在行为变化统一体的不同变化点重新进入，通过这些阶段的运动可以被看作循环往复的。

（2）变化过程：包括内隐性与外显性的活动，是个人为修正其行为所运用的认知、情感、行为和人际之间的策略和技巧，既为问题行为者提供了改变行为的重要策略，也提供了群体健康行为产生的干预方法和策略。了解变化过程是促使问题行为者成功进行行为变化的关键，是了解个体处在哪个行为变化阶段，然后运用恰当的策略或变化过程来促进其行为转变。

（3）自我效能：跨理论模式中运用的自我效能结构，整合了班杜拉的自我效能感理论和施夫曼（Shiffman）的对行为改变的故态复萌阶段与保持阶段的应对模型。环境性诱因与自信心是自我效能中两个重要的伴随结构。其中，自信心代表了在特定情景下人们拥有的信心使其能应对高危险而不是回退到不健康行为或者高危险习惯中。环境性诱因反映在中等困难情形下参与一个特定行为的欲望强度。环境性诱因和自信心在变化阶段中的作用是相反的。环境性的自信心在预测个体进入准备阶段和行动阶段的能力上胜过其他人口统计学变量。环境性诱因始终是预测行为的故态复萌和退回到早期变化阶段的最好变量。

(4) 决策平衡：描述了个体行为改变发生与否的原因及其重要性，它是跨理论模型的决策部分。跨理论模型通过经验测试，逐渐形成了决策平衡的稳定结构，即：正面因素和负面因素，也称为行为改变的知觉益处和知觉障碍，这是跨理论模式中两个重要的中间结果变量。知觉益处是行为改变的积极方面，或者是行为改变的益处和理由（行为改变的原因）。知觉障碍是行为改变的消极方面，或者是行为改变的障碍（不发生改变的原因）。一般来说，个体决定从一个阶段发展到下一个阶段的行为变化是建立在对采取健康行为的知觉益处和知觉障碍权衡的基础之上。在行为变化阶段的早期，对健康行为的知觉益处较低，并且随着行为变化阶段的发展而增长，知觉障碍在行为变化的早期则较高，并且随着阶段的发展而降低。

（二）理论与模式的应用

1. 理性行动理论/计划行为理论的应用

理性行动理论主要用于分析态度如何有意识地影响个体行为，关注基于认知信息的态度形成过程，其基本假设认为人是理性的，在做出某一行为前将综合各种信息来考虑自身行为的意义和后果。例如，某糖尿病患者如果认为她的丈夫或孩子希望她进行体育锻炼，而她又有遵从他们意愿的动机，使她坚信体育锻炼对控制自身的病情有积极的效果，她就会早点儿起床，每日从繁忙的日程安排中抽出时间锻炼。

计划行为理论不仅可以用来解释和预测行为，还可以用来干预行为。在应用计划行为理论的研究中发现，行为态度、主观规范和知觉行为控制对行为意向的预测率保持在40%～50%之间，行为意向和知觉行为控制对健康行为改变的贡献率为20%～40%。该理论已经在饮食、锻炼、吸烟、饮酒等健康相关行为的研究中得到了广泛的应用，并成功地预测了佩戴汽车安全带、定期体检和自我检查乳腺等健康行为的发生。

2. 健康信念模式的应用

该模式最初用于解释人们的预防保健行为，特别是分析哪些因素影响慢性病患者的遵医行为，后被广泛应用于各种健康相关行为的改变上，如饮食控制、个人卫生行为、乳腺癌及宫颈癌的常规检查等领域。此模式考虑了个体的认知水平和影响个体认知的内外因素，也考虑了传媒和医护工作者对个体的影响。社区护士的目标和职责是使个体对自身及所患的慢性病有正确的和充分的认识，促进慢性病患者实施健康行为。

3. 健康促进模式的应用

这个模式可以用来解释生活方式或探究特定的健康促进行为，并对健康促进行为的决定因素提出实证的支持。健康促进生活方式包含的健康行为有两种：一种是健康保护行为，其目的是消除或降低疾病发生的几率如交通事故的预防、环境污染的控制等。另一种是健康促进行为，其目的是积极地增加个体健康、自我实现和自我满足，以促使个体趋于正向且适度的安适状态。健康促进行为包括规律运动、休闲活动、休息、适当营养、压力管理、负起健康责任、发展适当的社会支持系统以及达到自我实现等。

4. 跨理论模式的应用

跨理论模式改变了传统的一次性行为事件的干预模式，为分阶段的干预模式，根据行为改变者的需求提供有针对性的行为干预策略和方法。该模式应用于慢性病管理领域主要包括两个方面：一方面，用于改变人们的不良行为如戒烟、戒酒、戒除药物滥用、控制体重、减少饮食中的高脂肪的摄入量等。另一方面，用于帮助人们培养有益健康的行为如定期锻炼身体、合理膳食、压力管理等。

行为改变理论存在广泛的适用领域，在解释和预测行为方面有非常重要的指导作用。但是，每种理论都只是从某一角度来阐明行为改变的规律，不可能解决行为干预的所有问题，在行为预测和预防干预上均存在着一定的不足和局限。现在越来越多的研究已经尝试将两种或者多种理论结合，并开始逐步应用于行为改变上。如有研究提出，综合运用健康信念模式和理性行动理论解释结核病筛检行为。因此，在进行行为干预时应先分析可能影响目标行为的因素，找出能更好解释这一行为的一种或几种理论模型，从而在这些理论模型的指导原则下进行行为干预，以取得更有效的干预结果。此外，各种行为是受社会、文化、经济等诸多因素影响的，理论在实践中应用时，需要充分考虑到各种影响因素的差异，制定出适合我国或当地情况的理论框架。

第三节　社区慢性病患者的健康管理

健康管理（health management）是一种对个人及人群的健康危险因素进行全面监测、分析、评估、预测、预防、维护和发展个人技能的全过程。其实质是发现和排查个人和群体存在的健康危险因素，提出有针对性的个性化的个体或全体健康处方，帮助其保持或恢复健康。实践证明，开展社区健康管理有利于对社区慢性病重点人群的监控，利于开展慢性病的双向转诊服务，从而调整基层卫生服务模式，真正落实“三级预防”。

一、社区慢性病患者健康风险评估

健康风险评估作为健康管理的核心环节，是对个人的健康状况及未来患病和（或）死亡危险性的量化评估。

（一）确定危险因素

慢性疾病的发生和发展往往是由一个或多个危险因素长期累积共同作用的结果，确定危险因素已成为预防与控制慢性疾病的核心问题。危险因素（risk factor）是指机体内外存在的增加其疾病发生和死亡的诱发因素，如生活方式、行为习惯、生物遗传因素、生态环境因素和卫生保健因素等许多方面。

1. 生活方式和行为习惯

人们很早就认识到生活方式和行为习惯与慢性病之间的关系，如高盐、高脂肪、高热量食物的摄入，低膳食纤维饮食、吸烟、酗酒、滥用药物等不良嗜好。久坐的生活方式、缺乏体育锻炼。

精神和情绪紧张且应变能力差、心情孤僻和心理适应能力差等。

2. 生物遗传因素

包括病毒和细菌长期感染、家族遗传史、个体体质等。

3. 生态环境因素

包括生物以外的物理、化学、社会、经济、文化等因素，如社会环境包括社会经济发展水平、城市化、工业化、人口老龄化、社会居住条件、居民社会地位、文化水平、食品和环境卫生等。自然环境包括水质、大气污染等。

4. 慢性病之间互为危险因素

大量前瞻性研究结果表明，多种慢性病之间互为危险因素，如高血压与心血管疾病和糖尿病、肥胖与胰岛素抵抗、胰岛素抵抗与糖尿病和心血管病等可以互为危险因素。

（二）危险因素的分布水平

慢性病的危险因素分布常随人群的不同特征如职业、年龄、性别、种族等不同而有差异，这些因素也称为不可控因素。因素中有些特征是固有的，如性别、种族等。有些可随时间、环境的变化而变化，如年龄、职业等。研究慢性病的危险因素在各人群中的分布水平，有助于确定危险人群。

1. 职业

慢性病的分布存在职业间差异，这与职业性有害因素接触、工作强度及工作方式有关。如从事脑力劳动或精神高度紧张的职业人群，心血管病发病率高于其他职业人群。

2. 年龄

随着年龄的增长，大多数慢性病的发病率、患病率与死亡率明显上升。如高血压、冠心病、脑卒中、肿瘤等。但一些疾病也有其特定的发病年龄段，如儿童时期心血管疾病以先天性心脏病多见。乳腺癌好发于女性青春期及更年期。

3. 性别

多数慢性病存在性别上的差异，如乳腺癌、子宫肌瘤、卵巢癌等是女性固有的疾病，而消化道肿瘤、肺癌和膀胱癌等的发表则男性高于女性。

4. 种族

不同国家、地区与民族间慢性病的发病率、患病率和死亡率有所差异，提示种族遗传与地理环境在慢性病发病中起到一定作用。如鼻咽癌多见于广东本地人群。

（三）评估健康危险度

健康危险度评估（risk assessment）是研究致病危险因素和慢性病发病率及死亡率之间数量依存关系及其规律性的一种技术。它将生活方式等因素转化为可测量的指标，预测个体在一定时间发生疾病或死亡的危险，同时估计个体降低危险因素的潜在可能，并将信息反馈给个体，进行一级和二级预防。

危险分数（risk score）是代表发病危险的指标，是针对个体某一疾病的危险分数而言。危险分数为该个体发生该疾病的概率与同年龄同性别人群发生该疾病的概率的比值。个体评估需要计算以下三种危险分数。①目前的危险分数：根据目前的情况所计算的现实的危险分数。②一般人群的危险分数：同年龄、同性别个体的危险分数。作为评估对象的参照，因此都为1。③目标危险分数：由于有些与行为方式有关的危险因素是可以改变的，因此，计算出全面建立健康行为的理想生活方式下个体的危险分数。目标危险分数应小于或等于目前的危险分数。

对于大多数慢性病来说，其危险因素往往不是单一的，因此，需要计算组合危险分数，即把每一项危险因素对某病发病或死亡的影响进行综合。组合危险分数计算方法为：危险分数大于或等于1的分别减1，小于1的各危险因素相乘然后求和。公式为：$P_z=(P_{1-1})+(P_{2-1})+\cdots\cdots+(P_{n-1})+Q_1\times Q_2\times\cdots\cdots\times Q_m$。$P_z$ 指组合危险分数。P_i 指大于或等于1的危险分数。Q_i 指小于1的各项危险分数。预测未来一定时间内个体的发病危险，建立个体危险度评价模型：发病危险＝人群总发病率×组合危险分数。

评估健康危险度，能够计算目标人群中目前发生疾病的危险以及在建立健康行为后可以减小的危险。同时，根据各因素目前带来的危险和减少危险的潜在可能，确定需要干预的危险因素的次序，从而为制订健康计划提供参考。

二、社区慢性病患者健康管理的方法

（一）筛检

1. 筛检的定义

筛检（screening）是运用快速简便的实验室检查方法或其他手段，主动的自表面健康的人群中发现无症状患者的措施。其目的主要包括：①发现某病的可疑患者，并进一步进行确诊，达到早期治疗的目的。以此延缓疾病的发展，改善预后，降低死亡率。②确定高危人群，并从病因学的角度采取措施，延缓疾病的发生，实现一级预防。③了解疾病的自然史，开展疾病流行病学监测。

2. 筛检的分类

（1）按照筛检对象的范围：分为整群筛检和选择性筛检。①整群筛检（mass screening）：是指在疾病患病率很高的情况下，对一定范围内人群的全体对象进行普遍筛查，也称普查。②选择性筛检（selective screening）：是根据流行病学特征选择高危人群进行筛检，如对矿工进行矽肺筛检。

（2）按筛检项目的多少：分为单项筛检和多项筛检。①单项筛检（single screening）：即用一种筛检试验检查某一疾病。②多项筛检（multiple screening）：即同时使用多项筛检试验方法筛查多个疾病。

3. 筛检的实施原则

1968 年，Wilse 和 Junger 提出了实施筛检计划的 10 条标准。概括起来包含三个方面，即合适的疾病、合适的筛检试验与合适的筛检计划，具体如下。

（1）所筛检疾病或状态应是该地区当前重大的公共卫生问题。

（2）所筛检疾病或状态经确诊后有可行的治疗方法。

（3）所筛检疾病或状态应有可识别的早期临床症状和体征。

（4）对所筛检疾病的自然史，从潜伏期到临床期的全部过程有比较清楚地了解。

（5）用于筛检的试验必须具备特异性和敏感性较高的特点。

（6）所用筛检技术快速、经济、有效、完全或相对无痛，应易于被群众接受。

（7）对筛检试验阳性者，保证能提供进一步的诊断和治疗。

（8）对患者的治疗标准应有统一规定。

（9）必须考虑整个筛检、诊断与治疗的成本与效益问题。

（10）筛检计划是一连续过程，应定期进行。

最基本的条件是适当的筛检方法、确诊方法和有效的治疗手段，三者缺一不可。

4. 筛检的伦理学问题

实施时，必须遵守个人意愿、有益无害、公正等一般伦理学原则。

（1）尊重个人意愿原则：作为计划的受试者，有权利对将要参与计划所涉及的问题“知情”，并且研究人员也有义务向受试者提供足够的信息。

（2）有益无害原则：如筛检试验必须安全可靠，无创伤性、易于被群众接受，不会给被检者带来肉体和精神上的伤害。

（3）公正原则：要求公平、合理地对待每一个社会成员。使利益分配更合理，更符合大多数人的利益。

（二）随访评估

1. 随访的定义

随访（follow-up）是医院或社区卫生服务中心等医疗机构对曾在本机构就诊的患者在一定时间范围内的追踪观察，以便及时了解其病情的变化，合理调整治疗方案，提高社区慢性病患者的治疗依从性。

2. 随访的方式

（1）门诊随访：是患者在病情稳定出院后的规定时间内回到医院或社区卫生服务中心进行专科复查，以观察疾病愈后专项指标，通过定期的门诊复查，及时评估发现早期并发症，了解化验检查数据的变化，重新审视治疗方案是否合理。一旦发现问题可以及时处理，减少并发症的发生并将其导致的损害控制在最低限度。

（2）远程随访：是指医护人员以电话、信函、网络等方式与出院后的社区患者进行沟通，根据患者在其他医院做的检查结果在治疗方案及生活细节上给予指导，同时收集术后信息。这种方式适用于在外省市或省内偏远地区久居的患者。常用的远程随访方法有电话随访与信函调查，其他的方法还有入户随访、电子邮件等，但因各自的局限性只能作为前两种方法的补充。

3. 随访的步骤

（1）建立随访卡：患者的基本信息如姓名、性别、年龄、出生日期、居住地址、联系方式、疾病诊断、诊断日期、诊断单位、诊断依据、诊断时分期、组织（细胞）学类型、入院日期、出院日期、治疗方案、死亡日期、死亡原因、随访结果日期等。

（2）评估慢性病患者：①身体方面：包括专科生化指标、饮食情况、用药情况、疾病危险因素、日常生活自理能力、个人行为和生活方式等方面的评估。②心理方面：慢性病患者是否存在控制感消失、自尊心受伤害、负罪感等情况，是否有不良情绪反应（焦虑、抑郁、易怒等）。③社会方面：疾病对患者家庭造成的影响，如经济负担。对照顾者的躯体影响，因照顾与被照顾关系而产生的情感矛盾。患者因病被迫休息或能力的下降，参与工作和社会活动减少，对事业的影响等。

（3）评估医疗服务可及性：包括本地医疗保险覆盖率、儿童计划免疫接种率、政府预算卫生费用等。

（4）计算发病率或患病率：包括慢性病的患病率和知晓率等。

（5）评估环境：包括空气质量达到二级以上的天数、生活饮用水抽样监测合格率、食品卫生抽样监测合格率、高等教育人口率及人均住房面积等。

（三）分类干预

做好卫生资源的信息收集，包括疾病监测及卫生人力监测，进行分类干预。包括用药、控烟、限酒、加强体育锻炼、合理膳食及保持适宜的体重等，从而降低患病率、提高知晓率，加强疾病的控制。同时，进行社会不良卫生行为调查，为卫生行政部门提供决策依据。

（四）健康体检

1. 健康体检的定义

健康体检是在现有的检查手段下开展的对主动体检人群所做的系统全面检查，是社会的健康人群和亚健康人群采取个体预防措施的重要手段。健康体检是以人群的健康需求为基础，基于早发现、早干预的原则设计体检项目，并可根据个体年龄段、性别、工作特点、已存在和可能存在的健康问题而进行调整。其目的包括：①早期发现潜在的致病因子，及时有效的治疗。②观察身体各项功能反应，予以适时调整改善。③加强对自我身体功能的了解，改变不良的生活习惯。避免危险因子的产生，达到预防保健和养生的目的。

2. 健康体检的内容

主要包括一般状况、躯体症状、生活方式、脏器功能、查体、辅助检查、中医体质辨识、现存主要健康问题、住院治疗情况、主要用药情况、非免疫规划预防接种史、健康评价及健康指导等。

三、社区慢性病患者健康管理的考核

对社区居民进行健康管理，其宗旨是进行三级预防，对一般人群，通过监控教育和监控维护，进行危险因素的控制，促进身体健康而不发生慢性病。对于高危人群，通过体检等早期发现、早期诊断和早期治疗，并进行治疗性生活方式干预等阻止或延缓慢性病的发生。对于已患慢性病的患者，应进行规范化管理和疾病综合治疗，阻止慢性病的恶化或急性发作和维持和最大限度发挥其残存功能。

（一）社区慢性病患者患病率

社区慢性病患者患病率：慢性病患者患病率＝某时期的慢性

患者数/同时期平均人数（患病包括新旧病例，常通过调查获得）。

（二）社区慢性病患者健康管理率

慢性病患者健康管理率=年内已管理慢性病患者人数/年内辖区内慢性病患者总人数×100%。

注：辖区慢性病患者患病总人数估算=辖区常住成年人口总数×慢性病患者患病率（通过当地流行病学调查、社区卫生诊断获得或是选用本省（区、市）或全国近期该慢性病患者患病率指标）。

（三）社区慢性病患者规范管理率

社区慢性病患者规范管理率：慢性病患者规范管理率=按照规范要求进行慢性病患者管理的人数/年内管理慢性病患者人数×100%。

参考文献

[1] CTSA 社区医疗服务工作委员会. 社区健康服务实践指南 [M]. 北京：科学出版社，2015.
[2] 鲍勇，朱兰. 社区健康档案建立与应用 [M]. 北京：人民卫生出版社，2014.
[3] 鲍勇. 社区健康管理系列丛书 [M]. 北京：人民卫生出版社，2014.
[4] 陈根强，周向锋. 社区常见健康问题处理 [M]. 杭州：浙江大学出版社，2014.
[5] 韩新荣. 健康管理 [M]. 北京：人民卫生出版社，2016.
[6] 洪倩. 社区健康风险干预与管理 [M]. 北京：人民卫生出版社，2015.
[7] 胡月琴，邓斌菊. 社区健康管理技术 [M]. 合肥：安徽大学出版社，2016.
[8] 胡月琴，邓斌菊. 社区健康管理技术 [M]. 合肥：安徽大学出版社，2016.
[9] 李星明. 社区慢性病健康管理多部门合作理论实证与模式 [M]. 北京：中国协和医科大学出版社，2017.
[10] 李雪莉，张忠汉，吴之余，等. 健康管理研究与实践 [M]. 北京：人民军医出版社，2014.
[11] 刘敏. 老年心血管疾病的社区健康管理 [M]. 武汉：华中科技大学出版社，2016.

[12] 南京医科大学附属脑科医院医学心理科团队. 社区心理健康维护手册 [M]. 苏州：苏州大学出版社，2016.
[13] 齐海燕，丁兆红，巩亚琴，等. 社区卫生人员能力建设系列丛书 社区健康教育指导 [M]. 兰州：兰州大学出版社，2015.
[14] 宋卉，刘华. 健康管理概览 [M]. 北京：中国轻工业出版社，2016.
[15] 谭晓东，黄希宝. 健康管理的实践与创新 [M]. 武汉：华中科技大学出版社，2016.
[16] 田惠光. 健康管理与慢病防控 [M]. 北京：人民卫生出版社，2017.
[17] 武鸣，李小宁. 社区健康教育指导手册 [M]. 苏州：苏州大学出版社，2016.
[18] 杨丽，侯惠如，石海燕，等. 健康体检与健康管理 [M]. 北京：科学出版社，2017.
[19] 赵海军，马丽娟. 社区居民健康自我管理手册 [M]. 杭州：浙江大学出版社，2013.
[20] 黄永锋. 基于全科医生的社区健康管理模式及其运行机制 [J]. 中国社区医师，2017，(10)：142-143.
[21] 吕庆瑛，梅新年. 2 型糖尿病的社区健康管理初探 [J]. 海军医学杂志，2017，(3)：281-282.
[22] 张玲. 老年高血压患者的社区健康管理模式和效果的探讨 [J]. 中国保健营养，2017，(16)：408.
[23] 钱明会. 社区健康管理的慢性病综合防控策略构想分析 [J]. 中外医学研究，2017，(5)：151-152.
[24] 毕学志. 老年高血压患者应用社区健康管理的效果 [J]. 中国当代医药，2017，(24)：151-153，160.
[25] 年云鹏，邹宇量，马露，等. 社区健康管理中家庭保健的角色和实施路径探讨 [J]. 中华健康管理学杂志，2016，(4)：329-331.